高血压吃什么

李春深　编著

天津出版传媒集团

天津科学技术出版社

图书在版编目（CIP）数据

高血压吃什么 / 李春深编著 .—天津：天津科学
技术出版社，2017.8

ISBN 978 - 7 - 5576 - 2661 - 7

Ⅰ.①高… Ⅱ.①李… Ⅲ.①高血压－食物疗法－食
谱 Ⅳ.① R247.1 ② TS972.161

中国版本图书馆 CIP 数据核字（2017）第 093604 号

责任编辑：王朝闻
责任印制：王 莹

天 津 出 版 传 媒 集 团

天津科学技术出版社出版

出版人：蔡 颢
天津市西康路 35 号 邮编 300051
电话：（022）23332390（编辑室）
网址：www.tjkjcbs.com.cn
新华书店经销
三河市天润建兴印务有限公司

开本 640×920 1/16 印张 28 字数 400 000
2017 年 8 月第 1 版第 1 次印刷
定价：32.00 元

前　言

高血压是一种常见病和多发病，随着人们生活水平的提高，高血压患者越来越多，并且呈低龄化趋势。高血压患者从前主要靠药物治疗，但药物治疗有很多副作用，例如：头晕，恶心，心慌，哮喘，水肿等，给高血压患者带来巨大痛苦，本来是睡眠、情绪不好导致的假性高血压，一旦服用降压药就判了死刑。降压药促使患者的身体血压调节机制高速退化，有些人一旦服用就再也离不开，产生强列的药物依赖性。表面降压实则摧残心、脑、肾。权威统计，一半以上高血压患者死于肾衰竭、心衰竭，与降压西药关系重大 。高血压患者要想摆脱药物就要恢复人体血压调节系统，这就依赖于非药物治疗，其中饮食疗法具有很重要的辅助作用。

高血压病患者如果能合理调节饮食、改善饮食结构，可减少危险因素，进而使血压水平下降。医学研究表明：对高血压病的早期预防和稳定治疗及寻取健康的生活方式，可使75%的高血压病及并发症得到预防和控制。因此，高血压病患者改善饮食结构意义十分重大。当然，改善饮食结构，要结合每个人的实际，有针对性地进行调整，不能千篇一律。改善饮食结构也不是一朝一夕之功，高血压病患者应克服困难，逐步使自己的饮食结构趋于合理。本书详细介绍了高血压病的一些饮食防治方法、食物选择原则，并针对高血压病的各种不同症状，给出了相应的食疗方。希望能给高血压病患者的康复提供一点帮助。

目　　录

第一篇　高血压应该吃什么

第二篇　365 天最适宜高血压的食疗食谱

第一篇 高血压应该吃什么

一、高血压食疗素菜谱

清炒苦瓜

【材料】

新鲜苦瓜250克，花生油、生姜丝、葱花、精盐、味精各适量。

【操作】

将新鲜苦瓜洗净，去籽瓤，切成细丝，再将适量的花生油烧热，加入适量生姜丝、葱花，略炸一下，随即投入苦瓜丝爆炒片刻，加精盐、味精略炒即成。佐餐食用。

【功效】

具有清热明目、促进食欲的功效，适用于糖尿病、高血压病、动脉硬化症、慢性胃炎等症患者食用。

苦瓜炒豆芽

【材料】

苦瓜200克，绿豆芽200克，植物油10克，盐3克，白糖5～10克，白醋适量。

【操作】

将苦瓜洗净，纵向一剖为二，挖去瓜瓤及籽，横向切成2毫米厚的片，再改刀成丝，用少许盐撒在瓜丝上略腌一下。绿豆芽用清水泡两遍，洗净，沥干水分。炒锅内放入植物油，油热后倒入苦瓜略加翻炒，再入绿豆芽，炒至豆芽稍变软，即可倒入白醋，炒匀即可出锅装盘。还可酌加些白糖，成糖醋味，对喜食甜的人较适合。

【功效】

清爽微苦，去火开胃。肝火亢盛型高血压患者，常吃此菜甚为有益。

凉拌菠菜

【材料】

鲜菠菜250克，麻油、食盐适量。

【操作】

将菠菜洗净，切段，入沸水中烫2~3分钟捞起，沥干水分，拌入麻油、食盐即可食用。本品可供佐餐，宜常服。

【功效】

滋阴，清热，润肠。适用于头痛、便秘、面红、目眩、耳鸣、尿黄、心烦口渴等患者食用。

芹菜烧豆腐

【材料】

芹菜100克，豆腐250克，植物油、葱花、姜末、清汤、精盐、味精、五香粉、湿淀粉、麻油各适量。

【操作】

将芹菜择洗干净，下沸水锅中焯一下，捞出，切成小段（长约1厘米），盛入碗中备用。将豆腐漂洗干净，切成1厘米见方的小块，待用。炒锅置火上，加植物油，中火烧至六成热，加葱花、生姜末煸炒出香味，放入豆腐块，边煎边散开，加清汤适量，煨煮5分钟后，加芹菜小段，改用小火继续煨煮15分钟，加精盐、味精、五香粉，拌匀，用湿淀粉勾薄芡，淋入麻油即成。

【功效】

具有宽中益气、清热降压、降血糖的功效，适用于糖尿病、高血压病患者。

炝八宝荠菜

【材料】

荠菜150克，水发玉兰片25克，蒲菜心25克，水发海米15克，水发冬菇 15 克，熟火腿 15 克，水发口蘑 15 克，南荠（去皮）50 克，芝麻碘盐适量，酱油 10 克，绍酒 10 克，清汤 25 克，鸡精 15 克，姜末少许，花椒油 10 克。

【操作】

将荠菜择去黄叶和根，洗净，用沸水余过，再淘洗干净，切成段；海米切成丁；火腿、南荠、冬菇、口蘑、玉兰片均匀切成长、宽各 1 厘米的薄片，蒲菜切成小的薄片；绍酒、芝麻碘盐、酱油、清汤、鸡精调成汁。汤勺内放清水，烧沸后，将冬菇、玉兰片、蒲菜、南荠、口蘑均余过，沥净水分，和荠菜一起放入碗内，加姜末，倒入三分之二的兑汁，淋上花椒油拌匀，稍焙片刻，盛入盘内，撒上火腿、海米，再倒入余下的汁即成。

【功效】

有清热、凉血、利水之效，清肝降压。适用于高血压患者食用。

加味海蜇拌香芹

【材料】

海蜇皮 100 克，芹菜 50 克，陈皮 3 克，半夏 6 克，盐、糖、麻油、醋各适量。

【操作】

将海蜇皮切丝，芹菜洗净，水焯后切丝，陈皮、半夏煎汁浓缩成 30 毫升。将海蜇皮、芹菜放入盘中，加入煎汁及麻油、醋、少量盐、糖，拌匀即食。

【功效】

健脾疏肝，祛湿化痰。经常食用有利降压。

天麻鸭蛋

【材料】

天麻 9 克，鸭蛋 2 个。

【操作】

将鸭蛋放入盐水中浸 7 日后，在顶端钻 1 小孔，倒出适量鸭蛋清，再灌入已研成细末的天麻（若鸭蛋不充盈，可将倒出的鸭蛋清重新装入，至充盈为度）。然后用麦面作饼将鸭蛋上的小孔封闭，随即将鸭蛋完全包裹，放在火炭灰中煨熟。每日早晨空腹时用开水送食鸭蛋2个，可连服5~7日。

【功效】

平肝息风，清热养阴。

芹菜凉拌海带

【材料】

芹菜100克，海带50克，香油、醋、味精各适量。

【操作】

芹菜洗净切段，海带洗净切丝，然后分别在沸水中焯一下捞起，一起倒上适量香油、醋、盐、味精调味食用。佐餐食用。

【功效】

平肝，清热，降压。

香芹醋花生

【材料】

红衣花生仁500克，食醋100毫升，香芹100克，麻油、精盐各适量。

【操作】

1. 花生仁置于食醋中浸泡1周以上（浸泡时间越长越好），食用时取适量。

2. 香芹洗净切约3厘米长段，晾干水分。

3. 香芹与食醋、花生仁混匀后，放入麻油、精盐调和片刻即可。

【功效】

本菜鲜脆可口，降压效果非常好。

素炒五丝

【材料】

土豆100克，芹菜250克，大萝卜60克，黄花菜30克，香干（豆腐干）2块，植物油40克，盐2克，葱8克，姜8克，味精3克。

【操作】

葱切成丝，姜洗净，切成细末。芹菜去根及大叶洗净，切成3厘米长的段；土豆削皮，洗净切成细丝，黄花菜用温水泡开，捞出挤去水，先切去底端硬蒂，再从中间切断；香干先片成薄片，再改刀切成丝；大萝卜洗净切成细丝。锅内放清水烧沸后将芹菜段焯一下。炒锅内放植物油，油热后下葱、姜煸出香味，下大萝卜丝、土豆丝，炒至断生，下黄花菜、香干丝及芹菜段，稍炒。下盐及味精，炒匀出锅。

【功效】

通气利尿、清热解毒，有防止动脉硬化、降低血压之功效，很适宜高血压患者佐餐食用。

素炒洋葱

【材料】

洋葱300克，植物油、酱油、醋、味精、食盐、白糖、料酒各适量。

【操作】

洋葱切掉根，剥去外皮，洗净切成丝。油锅烧热，放入洋葱丝煸炒片刻，烹入料酒，加酱油、食盐、白糖、味精，炒匀后淋少许醋即可。

【功效】

清热化痰，扩张血管。适用于高血压、冠心病、动脉硬化等病患者食用。

西红柿炒鸡蛋

【材料】

西红柿500克（约3个），混合油50克，砂仁8克，鸡蛋3个，清汤、胡椒粉、食盐、味精、葱白各适量。

【操作】

先将鸡蛋取蛋清置碗内，用筷子反复搅成雪花状后，放少许食盐。

砂仁研成细末，与胡椒粉混匀。将混合油倒入热锅中，用武火烧至八成热，将蛋清下锅，翻炒至发泡即盛出。西红柿洗净，切成薄片，在热油锅内翻炒至快断生时，加入蛋清、砂仁和胡椒粉，翻炒几遍，加入适量清汤，待沸后再放食盐、味精、葱白炒匀即成。

【功效】

健胃消食，温中化浊。适用于高血压患者食用。

鹌鹑炒萝卜

【材料】

净鹌鹑 2 只，萝卜 100 克，姜、葱、蒜、盐、糖、黄酒、醋各适量。

【操作】

将鹌鹑、萝卜分别洗净切成小块。油锅烧热，倒入鹌鹑煸炒变色，再放入萝卜炒匀，放入调料加清水煨 30 分钟，至鹌鹑肉酥烂时，加少许味精炒匀即可。

【功效】

健脾化痰，益气养血。适宜于气血不足型高血压病人食用。

花生仁拌芹菜

【材料】

花生仁 120 克，芹菜 150 克，豆油少许，酱油、精盐、味精、白糖、醋、花椒油各适量。

【操作】

勺内放豆油烧热，放入花生米炸酥捞出，去掉膜皮。把芹菜摘去根和叶后切成小段，放开水锅里焯一下捞出，用冷水投凉，控净水分。把芹菜成圈状均匀地码在盘子边上，再把花生仁堆放在芹菜圈中。把酱油、精盐、白糖、味精、醋、花椒油放在小碗内调好，浇在芹菜上，拌匀即可。

【功效】

润肺祛痰，养血止血，降压祛脂。适用于高血压、高脂血症、血小板减少症、慢性肾炎、秋天咳嗽、血尿等病症患者食用。

清拌莴苣

【材料】

莴苣250克，盐、味精、香油各适量。

【操作】

将莴苣洗净去皮切丝，加盐腌制片刻，倒去汁液，加入味精，淋入香油拌匀即可。

【功效】

健脾、化痰、利水。适宜于脾虚痰阻兼见小便不利的高血压病人服食。

海带爆木耳

【材料】

水发黑木耳250克，水发海带100克，蒜1瓣，调料适量。

【操作】

将海带、黑木耳洗净，各切丝备用。菜油烧热，爆香蒜、葱花，倒入海带、木耳丝，急速翻炒，加入酱油、精盐、白糖、味精，淋上香油即可。

【功效】

安神降压，活血化瘀。

炒金针菇

【材料】

金针菜150克，葱姜丝、水发冬菇、笋丝、香油、芝麻碘盐、鸡精、白胡椒粉、清汤、料酒各适量。

【操作】

将金针菜用清水泡1小时，捞出切去花蒂，用清水煮30分钟，捞出，控净水分。冬菇切丝。勺置火上，加香油适量，烧至四成热，下入葱姜丝爆锅，下入金针菜、冬菇丝、笋丝、料酒、芝麻碘盐、鸡精、白胡椒粉、清汤炒匀至熟，出勺装盘即成。

【功效】

活血散瘀，降低血压。适用于高血压、糖尿病患者食用。

炸茄盒

【材料】

茄子250克，猪瘦肉100克，芝麻碘盐10克，酱油5克，甜面酱少许，鸡精少许，面粉100克，葱末、姜末各少许，香油5克，花生油750克（约耗75克）。

【操作】

将猪肉洗净剁成末，加入芝麻碘盐少许、酱油、甜面酱、鸡精、香油、葱末、姜末拌匀成馅，茄子去蒂、削皮，切成夹刀片，将馅均匀地填入成茄盒；面粉放入小盆内，加清水（150克）搅匀成糊。将炒勺放在中火上，加入花生油，烧至七成热时，将茄盒蘸匀面糊下油，炸至呈黄色时捞出，待油温升至八成热时，将茄盒再投入油中，炸至深黄色时捞出，撒上花椒面即成。

【功效】

具有活血散淤、清热解毒、宽肠利气等功能，有降压功效。适用于高血压患者食用。

银耳香菜豆腐

【材料】

银耳30克，嫩豆腐250克，香菜叶10克，精盐、味精、湿淀粉各适量。

【操作】

将银耳用冷水浸泡，去杂质洗净，放在沸水锅中焯透，捞出，均匀地摆放在炖盘中，将嫩豆腐用清水漂洗干净，压碎成泥，加精盐、味精、湿淀粉，搅拌均匀，装入碗中，上面撒布香菜叶，上笼蒸5分钟左右，取出后均匀放在装银耳的炖盘里，备用。将锅置火上，加适量鲜汤，烧沸后加少许精盐、味精，用湿淀粉勾芡，浇在银耳炖盘中即成。

【功效】

滋阴清热，和血降压。适用于阴虚阳亢型高血压。

满园春色

【材料】

苋菜 100 克，水发冬菇 50 克，鲜蘑菇 50 克，酱油 10 克，蚝油 10 克，豆油 30 克，白糖 2 克，水淀粉、味精各适量，精盐少许。

【操作】

1. 将苋菜择好，洗净，放在沸水锅中焯一下，以去掉草酸，以免草酸进入人体与钙结合成草酸钙，影响人体对钙的吸收，然后再捞出沥干水；水发冬菇、鲜蘑菇去根蒂，洗净，放在沸水锅中汆熟后捞出。

2. 炒锅置旺火上，放入豆油烧热，推入苋菜，加上少许盐、味精，用急火煸炒至熟，起锅装在盘中垫底。急火炒苋菜，以免炒得时间过长，破坏维生素。为了使菜清淡，不宜多放油。

3. 将炒锅刷洗干净，置文火上，放入底油烧热，推入双菇煸炒，煸至蘑菇呈出现黄色，放入酱油、蚝油、白糖，再继续煸炒几下，加入味精，用水淀粉勾芡，即成。

【功效】

苋菜含钙、铁、胡萝卜素、维生素 C 丰富，钾、钠、氯、镁的含量也很高。苋菜叶含赖氨酸，对人体很有帮助。苋菜质地柔软，易于消化吸收，适合老年人食用。红苋菜更是补血佳蔬，有"长寿菜"的称号，苋菜性凉，味甘，还有清热解毒、利尿除湿、补血止血、通利二便等功效。

冬菇即香菇，含有 30 多种酶和 18 种氨基酸，人体必需的 8 种氨基酸，冬菇就有 7 种，此外还含有多种营养素。香菇还可抑制血清和肝脏中的胆固醇增加，还可降低血压，防止血管硬化以及防止贫血和抗癌，很适合老年人食用。《本草纲目》说："蘑菇益肠胃，化痰理气。"《随息居饮食谱》说其"开胃、化痰"。

此菜双菇鲜嫩醇香，并有野外青草之清香味，扑鼻而来；苋菜翠绿酥软，色似青草发芽。色味均有春意，故名"满园春色"。

此菜营养丰富，含蛋白质、维生素、钙较多，特别是维生素 A 丰富，加之有治病功效，很适合老年人食用。

蒜茸苋菜

【材料】

蒜头 25 克，苋菜 500 克，醋、盐各少许，花生油 30 克。

【操作】

1. 将苋菜择去老根、黄叶，切成小段；蒜头去皮，剁成泥。

2. 锅内下入花生油，烧热，放入苋菜；炒到半熟时加盐，炒熟时加蒜泥和少许醋，翻炒均匀，即可成菜。蒜泥不可加入过早，否则蒜烂失去味道。

【功效】

苋菜配蒜泥相配得当，青蒜味浓，清香适口。

大蒜含大蒜辣素、锗、脂肪、蛋白质、粗纤维、糖类、铁。磷、钙、维生素 B_1、维生素 B_2、维生素 C、尼克酸等。大蒜有抗癌、抗菌和降低人体内血中胆固醇的作用。大蒜降低血中胆固醇的浓度，使人体血液中血小板的凝集性降低，可防止发生冠心病，改善血管功能，预防脑中风的发生。大蒜素还能降低血糖浓度，是糖尿病病人的有效保健食品。

金钩芹菜

【材料】

芹菜 100 克，虾米 25 克，白糖、黄酒、精盐、香油、味精各适量。

【操作】

1. 芹菜去叶，洗净，切成短段细丁；虾米洗净，沥水，放在碗里，再用少许开水浸泡约 1 小时，取出切丁。

2. 将虾仁丁放在碗里，加入黄酒，放置蒸笼内蒸至酥软，出笼备用。切记，虾仁在蒸笼里也不要蒸时间过长，否则虾仁过软，口感不佳。

3. 炒锅内放入清水，置旺火上烧开后，推入芹菜迅速翻炒片刻，即用漏勺捞出，沥去水，备用。芹菜放开水中时，切不可用时过长，以免维生素损失过多，不利营养。

4. 将芹菜丁和虾仁丁同放一盘内搅拌均匀，再加入白糖、精盐、味精、香油搅拌均匀即成。

【功效】

芹菜有较高的营养价值。含有胡萝卜素、维生素 B_1、维生素 B_2 以及钙、铁等，还含有脂肪、蛋白质和大量粗纤维。据分析，钙和铁的含量比番茄高 20 倍，蛋白质含量比一般瓜果高一倍，芹菜含较多的酸性降血压成分，可降低人的血压，也可防止肥胖和性功能低下。因此，芹菜应是中老年人常食之菜。

杏仁豆腐芹菜

【材料】

炒熟的杏仁 25 克，嫩豆腐 500 克，芹菜 150 克，荸荠 75 克，花生油、酱油、大蒜、精盐、葱末、姜末、汤料、味精、青葱、青椒、料酒、香油、水淀粉各适量。

【操作】

1. 将豆腐洗净，切成约 2 厘米长的丁，用葱末、酱油、蒜末腌约 1 个小时。

2. 锅上火，倒入花生油，烧热，将已腌好的豆腐丁放入，炸至呈现出黄色，捞出，沥干油。

3. 将青葱切成斜片，青椒切成方块，荸荠切成片，芹菜切成小段。

4. 起热锅，倒入花生油，油烧至六成热时，放入大蒜、酱油、葱姜炒香，然后倒入芹菜、青椒、青葱、荸荠，煸炒至脆嫩，立即放入汤料、湿淀粉，煮至汁稠时放入豆腐和杏仁（杏仁一定要炒熟，且不糊。生杏仁有毒，最好用清水泡杏仁几个小时，即可去毒）、料酒、精盐、味精、香油，混合均匀，起锅即成。

【功效】

杏仁含蛋白质、脂肪、氨基酸和微量苦杏仁甙，杏仁味甘，性平，有润肠通便、润肺祛痰、防痔疮等作用。老年人食用可防止咳喘和便

11

秘等。

荸荠含丰富的淀粉、蛋白质、粗纤维、脂肪、胡萝卜素、维生素 B_1、维生素 B_2、维生素 C、尼克酸、铁、钙等，是含维生素丰富的食品。还有生津止血、清热凉肝、补中益气等功效，是防治高血压、肺胃痰热、烦渴便秘、妇女血崩等症的有益食物。《本草再新》说其："清心降火，补肺凉肝，消食化痰，破积滞，利脓血。"《本草纲目》说荸荠"消渴散热，补中益气"。

杏仁、荸荠功效相配，作用明显，是老年人消渴降火、清肺凉肝之佳品。

此菜清凉爽口，鲜美可口，不腻不荤。

醋熘青椒

【材料】

青椒 400 克，香油 5 克，醋 30 克，精盐 5 克，菜油 100 克。

【操作】

1. 青椒去蒂把，剖开去籽心，洗净，沥干水分。

2. 锅置旺火上烧热，倒入青椒干煸至皱皮并显现焦斑时，倒入菜油炒至于香，加入精盐炒匀起锅，淋入醋、香油搅拌均匀，装盘即成。

【功效】

醋含乙酸、草酸、高级醇类、琥珀酸、维生素 B_1、维生素 B_2、烟酸等。有消食化积、活血散瘀、消肿软坚、解毒杀虫等功效。还有降血压、减肥、软化血管等作用。老年人可适当多吃些醋，有利健康。

菜油含有维生素 E 和胡萝卜素等，是老年人宜吃油类，比起吃动物油来，利多弊少。而且菜油还含有不饱和脂肪酸和植物固醇，具有抗胆固醇的作用。

此菜香味浓郁，咸鲜酸辣，整菜以青椒为主料，色青绿，给人以食欲。

宫爆白菜

【材料】

白菜嫩帮 400 克，胡萝卜 50 克，干辣椒 2 个，葱丝、姜丝、味精、淀粉、酱油、精盐、花椒油、花生油各适量。

【操作】

1. 将白菜帮洗净，控去水分，切成方形小块；干辣椒切成小段；胡萝卜去根，洗净，去皮切成菱形片。

2. 炒锅置旺火上，倒入花生油烧热，放入辣椒段（干辣椒可根据食者喜好多放或少放，也可不放）炸成呈现深黄色时，投入葱、姜丝略炒，放入胡萝卜片。白菜块煸炒至六成熟时，加入酱油、精盐调好口味，用少许水淀粉勾薄芡，撒上味精，淋上花椒油搅拌均匀，出锅装盘即可食用。

【功效】

此菜鲜脆利口，色调红白分明。

胡萝卜有"小人参"之称，主要是因其营养丰富而得名。胡萝卜含丰富的多种类胡萝卜素，还含挥发油、糖类、维生素 B_1、维生素 B_2，特别是其中还含有一种能降血糖的成分。其功效是养血明目，敛肺止咳，消食化滞，健脾和胃以及治疗糖尿病、降低血压等。老年人易发生消化不良、脾虚胃弱和糖尿病、高血压等症，因此多吃胡萝卜可预防发生这些疾病，延年益寿。

番茄焖酸菜

【材料】

用大白菜炮制的酸菜 500 克、葱头 100 克、番茄酱 100 克，米醋、胡椒粒、白糖、精盐、干辣椒、香叶、清汤、花生油各适量。

【操作】

1. 将酸白菜洗干净，挤去水分，切成丝；葱头去老皮，切成细丝。

2. 炒锅置火上，倒入花生油，油热后入葱头丝煸炒至微黄，再加入番茄酱炒至出红油时，放入酸白菜炒大半熟，放入不锈钢锅内，加适量香叶、胡椒粒、清汤、干辣椒焖熟，放入米醋、精盐、白糖调好口味，出锅即成。

【功效】

酸菜为大白菜辅制而成，比白菜解腻、开胃，特别是常吃可防止发生高血压，适合老年人食用。

番茄含有丰富的维生素 B_1、维生素 B_2、矿物质、有机酸及少量蛋白质，都是人体所必需的营养物质。番茄含有番茄素，有利于增强老年人的消化功能。番茄所含维生素 C 极为丰富，每天一个人吃新鲜番茄 100～250克，就能满足人体所需的维生素 A、B、C 以及矿物质。番茄还能降低血清中和肝脏中胆固醇的水平，有预防动脉硬化、抗血脂等作用。

葱头有降低胆固醇、血脂和杀菌的作用。

此菜酸甜微辣，色泽红亮，有利促进食欲。

老年人多吃酸菜和番茄。葱头制成的菜肴对健身益寿是非常有利的。

醋熘莲花白

【材料】

莲花白（即卷心菜）200 克，糖 10 克，醋 10 克，盐、香油、酱油、花生油、味精、水淀粉各适量，干辣椒、花椒各少许。

【操作】

1. 将酱油、味精、糖、醋、白汤、水淀粉放在碗内，拌和成调料，备用。

2. 莲花白去除老叶和菜根，切成块，用刀将叶茎拍松，否则与叶子熟不到一起，会出现夹生菜。然后用盐均匀拌和，腌渍 10 分钟左右，再用清水洗净，沥干水。干辣椒切段，去籽。

3. 炒锅置旺火上，加入花生油烧热，先投入花椒炸至发黑，捞出花椒不用，再投入干辣椒段炸黄，随即入卷心菜，迅速翻炒，炒至稍呈柔软时，倒入调料，再翻炒一下，浇上香油起锅装盘即成。

【功效】

莲花白又名甘蓝、卷心菜、洋白菜、圆白菜等。其营养丰富，而且有些营养素的含量特别大。如维生素 C 的含量为黄瓜的 10 倍，西红柿的 5 倍，而且在适度加热时，其所含维生素不但不会遭到破坏而减少，反而还会增加，这是与一般蔬菜的不同之处；其所含钙质是黄瓜的 3

倍，是西红柿的 10 倍。一般青菜里比较缺乏的脂肪、蛋白质、糖类等，它含量却较多。莲花白营养如此丰富和全面，老年人应多吃此菜。此外，莲花白还有抗癌、降低胆固醇、消炎、减肥、防止血管硬化等作用，更适合老年人食用。

此菜略带麻辣味，香脆酸甜，开胃，增进食欲。

魔芋韭菜

【材料】

韭菜 300 克，魔芋豆腐 250 克，精盐 4 克，酱油 20 克，花生油 75 克，米醋 3 克，豆瓣 20 克，味精 1 克，水淀粉 30 克。

【操作】

1. 将韭菜掐去黄梢、老叶，洗净，沥去水分，切成 3 厘米长的段；将精盐、米醋、味精、酱油、水淀粉同放一碗中，调匀成味汁；将魔芋豆腐切成条块，放入沸水中煮 4 分钟，捞出沥水，再改刀切成粗丝；豆瓣剁碎。

2. 炒锅置旺火上，加花生油，烧至七成热，将魔芋豆腐条放入，炸 2 分钟，切不可炸过火，倒入漏勺控油。

3. 将油倒回炒锅，烧至七成热，下豆瓣，炒出红油即将魔芋豆腐条及韭菜同时下锅，用铲急速翻炒，韭菜切不可过火，否则软烂，影响菜质。见菜将熟时，烹入调好的味汁，再颠翻均匀，起锅即成。

【功效】

魔芋除具备很多人体所必需的营养成分，其所含的粗蛋白中包括 17 种人体必需的氨基酸和多种不饱和脂肪酸。魔芋能降低血压，减少人体内的胆固醇含量，防止癌症发生。魔芋还具有降血脂血糖作用。魔芋与韭菜相配，魔芋豆腐口感松软，内脆外红；韭菜清香浓郁，碧绿鲜嫩。对老年人健身有益。此外，花生油、豆瓣、米醋都是适合老年人食用的食品。

黄豆蕹菜梗

【材料】

蕹菜（空心菜）350 克，干红辣椒 3～4 个，盐 10 克，黄豆 100

克，香油 15 克，植物油适量，鲜汤少许。

【操作】

1. 先将蕹菜去老茎、须和全部的叶片，洗净后沥干水分，切成 0. 5~1 厘米的长段；黄豆选饱满的大颗粒，洗净，入热锅炒至炸声逐渐小时，盛在盘中备用。

2. 炒锅置火上，烧热后，倒入适量植物油，下干红辣椒、盐，爆炒出红油，再将蕹菜梗加入，略加翻炒，投入黄豆粒，翻炒数下，兑入鲜汤，烧至汤汁将尽，淋香油出锅即成。

【功效】

蕹菜又名空心菜，营养价值高，其含有脂肪、蛋白质、碳水化合物、粗纤维以及钙、磷、铁和各种维生素。蕹菜与番茄比较，蛋白质含量为番茄的2. 6 倍，无机盐为番茄的4. 5 倍，粗纤维为番茄的25 倍，胡萝卜素为番茄的6. 11 倍，维生素 B_1 为番茄的2 倍，钙为番茄的12. 5 倍，维生素 B_2 为番茄的8 倍，维生素 C 为番茄的2. 3 倍。所以说，空心菜是营养很丰富的一种蔬菜。蕹菜性味甘寒，可凉血和尿，能清热解毒，还可防治消渴及高血压等症。《中药大辞典》说："空心菜可治鼻血、便秘、淋浊、便血、痔疮、痈肿等症。"由以上可认定，蕹菜是老年人的理想保健食品。

黄豆除营养全面丰富外，还能健脾宽中，益气养血，下气利大肠，润燥消水。

三香菜嫩，香辣适口。因此，老年人应把"黄豆蕹菜梗"作为常吃的保健菜肴。

香菜拌三丝

【材料】

白萝卜150 克，胡萝卜 100 克，香菜 25 克，生姜 25 克，麻辣油、味精、白糖、酱油、醋、精盐各适量。

【操作】

1. 将白萝卜洗净，去根，切成火柴梗丝，放碗中加盐，腌 5 分钟，备用。

2. 将胡萝卜洗净，切成火柴梗丝，放碗中加盐，腌 10 分钟，备用。

3. 香菜除去根，择去黄叶，洗净切 3 厘米长的段；生姜去皮，洗净切丝，备用。

4. 将胡萝卜丝、白萝卜丝分别滗去盐水，同置一碗中，加白糖、醋、麻辣油、酱油、味精，搅拌均匀装盘，上边撒上香菜段、姜丝，即可食用。

【功效】

胡萝卜有"小人参"之称，含有胡萝卜素、脂肪油、糖类、挥发油、维生素 B_2 等成分，其性平，味甘，具有敛肺止咳，养血明目，消食化滞，健脾和胃等作用。近代研究，其还有降血糖、降血压之功效。

萝卜有"萝卜上了街，药铺无买卖"之说，可见其营养价值和药用功效很强。萝卜除含一般营养成分外，还有消食化积，下气宽中，散瘀止血，清热化痰的作用。

香菜与胡萝卜、白萝卜相配成菜，此菜色红、白、黄、绿四色相映；味酸、麻辣、甜，口味独特，食之开胃，其营养保健功效更为明显。

拌萝卜海蜇丝

【材料】

水萝卜 250 克，海蜇 100 克，辣椒油 250 克，盐 2.5 克，酱油 15 克，味精 1.5 克。

【操作】

1. 将水萝卜去缨，去根须，削去皮，洗净，先切成小薄片，再改刀切成长 6 厘米、粗 0.3 厘米的细丝，用少许盐搅拌均匀，腌 5 分钟左右，挤出盐水，放入盘中。

2. 海蜇漂洗干净，切成细丝，用沸水稍焯烫一下，一见海蜇丝卷缩，立即捞出，切记海蜇用沸水烫时，不可过火，以免过硬。放入凉开水盆内浸凉，控干水，放在萝卜丝上面。

3. 将盐、味精、辣椒油、酱油放入碗内，调和均匀，成为香辣汁，浇在萝卜丝上搅拌均匀即成。随浇随吃，否则影响菜质。

【功效】

海蜇含蛋白质、脂肪、维生素 B_1、维生素 B_2、维生素 C、钙、铁、尼克酸、碘等成分。味咸，性平，有化瘀、软坚、清热解毒、降血压、消积、祛风湿、润肠等功效。

此菜脆嫩清鲜，香辣味浓郁，开胃进食。很适合老年人在夏秋季节食用。

糖醋莴笋丝

【材料】

莴笋 500 克，白糖 100 克，姜丝、淀粉、酱油、精盐、醋、香油各适量，花生油 200 克（约耗 50 克），湿淀粉、味精少许。

【操作】

1. 将莴笋削去外皮，洗净，切成棒针粗的丝条，放入盆内，撒上少许精盐，搅拌均匀略腌，用清水冲洗干净，再用干净的白布包好，挤去水分，撒上干淀粉搅拌均匀，放漏勺中筛去浮粉。

2. 炒锅置火上，倒入花生油烧至八成热时，将莴笋丝抖散入锅，炸至浮起，捞出控净油。

3. 锅内留少许底油，上火烧热，投入姜丝后倒入少许清水，加入醋、酱油、白糖，调好酸甜味，烧熬一会儿，用水淀粉均匀勾芡，随即将炸好的莴笋丝放入，淋上香油，加入味精即成。

【功效】

此菜清脆爽口，酸、味甜、咸，风味别致。

莴笋属于低脂肪、低糖蔬菜，含矿物质、维生素丰富，此外还含有乳酸、苹果酸、精油、甲状腺活动刺激素、葛定素等营养成分。莴笋中钾的含量比钠高 27 倍，这一比例有利于水平衡，促进尿液排出，所以对于高血压及肾炎水肿的老年病人更有益。

双耳拌黄瓜

【材料】

水发银耳 100 克，水发木耳 100 克，黄瓜 150 克，香菜少许，花椒油、姜丝、精盐、味精、葱丝、各适量，熟豆油15克。

【操作】

1. 银耳、木耳均去根，摘净杂质，洗净，撕成小朵。

2. 将黄瓜切去两头，洗净，切成小菱形片；香菜洗净，切成2厘米长的段。

3. 将银耳、黄瓜、木耳分别用沸水烫透即可捞出，不可用时过长，以免改色和失去口味，然后再用凉开水过凉，沥净水分，装盘，放上葱、姜丝，浇上花生油、花椒油，最后加精盐、味精，撒上香菜段搅拌均匀即成。

【功效】

银耳（白木耳）含银耳多糖类物质、植物胶质、维生素 B_1、维生素 B_2、维生素 C、尼克酸、铁、钠、钙、磷、蛋白、脂肪、粗纤维等成分。现代医学研究发现，白木耳中的银耳多糖可提高机体的免疫机能，从而间接抑制癌细胞的生长，有抗癌作用。中国医学认为，白木耳性平，味甘、淡，有益气和血、滋阴降火、强心补脑等功效。

黑木耳含麦角甾醇、葡萄糖、木糖、戊糖、胶质等多种糖类，还含有胡萝卜素、维生素 B_1、维生素 B_2、卵磷脂、脑磷脂、尼克酸、维生素 C、铁、钙、磷、蛋白质等成分。中国医学认为，黑木耳味甘，性平，有补气益智、凉血止血、活血润燥等功效，可用于防治高血压和老年性痴呆症。

此菜白、黑、绿相映，美观悦目，质脆嫩，味鲜咸。

海带炖豆腐

【材料】

豆腐200克，择去硬梗、只留嫩叶的海带100克，姜末、精盐、葱花、花生油各适量。

【操作】

1. 将豆腐切成大块，放入锅中加水煮沸，捞出晾凉，再切成小方丁；将海带用温水泡发，洗净后切成菱形片。

19

2. 锅中放花生油烧热，放入葱花、姜末煸香，放入海带。豆腐，注入适量清水烧沸，改用小火炖熟，加入精盐，炖至豆腐、海带入味，出锅装盘即成。

【功效】

海带含有甘露醇、碘等多种营养成分。碘对预防甲状腺肿大和维持甲状腺正常功能有益。还能乌发。甘露醇对治疗水肿、急性肾功能衰退等有疗效。中医认为海带性味咸寒，有降血脂、降血压、软坚散结、镇咳平喘、清热利水等作用。豆腐补中益气，清热解毒，和中润燥。两者相配，豆腐软糯，海带绵软，味鲜稍涩，滑润适口。适合中老年人食用。

冬瓜酿豆腐

【材料】

冬瓜 500 克，豆腐 200 克，去皮荸荠 50 克，鸡蛋 2 个，花生油 1000 克（约耗 100 克），水发香菇 50 克，精盐、味精、面粉、香油各适量。

【操作】

1. 将豆腐片去硬皮，用刀抹成泥；香菇、荸荠均洗净切成蓉，连豆腐泥一同放入碗内，加入香油、精盐、味精并磕入一个鸡蛋，搅拌均匀备用。

2. 将冬瓜去皮，去瓤，洗净，切成 4 厘米长、3 厘米宽、1 厘米厚的块，再用刀片成相连的两片将豆腐夹入两片冬瓜之间，面糊要沾紧以防止炸时掉馅。然后再把另一个鸡蛋磕入碗内，加入面粉、精盐和清水调成稠糊，抹在开口处。

3. 炒锅置火上烧热，倒入花生油烧至六成热时，投入挂糊的瓜片，炸至呈金黄色时，控净油，码入盘中即成。

【功效】

冬瓜、荸荠、豆腐、鸡蛋、香菇。花生油均为营养丰富的菜料，多味同用，其营养保健价值更高。此菜色泽金黄，酥松软脆，清香爽口。老年人多吃此菜，可以防止发生高血压、高脂血病，也可缓解血管硬化。

锅塌南瓜

【材料】

南瓜 150 克，鸡蛋 3 个，海米适量，花生油 100 克，面粉、精盐、味精、葱丝、姜丝、料酒、香油各适量。

【操作】

1. 将南瓜去蒂，切开去瓤，然后切成细丝，放在碗内加鸡蛋、面粉、姜丝、葱丝、海米、精盐、料酒、味精搅拌均匀，调好口味，以保证咸淡均匀。

2. 锅内放花生油，将调好口味的南瓜丝加入，摊成圆饼，两面煎熟，呈金黄色，淋上香油盛在盘内即可食用。

【功效】

南瓜含多种营养成分，特别是维生素 A，原是瓜类里含量最丰富的营养素。嫩南瓜味鲜，含有较多的维生素 C，老南瓜味甜，富含糖分和胡萝卜素、淀粉。此外，南瓜还有腺嘌呤、葫芦巳碱、精氨酸、瓜氨酸、钙、磷、铁、锌、钴、果胶等。南瓜味甘、性温，老年人常吃能有效地防治高血压、糖尿病及肾脏病。又因南瓜中所含微量元素钴，能增加体内胰岛素释放，促使糖尿病患者胰岛素分泌正常化，对降血糖有意想不到的作用。因南瓜所含的大量果胶，能推迟胃内食物排空，控制饭后血糖升高。

原料还有鸡蛋、海米、花生油，都可供给人体营养，并起到保健作用。

此菜味鲜香，外脆里嫩。

扒苦瓜

【材料】

苦瓜 350 克，葱头丝 11 克，土豆 11 克，紫菜 11 克，白醋、面粉、辣椒油、盐、白糖、胡椒粉、植物油各适量。

【操作】

1. 苦瓜剖开去籽，洗净，控干后切滚刀块，放碗内，撒上胡椒粉，淋上辣椒油，搅拌均匀，再放进面粉中挂浆，入油锅中炸至呈金黄色时捞出；紫菜洗净，入锅焖熟；土豆去皮，洗净，切条，入油锅中炸至金黄色时捞出。

2. 炒锅置火上，烧热放油，热后投入葱头丝，煸炒至半熟时，放入苦瓜块，倒入少许辣椒油，下入紫菜，用文火焖烧片刻，盛入盘中。

3. 将炸好的土豆条撒少许盐、胡椒粉、白糖、白醋，均放在盘内。将炒锅内余下的葱头汁烧热，浇在苦瓜块上即成。

【功效】

紫菜含蛋白质、糖类、脂肪、氨基酸、藻红蛋白钙、磷、铁、锌、碘、锰、有机酸、磷脂、烟酸、挥发油、生物素、维生素 A、维生素 B_1、维生素 B_2、紫菜色素等，尤其含碘丰富，是人们在其他很多蔬菜里难以得到的。紫菜味苦，性寒，可除瘿瘤，清肺热，软坚化痰，有降低血清胆固醇等功效，也是适宜老年人食用的食品。

番茄丝瓜

【材料】

丝瓜 350 克，番茄 500 克，木耳 15 克，味精、盐、白糖、食油各适量。

【操作】

1. 木耳泡发后洗净，去杂；将丝瓜去皮，洗净，切成滚刀块；番茄洗净，用开水烫后去皮，切成与丝瓜大小相等的块。

2. 锅上旺火加油，烧热后投入切好的丝瓜、番茄，翻炒几下，再加木耳略炒一下，加盐、白糖调味，烧 1～2 分钟后入味精，翻炒均匀即成。

【功效】

番茄含有丰富的维生素、碳水化合物、矿物质、有机酸及少量的蛋白质。这些成分对人体营养保健有益。番茄维生素 C 含量较高，比香蕉、苹果、梨都高，对胃癌等癌细胞有抑制作用。由于番茄中含有苹果酸和柠檬酸，对维生素 C 可起保护作用，所以番茄煮后，维生素 C 损失较少，番茄能降低血清中和肝脏中胆固醇的水平，有预防动脉硬化、抗高血脂等作用，有利老年人的保健。

此菜清香可口，色泽艳丽。

乳香番茄

【材料】

番茄2个，鲜牛奶200克，鸡蛋3个，淀粉、绿色菜叶、花生油、白糖、精盐、胡椒粉、味精各适量。

【操作】

1. 淀粉（少量）用鲜牛奶调成汁，以免单独成稠状，不好与番茄等料粘糊；将番茄去蒂，洗净，切成月牙块；鸡蛋煎成荷包蛋。

2. 炒勺上火，放油少许，烧热后放入切好的番茄，翻炒几下，加适量精盐，随后把调好的奶汁倒入勺内，搅拌均匀；将荷包蛋也摊在勺里，加少许白糖、胡椒粉，用文火炖3分钟，再加味精少许，搅拌均匀，出勺装盘。再用新鲜的绿菜叶切碎，撒在盘上，点缀一下即成。

【功效】

此菜除西红柿外，还加鸡蛋、鲜牛奶等料，营养成分更为丰富。此菜红、黄、绿三色相映，色泽美观；番茄乳香，味道甚佳。很适合患冠心病、高血压的中老年人食用，可望缓解病情。

泡嫩豌豆

【材料】

嫩豌豆500克，老盐水500克，红糖10克，白酒5克，精盐25克，醪糟汁5克，香料包1个，干红辣椒10克。

【操作】

1. 选择嫩气、鲜、颗粒均匀的嫩豌豆洗净晾干，入沸水氽一下捞起，再放入坯盐水中出坯1天，捞起沥干。

2. 选用缸钵或玻璃瓶做容器，先将老盐水倒入，再下精盐、红糖、醪糟汁、白酒入钵或瓶中搅拌均匀，放入红辣椒，泡入嫩豌豆，加入香料包，盖上盖，两天入味至熟，即可食用。

【功效】

豌豆营养价值较高，含植物凝集素、赤霉素 A、蛋白质、脂肪、粗纤维、糖类，还含有丰富的维生素和矿物质。豌豆的铁含量特别高，贫血患者食用甚佳，因为豌豆有止渴、止泻、利小便作用，患有高血压、糖尿病的中老人也宜多吃。

此菜成香微辣，色泽宜人，是喜欢喝酒的老年人很好的下酒菜。

百合发菜卷

【材料】

干百合 25 克，发菜 20 克，净荸荠 50 克，红萝卜 100 克，豆腐皮 3 张，豆腐 100 克，精盐 3 克，味精 3 克，香醋 12 克，生姜 5 克，料酒 25 克，面粉 100 克，生葱 10 克，番茄酱 20 克，白糖 10 克，发酵粉 2 克，粳米粉 60 克，花生油 100 克（约耗 80 克）。

【操作】

1. 红萝卜加沸水余熟，荸荠洗净，豆腐洗净，豆腐压成泥，红萝卜、荸荠剁成碎末。

2. 粳米粉、面粉（6 克）、白糖、花生油（20 克）、发酵粉加清水调成脆面糊，准备炸卷子用；另用 40 克面粉加清水调成稠面糊，备粘卷子用。

3. 百合碾粉；发菜泡发，洗净，放进炒锅里，加生姜、生葱、料酒烧 15 分钟，捞出姜、葱及汤不用。

4. 百合粉、荸荠豆腐蓉、红萝卜加余过的发菜和精盐、味精搅成卷子馅料。

5. 豆腐皮放菜板上，割成 12 厘米宽的条，用馅料卷起一条条发菜卷子，放在蒸笼上蒸 15 分钟，熟后取出，以便炸时免得炸焦，切成 4 厘米长的段。

6. 炒锅入油，用旺火烧热，将发菜卷入油锅炸至金黄色时捞出，装盘，配香醋、番茄酱上桌蘸食。

【功效】

百合味甘，性微寒，有镇静止咳、益气调中、滋补退热之功效，适用于精神不安、心跳、失眠等症。发菜（龙须菜）性凉，味甘，有利尿化痰、顺肠、理肺、止咳、解毒、除热、去湿等多种功能。适用于肥胖症、高血压、慢性气管炎等症，并有调节神经功能的作用。

此卷外酥里嫩，卷食之不腻，清淡鲜香，蘸番茄酱、香醋食用别有滋味。

黑木耳炒黄花菜

【材料】

干木耳20克，干黄花菜80克，精盐3克，花生油50克，湿淀粉15克，味精2克，葱花10克，素鲜汤100克。

【操作】

1. 将木耳放入温水中泡发，去杂洗净，用手撕成片；黄花菜用冷水泡发，去杂洗净，挤去水分，切成段。

2. 锅中放花生油烧热，放入葱花煸香，再放入木耳、黄花菜煸炒，加入精盐、素鲜汤、味精继续煸炒至木耳、黄花菜熟透入味，用湿淀粉勾芡，出锅即成。

鲜黄花菜含有秋水仙碱素，炒食后能在体内被氧化，产生一种剧毒，严重伤害机体。因此，黄花菜不能鲜吃，以干吃为好，如要鲜吃，火功一定要大，要经过彻底加热去毒，而且不能多食。

【功效】

黄花菜富含蛋白质、粗纤维、碳水化合物以及各种矿物质和维生素，在蔬菜中居首位。黄花菜有较佳的健脑抗衰老的功能，故也称健脑菜，非常有利于预防老年人智力衰退，还能显著降低血清胆固醇的含量，有利于高血压病人和脑中风患者康复。

此菜汤鲜菜滑，清淡微成。

炖三菇

【材料】

水发的口蘑100克，水发平菇100克，水发草菇100克，精盐4克，鸡油15克，香菜5克，料酒15克，味精2克，白糖5克，高汤适量。

【操作】

1. 将口蘑去根，洗净，下沸水锅中焯一下捞起，再放入冷水中冲凉，平菇，草菇也去杂洗净。

2. 将口蘑、平菇、草菇放入炖盅内，加入精盐、白糖、高汤、料酒、鸡油、味精，盖上盅盖，上笼蒸半小时取出，三菇要尝口味，调好咸淡，撒入香菜末即成。

【功效】

此菜是以高级滋补强壮的食用菌珍品口蘑、草菇、平菇烹制而成的。三样蘑菇都很滑润，味也鲜香，微甜，具有降压、降脂、滋补、抗癌的功效。对于患有高血压、高血脂症、动脉硬化症、冠心病及各种癌症均有一定疗效。常人食之不仅能强壮身体，还能防止以上各病症的发生，是一种理想的高级营养保健菜肴，尤其老年人应适当多吃蘑菇菜。

海带焖木耳

【材料】

水发海带 250 克，料酒 25 克，干黑木耳 30 克，酱油 20 克，油豆腐 100 克，白糖 10 克，味精 4 克，香油 5 克，胡椒粉 2 克，葱白 10 克，生姜 4 克，香醋 10 克，花生油 30 克。

【操作】

1. 葱白切段，姜拍松；黑木耳用水发好，去除杂质，洗净；油豆腐切成 4 厘米的块。

2. 海带洗净，去梗，切成 3 厘米的块，用沸水焯过捞起。

3. 炒锅放旺火上，倒入花生油，烧热，煸生姜、葱段，倒入木耳、海带、豆腐，加酱油、白糖、香醋、料酒及适量水，烧 30 分钟，调入味精颠翻装盘，淋香油，撒胡椒粉，即成。

【功效】

海带性寒，味咸，含有人体所需的碘，可防治甲状腺碘缺乏而引起的病症。经临床验证，海带有防动脉硬化、降低血压、通便、促进有害物质排泄、预防放射性物质损害、减肥、治淋巴结核、治咳平喘、慢性支气管炎等病的作用。

此菜味鲜，略有姜、胡椒辣味和糖甜、醋酸味。

银耳鹑蛋

【材料】

鹌鹑蛋 250 克，银耳 12 克，冰糖 15 克。

【操作】

1. 将鹑蛋放入水锅内，用中火煮开，至蛋熟时捞出，放在冷水中，剥去外皮，放于盘内。

2. 水发银耳，除去杂质，放入锅内，加入清水，上笼蒸 30 分钟熟透。

3. 在一小锅内加清水和冰糖，用小火烧开，再放入熟鹑蛋、银耳，再烧开，撇去浮沫即成。

【功效】

银耳性平，味甘，且有止嗽、益胃、强筋补肾、滋阴生津、润肺补脑、活血润肠、轻身强体等功效。现代医学发现，银耳有阻止血液中胆固醇沉积和凝结作用，能防止血管动脉硬化。

鹑蛋有补气益血、降脂降压、强身健脑的功效。

两料相配，则使益气养血、强精补肾、健脑强身之效更显著，对老年性贫血、气管炎、神经衰弱、心脏病、血管硬化者有一定补益作用。常吃，能防止很多老年性疾病发生，有利延年益寿。

蜇皮拌芹菜

【材料】

芹菜梗 150 克，海蜇皮 25 克，香油 6 克，辣椒油 5 克，酱油 10 克，精盐 5 克，白糖适量，味精少许。

【操作】

1. 将芹菜梗洗净，沥干水，切成细丝，撒上盐腌 20 分钟左右，备用。

2. 海蜇皮预先放入凉水中浸泡几个小时，捞出，洗净，再放入沸水中烫一下，但海蜇不可烫过火，否则不好咀嚼。捞出的细丝，放入菜盘内。

3. 将腌好的芹菜梗丝挤去水分，放在海蜇皮细丝盘内，加入酱油、辣椒油（辣椒油要少加，以免过辣刺激胃膜）、白糖、味精、香油搅拌均匀，即成。

【功效】

此菜翠绿与乳白相间，色泽好看，味道也鲜香，口感香、辣、甜、嫩、脆皆有，开胃进食。

海蜇含有碳水化合物、脂肪、蛋白质、钙、铁、维生素 B_1、维生素 B_2、尼克酸和含量较高的碘，有解毒、软坚、化瘀、祛风、降压、除湿、润肠、消积等功效。老年人只要能咀嚼海蜇皮，应适当多吃，有益健康。

口蘑烧冬瓜

【材料】

冬瓜 500 克，水发口蘑 100 克，味精、湿淀粉、料酒、精盐、豆油、豆芽汤各适量。

【操作】

1. 将水发口蘑去根、杂，洗净；将冬瓜洗净，去蒂，去皮，去瓤，下入沸水锅中煮熟，捞出放凉水中浸凉，切成小块。

2. 炒锅置火上，放入豆油烧热，放入口磨、豆芽汤、冬瓜块、精盐、料酒、味精，先用武火烧沸，再改为文火炖烧至口蘑、冬瓜块入味，用温淀粉勾芡，即可出锅装汤盘食用。

【功效】

冬瓜含有大量水分和糖类、蛋白质、钙、磷、铁、粗纤维、胡萝卜素、维生素 B_1、维生素 B_2、尼克酸等物质，此外还含有谷氨酸、精氨酸、天门冬素等。冬瓜含钠较低，不含脂肪，可促进新陈代谢，有助于减肥。《本草再新》记载，冬瓜"泻脾火，清心火，利湿去风，解暑化热，消肿止渴"。《神农本草经》记载冬瓜"味性、微寒，主治小腹水肿，利小便，止渴"。口蘑含蛋白质、烟酸、钙、磷、铁等，其味甘，性平、温，有强身补虚之功效。经常食用有降低血压及血液中胆固醇的作用。

用冬瓜、口蘑制成此菜，清淡利口，汤多菜香，可吃菜喝汤，不但营养丰富，而且具有减肥、利水消痰、清热解毒的作用。常吃对降压有特效，适宜糖尿病、高血压患者食用。

凉拌双色莴笋

【材料】

莴笋 250 克，水萝卜 150 克，白糖 25 克，香油 25 克，酱油 15 克，醋 15 克，盐少许。

【操作】

1. 将莴笋削去皮，剔去筋，择去叶，洗净，切成细长滚刀块，用盐暴腌 1－3 小时，捞出，挤去盐水；水萝卜去掉叶、须、根，用凉开水洗净，可避免细菌侵入人体，用生冷水洗，则比较危险。切成与莴笋大小相同的块。

2. 把挤去盐水的莴笋块和水萝卜块放入盘中，加入香油。酱油、醋、盐、白糖搅拌均匀，即可食用。

【功效】

莴笋含有莴笋素、胰岛素激活因子、天冬碱、苹果酸、维生素 C、蛋白质、钠、钾、钙、磷、粗纤维等成分，莴笋中的乳状浆液味道清苦，可刺激人体消化功能，有助于增加进食，引发食欲。莴笋中的钾含量比钠高 27 倍，这一比例有利于保持人体内钾、钠的平衡，是防治高血压的有效条件。因为钾可以抑制引起高血压钠的增多。钙也有利于降低血压。

水萝卜性凉，味辛、甘，有利于消渴降压。

两菜合用，清淡，甜酸爽口且是生食，因此营养素受损失少，所以是降低高血压的有效菜肴。

焖豆角

【材料】

豆角 400 克，香菇 50 克，植物油 15 克，酱油 10 克，盐 3 克，料酒 5 克，葱 5 克，姜 5 克，味精 2 克，高汤适量。

【操作】

1. 将豆角洗净，掐去两端尖角。掐时顺便将两侧的筋撕去，掰成 3 厘长的段（掰的比切的更容易进味）。

2. 葱切成薄片，姜洗净切成末。

3. 香菇用温水泡发（约需两小时），泡开后洗净泥沙，切成 1 厘米宽条。

4. 炒锅内放入植物油，油热后下葱、姜炝锅，入料酒、高汤（或清水）少许，入豆角段及香菇条，入酱油、盐翻炒均匀，盖上锅盖，用小火焖烧。至豆角绵软，即可入味精，出锅装盘。

【功效】

豆角含钠量低，适于高血压病人食用。

草菇豆腐

【材料】

鲜草菇 200 克，水豆腐 2 块（重约 400 克），蚝油、葱、精盐、水淀粉、麻油各适量。

【操作】

1. 鲜草菇、水豆腐放于砂锅中，加入蚝油、葱段和精盐。

2. 煮至熟透，用水淀粉勾芡，淋麻油。单食或佐餐。

【功效】

适用于高血压、高血脂症患者食用。

白菜香菇

【材料】

白菜 200 克，香菇 20 克，精盐适量。

【操作】

1. 白菜洗净切段，香菇去柄切片。

2. 炒锅置旺火上，下油烧至八成热，倒入大白菜和香菇，翻炒几下，加盐，炒至熟。单食或佐餐。

【功效】

适用于脑血管病、高血压、慢性肾炎、咽干口渴、大小便不畅。

三色松

【材料】

千张皮 200 克，胡萝卜 200 克，蒜苗 50 克，食盐、味精、白糖、芝麻油、辣椒油各少许。

【操作】

1. 把千张片切成细丝，在沸水中焯一下，胡萝卜去根，洗净，切成细丝，蒜苗洗净，切成段。

2. 将胡萝卜丝、千张皮丝放入沸水锅中焯熟，蒜苗焯一下，立即用漏勺捞出沥水。

3. 将胡萝卜丝、千张皮丝、蒜苗段同装入盘中，放入食盐、味精、辣椒油、白糖，拌匀，淋上芝麻油即成。

【功效】

降脂降压、平肝潜阳、活血舒筋。

大蒜香油拌菠菜

【材料】

鲜菠菜 300 克，大蒜 20 克，香油 10 克，姜末、芝麻碘盐适量。

【操作】

1. 大蒜去皮洗净，捣碎成泥。

2. 鲜菠菜洗净，用开水烫熟挤出水分，加姜末、芝麻碘盐、香油、蒜泥拌匀即可。

【功效】

滋阴润肺、养血止血、可降低血压。适用于高血压风痰上逆型患者食用。

清蒸紫茄

【材料】

紫茄 250 克，植物油、葱花、生姜末、精盐、白糖、蒜泥、味精、麻油各适量。

【操作】

1. 将紫茄洗净，去茄蒂后用刀纵裂四份，放入碗内，加植物油、葱花、生姜末。

2. 隔水蒸熟后，加少许精盐、白糖、蒜泥、味精，淋入麻油，拌匀即成。佐餐食用。

【功效】

有清热消肿、散血降压、利尿解毒的功效，适用于高血压病、冠心病、动脉硬化症。

冬笋炒荠菜

【材料】

荠菜 350 克，冬笋 150 克，植物油 25 克，葱 15 克，料酒 5 克，盐 3 克，味精 3 克，淀粉 5 克。

【操作】

1. 葱切成小段，并从中剖开，淀粉用水澥成水淀粉。

2. 锅内放清水，水沸后放入冬笋，煮 20 分钟，捞出沥去水，凉后切成 2 厘米宽、1 厘米厚、3 厘米长的条块。

3. 荠菜择净，洗好，入沸水中快速焯一下，不要过火，以免荠菜过于烂软。

4. 锅内下植物油，油热后下葱段，反复煸炒，煸出葱味，但注意不可将葱炒煳，即火不可太旺，下冬笋及荠菜，加盐、味精炒匀后，下水淀粉勾薄芡，出锅装盘。

【功效】

因荠菜性味甘平，有凉血、清热、利水之效，有清肝降压安神之功效，为高血压病患者之保健佳品。

榨菜炒茭白

【材料】

茭白 400 克，榨菜 50 克，植物油 20 克，酱油 10 克，料酒 10 克，淀粉 5 克，葱 10 克，盐 3 克。

【操作】

1. 葱切成薄片。团粉用水澥开成水淀粉。

2. 茭白去根，剥去皮洗净，切成细丝（先切成薄片，再改刀切成丝）。

3. 榨菜先切成薄片，再改刀切成细丝，如欲使辣味少一点，可将榨菜丝用水浸泡去辣味。

4. 锅内放清水，水沸后将茭白丝下锅焯一下，捞出再沥干水分。

5. 炒锅内放入植物油，油热后下葱片煸出香味。再下榨菜煸炒，炒至榨菜变软，发出辣香味，下茭白丝、酱油、盐、料酒炒匀，下水淀粉勾薄芡即可出锅。

【功效】

茭白营养丰富，其含氮物是以氨基酸形式存在，故味道颇为鲜美，尤对高血压和糖尿病均有益处，是一种物美价廉的营养蔬菜，心脑血管病患者也宜常食。

熘胡萝卜丸子

【材料】

花生油 500 克（实耗 75 克），胡萝卜 400 克，水淀粉 100 克，面粉 80 克，香菜末 25 克，酱油 10 克，食盐 5 克，葱末 5 克，姜末 5 克，五香粉 3 克。

【操作】

1. 洗净胡萝卜，擦成丝，再剁几下，放入盆中，撒入香菜末、五香粉、食盐、面粉、水淀粉，搅拌成馅。

2. 把拌成的馅做成小丸子，放入油锅中炸成金红色，捞出沥油。

3. 将炒锅置火上，放入花生油 20 克，烧热后放入葱、姜末炝锅，加入少许酱油和食盐，并加入 300 克清水，待烧开后，用淀粉勾芡，放入丸子，搅拌均匀，略烧即成。

【功效】

增加冠状动脉血流量，促进肾上腺素合成，具有降低血压的功效。

适用于高血压病人食用。

烧鲜蘑

【材料】

鲜蘑菇 400 克，鸡精、酱油、葱姜末、白糖、芝麻碘盐、淀粉、香油、清汤、花生油各适量。

【操作】

1. 将鲜蘑洗净，除去杂质。

2. 勺放在火上，加油少许，烧热后下葱姜末煸锅，随即加入酱油、白糖、鸡精、芝麻碘盐调好口味，倒入鲜蘑菇，加清汤烧开后，小火稍煮，用水淀粉勾芡，淋入香油，出勺装盘即可。

【功效】

活血散淤、滋养降压。适用于高血压病人食用。

糖醋银耳

【材料】

银耳、白糖、醋各适量。

【操作】

先将银耳泡发，去蒂头洗净，再用开水冲洗，掰成小块放入盘内，加入白糖和醋拌匀即成。

【功效】

凉血、清热、消炎。适用于高血压病人食用，也可用于麻疹、瘀点紫斑、无名发热者。

红烧茄子

【材料】

茄子 500 克，芝麻碘盐 5 克，酱油 10 克，清汤 150 克，鸡精 10 克，白糖 15 克，葱丝 15 克，姜丝 10 克，花椒油 10 克，花生油 500 克（约耗 100 克）。

【操作】

1. 将茄子去柄、削皮，切成厚 1.5 厘米的大块，用刀划篓衣花刀，然后切成长 3 厘米、宽 1．5 厘米的块。

2．将炒勺放在中火上，倒入花生油，烧至七成热时放入茄子，炸成浅黄色捞出控油。炒勺内留油（25 克），加入葱姜丝炸出香味，再放入清汤、白糖、芝麻碘盐、酱油、炸好的茄块，在微火上火焙 10 分钟，再移至旺火上，轻轻颠翻两下，放入鸡精，淋上花椒油，盛入汤盘内即成。

【功效】

活血散瘀、解毒清热，有利降压，适用于高血压病人食用。

玉兰片炒口蘑

【材料】

玉兰片（水发）250 克，口蘑 40 克，花生油 40 克，葱 8 克，姜 8 克，淀粉 5 克，料酒 5 克，盐 4 克，味精 2 克，白醋 2 克，白胡椒粉 1 克，高汤适量。

【操作】

1．口蘑用温水浸泡 2 小时左右，待泡开后洗去泥沙，切去根蒂，撕成条后用沸水焯一下，捞出挤去水分。

2．水发玉兰片洗净，切成薄片，用开水焯过。

3．葱斜刀切成薄片。姜洗净切成细丝。

4．花生油入锅，烧至六成热时后下葱、姜丝炝锅，出香味后下玉兰片、口蘑、料酒、盐翻炒几下，倒入高汤（或清水），再加入白醋，用水淀粉勾薄芡炒匀，加味精及白胡椒粉即可出锅。

【功效】

适用于高血压病、高脂血症、糖尿病等病患者食用。

炒三泥

【材料】

赤豆泥 150 克，栗子泥、山药泥各 100 克，白糖 250 克，桂花酱 5 克，花生油 150 克。

【操作】

1．炒勺放在中火上，加入花生油（50 克）、白糖（50 克），烧至糖溶化时，加入赤豆泥，改用微火炒至松散起沙时，盛在盘内中间，栗子泥用同法炒好，盛在盘内赤豆泥的一边；山药泥也用同法炒好，盛在盘内赤豆泥的另一边。

2. 将汤勺刷洗干净，放入清水（50克）、白糖（50克）、桂花酱，用微火烧至糖溶化后，浇在"三泥"上即成。

【功效】

山药所含的多巴胺等活性成分可改善血液循环，能扩张血管、降低血压。本菜适用于高血压病人食用。

酸炒萝卜丝

【材料】

红萝卜丝300克，干辣椒10克，植物油60毫升，大蒜瓣20克，香油、精盐、味精各适量。

【操作】

1. 红萝卜丝洗净，晾干，放入装酸汤的缸内，盖上盖，腌渍2天。干辣椒去蒂切碎片，蒜瓣剥皮切片。

2. 净锅置武火上，将油烧至七成热，放干辣椒炒香，再放蒜片煸出香味，倒入酸萝卜丝加盐、味精炒匀，淋上香油，装盘即成。

【功效】

本菜具有养肝明目的作用。适宜于各类症型高血压，尤以肝肾阴虚者为佳。是高血压伴糖尿病的首选菜肴。胡萝卜性味甘平，含维生素A及钙、钾、磷、铁等元素，还含有挥发油及脂肪油、香茄烃、维生素B_1、维生素B_2、维生素C及降血糖物质。适用于高血压病人食用。

什锦蘑菇

【材料】

鲜蘑菇30克，香菇20克，荸荠50克，胡萝卜100克，冬笋50克，腐竹50克，黄瓜100克，黑木耳20克，鸡汤500毫升，调料适量。

【操作】

1. 将蘑菇、香菇洗净，荸荠切成片，冬笋、胡萝卜、黄瓜分别洗净切片，腐竹用沸水浸泡切小段，黑木耳泡发后洗净。

2. 锅内放入鸡汤及各用料，加入精盐、黄酒、味精、葱花、姜末炒匀，用水淀粉勾薄芡，淋入麻油即成。

【功效】

清肝降火、滋补肝肾。适宜于高血压病人食用。

芝麻拌香干

【材料】

黑芝麻30克，香干200克，香菜100克，麻油、酱油、米醋、精盐、味精各适量。

【操作】

1. 将黑芝麻炒熟，研末备用。香干切成丝，装入盘内。香菜洗净，切成3厘米长的段，放在香干丝上。

2. 将芝麻粉末、酱油、米醋、精盐、味精、麻油放碗内调匀，浇在香菜上，拌匀即成。

【功效】

具有滋补肝肾、明目乌发的功效，适用于高血压病、视网膜炎、结膜干燥症、弱视、头发干燥易脱、习惯性便秘等患者食用。

大葱炒豆腐

【材料】

豆腐250克，章丘大葱100克，芝麻碘盐少许，酱油适量，清汤50克，花生油75克。

【操作】

1. 将大葱洗净，劈成四瓣，再切成长3厘米的段，豆腐切成长3厘米、宽1厘米、厚0.5厘米的块。

2. 炒勺放在中火上，加花生油烧至五成热，将豆腐推入勺中，煎至两面呈蛋黄色，拨至勺把根，再放入葱段煸透，加芝麻碘盐、酱油、清汤，把豆腐推入，颠翻均匀即可。

【功效】

清利、散血降压。适用于高血压病人食用。

玉兰炒淡菜

【材料】

净淡菜 250 克，玉兰片、木耳各 15 克，青菜 25 克，葱、姜、黄酒、酱油、味精、淀粉、盐、椒油各适量。

【操作】

1. 将前 4 味分别洗净，把淡菜、玉兰片、青菜入沸水中焯一下捞出。

2. 油锅烧热，放入葱、姜爆香，放入淡菜、玉兰片、木耳、青菜翻炒片刻，加入黄酒、盐、酱油、味精烧沸，用水淀粉勾芡，淋上椒油即成。

【功效】

益精养血，滋肝健肾。适宜于高血压病人服食，也可用于阳痿、妇女白带、崩漏者。

醋熘土豆丝

【材料】

土豆 400 克，植物油 15 克，盐 3 克，醋 50 克，葱 3 克，花椒 10 粒。

【操作】

1. 土豆削去皮，先切成薄片，再改刀切成细丝（愈细愈好，如能用擦子擦成丝更好）。用冷水泡约 20 分钟后，将水控净。

2. 葱去根及干皮，切成细丝。

3. 锅内放植物油，下花椒粒炸至出香味，将其盛出，再下葱丝稍煸，即下土豆丝快速翻炒几下，待土豆丝稍变软，下盐及醋，炒匀即迅速出锅装盘。注意土豆丝要炒熟，但应保持脆嫩，不要炒得过于绵软。

【功效】

土豆含有泛酸，有降低血压的作用，并能防止动脉硬化的发生。

姜拌藕

【材料】

嫩藕 500 克，芝麻碘盐少许，酱油 10 克，醋 20 克，姜末 15 克，香油 10 克。

【操作】

1. 将藕洗净，削去皮，切成 0．2 厘米厚的片，酱油、醋、香油放入碗内，调匀成拌汁待用。

2. 汤勺内放入清水，烧沸后倒入藕片烫过，捞出沥净水，倒入盆内，趁热加入芝麻碘盐、姜末拌匀，约焖 10 分钟。

3. 将焖好的藕片装入盘内，浇上拌汁即成。

【功效】

利尿解毒、降低血压。适用于高血压病患者食用。

香脆芹叶

【材料】

嫩芹菜叶 200 克，精制植物油 25 克，精盐、味精、白糖、醋各适量。

【操作】

1. 将嫩芹菜叶择洗干净，控水。

2. 炒锅置旺火上，放油烧至七成热，下入芹菜叶炸 30 秒钟，至菜叶变墨绿色、发脆时捞出，控油盛入盘中。

3. 碗内加入精盐、味精、白糖、醋和少许冷开水，兑成调味汁，浇在芹菜叶上即成。

【功效】

平肝降压。适用于各型高血压患者食用。

番茄烩豆腐

【材料】

豆腐 400 克，西红柿 100 克，植物油 10 克，酱油 5 克，盐 3 克，葱 5 克，姜 5 克，花椒 5 粒，淀粉 5 克。

【操作】

1. 豆腐（较硬的老豆腐）切成 2 厘米见方的丁，入沸水中煮透，捞出沥去水。

2. 将西红柿用沸水烫一下，剥去皮，挖去蒂切成 2 厘米的丁。

3. 斜刀切成片，姜洗净切成末，淀粉用水调成湿淀粉。

4. 炒锅内放油，下花椒炸至焦黄，将花椒铲出不要，下葱、姜煸出香味，下豆腐、酱油、盐及少许水，炒至汁浓时下西红柿块，稍炒即下湿淀粉勾薄芡，出锅。

【功效】

西红柿因含有多种维生素（维生素 B、维生素 C 及芦丁等）和番茄素，对高血压及眼底出血的患者有降低血压、止出血之功效。

糖醋番茄

【材料】

番茄 250 克，鸡蛋 2 个，面粉、干淀粉、盐、白酱油、白糖、味精、胡椒粉、香油、水淀粉、素汤、菜油各适量。

【操作】

1. 番茄洗净去皮、籽，切成 7 毫米厚的片，晾干水分备用。干淀粉、面粉、蛋清一起搅成蛋浆，味精、胡椒、盐、酱油、醋、白糖、水淀粉、汤兑成汁。

2. 油下锅烧至七成热时，将番茄片粘满蛋浆入锅，炸至呈菜黄色捞起。

3. 原锅内留油少许，倒入已兑好的汁，收浓成芡，加入香油后淋在番茄上即成。

【功效】

生津止渴，清热祛风，滋阴养血。适用于高血压病及头昏眼花、少睡多梦、口干便秘、心烦尿黄等症。

虾米炖白菜

【材料】

白菜 200 克，干虾米 10 克，植物油 10 克，酱油 10 克，精盐、味精适量。

【操作】

1. 将干虾米用温水浸泡好，再将白菜洗净，切成小段。

2. 将油锅烧热，放入白菜炒至半熟，再加入浸泡好的虾米、精盐、酱油、味精，加些清水，盖上锅盖烧透即可。

【功效】

养胃健脾、降低血压。适用于高血压、肥胖症、冠心病等病患者食用。

砂锅鲜蘑豆腐

【材料】

豆腐 150 克，鲜蘑菇 100 克，虾仁 10 克，芝麻油 5 克，盐 4 克，味精 2 克，白胡椒粉 1 克。

【操作】

1. 鲜蘑菇洗净，挤去水分，切成薄片。

2. 豆腐洗净，切成小块，虾仁洗净沥干。

3. 锅内放入芝麻油，油热后，下虾仁爆炒一下，即倒入沸水碗中，再将其倒入砂锅中。

4. 砂锅上火煮开下豆腐块、鲜蘑菇片，烧开，再下味精、盐、胡椒粉即成。

【功效】

鲜蘑菇含有酪氨酸酶等，有较好的降低血压作用。

腐皮炒海带

【材料】

海带 50 克，腐竹 200 克，植物油，葱花、姜末、精盐、味精、麻油各适量。

【操作】

1. 将海带 50 克放入温水中浸泡 12 小时，洗净后切成丝。

2. 豆腐皮 200 克洗净，切细丝，亦可用腐竹替代。

3. 炒锅置旺火上，放入适量的植物油烧至七成热，将葱花和姜末炒出香味，加入腐竹丝、海带丝及清汤、料酒、精盐、味精翻炒片刻，装盘后淋入麻油，拌匀即成。佐餐当菜，随意服食。

【功效】

具有滋养肝肾和泄浊降压的功效。适用于各类高血压病人。

紫菜青菜海米卷

【材料】

青菜叶 400 克，紫菜 1 张，海米 30 克，精盐、味精、黄酒、葱姜汁、麻油各适量。

【操作】

1. 将青菜叶洗净，放入沸水中略烫捞出，入冷水中浸凉，挤去水分，剁成碎泥放碗中。

2. 海米洗净放碗中，加黄酒，放入笼中蒸 10 分钟，取出剁成细末。碗中加入青菜泥、精盐、味精、葱姜汁、麻油、海米末拌匀。

3. 取 1 张完整的紫菜，铺在案板上，将调好的青菜泥放在紫菜一边的边缘，摆成长条形，然后将紫菜包裹菜泥卷起，收口处向下摆好，切成小段装盘，上笼蒸 5 分钟取出，放入盘中。

【功效】

清热降压、补肾养心。适用于阴阳两虚型高血压，对伴有骨质疏松症、冠心病者尤为适宜。

豆腐皮炒海带

【材料】

豆腐皮 200 克，海带 50 克，精制油、葱花、姜末、黄酒、精盐、鸡精、麻油各适量。

【操作】

1. 将海带放入冷水中浸泡 6 小时，洗净后切成丝，备用。

2. 将豆腐皮（也可用腐竹替代）洗净，切成丝。

3. 炒锅中加精制油，大火烧至七成热，加葱花、姜末炝锅，放入豆腐皮丝、海带丝及适量清汤、黄酒、精盐、鸡精，大火翻炒片刻，装盘后淋入麻油，拌匀即成。

【功效】

滋养肝肾、泻浊降压。适用于各型高血压病患者。

海藻煮黄豆

【材料】

海藻嫩藻体 150 克，黄豆 250 克，精盐、味精、葱花、豆油各适量。

【操作】

1. 先将海藻嫩藻体洗净切成小段，黄豆去杂洗净。

2. 炒锅上火，加油烧热，投入葱花煸香，倒入海藻嫩藻体煸炒片刻出锅待用。锅内加水适量，放入黄豆煮烂，倒入海藻煨至入味，加精盐调味即成。

【功效】

解毒清热、散结软坚、降低血压。适宜于高血压病人食用，也可用于单纯性甲状腺肿大、慢性颈淋巴结炎者。

麻油菠菜

【材料】

鲜菠菜 100 克。

【操作】

将鲜菠菜用沸水烫 3~5 分钟，麻油拌食。

【功效】

菠菜性味甘凉，有滋阴润燥，养血止血功效，对高血压病有一定辅助治疗作用。

栗子白菜

【材料】

大白菜心 150 克，栗子 90 克，精盐、味精、淀粉、鸡油、奶汤各适量。

【操作】

大白菜洗净后用开水焯一下，取出用凉水过凉，挤净水分，顺刀切成约 13 厘米长条。栗子洗净放入小盆中加入精盐，奶汤，放入蒸锅中蒸烂。白菜心整齐码在锅中，加奶汤、精盐、味精调味，上火烧烂，再整齐码在盘中，原汁用水淀粉勾稀芡浇在白菜上。栗子蒸烂，去原汁倒在白菜上即可。

【功效】

具有通利肠胃、宽胸除烦、利大小便之功效。

黑木耳炒芹菜

【材料】

芹菜 150 克，黑木耳 20 克，盐、杜仲粉、姜、葱、大蒜各适量。

【操作】

杜仲烘干打成细粉；黑木耳发透去蒂根；芹菜洗净切段；姜切片；葱切段；大蒜去皮，切片。把炒锅置武火上烧热，加入素油，烧至六成热时，下入姜、葱、大蒜爆香，随即下入芹菜、黑木耳、盐、杜仲粉，炒至芹菜断生即成。

【功效】

补肝肾，降血压。高血压病阴阳两虚型患者食用。

盐渍三皮

【材料】

西瓜皮 20 克，冬瓜皮 30 克，黄瓜皮 40 克，味精适量。

【操作】

先将西瓜皮削去硬皮；冬瓜皮去掉绒毛外皮；黄瓜去瓤，均洗净；然后三皮分别用不同火候煮熟，待凉切块，用盐、味精腌渍 12 小时即可。

【功效】

利水消肿。高血压病合并糖尿病各证型均适用，兼有水肿者最适宜。

烩鲜蘑豌豆

【材料】

鲜蘑菇 100 克，豌豆 50 克，玉兰片 25 克，葱花、姜末、盐、味精、香油、水淀粉、烹调油、高汤各适量。

【操作】

鲜蘑切成小块，放开水中焯烫后捞出，控水；豌豆剥去皮荚，放入开水中焯烫一下捞出，控水；玉兰片切成片。炒锅放油加热，放葱花、姜末煸炒，放入鲜蘑、豌豆、玉兰片一起煸炒，放盐、味精、高汤适量，煮开，用水淀粉勾芡，淋入香油少许即成。

【功效】

清淡、不油腻，味鲜香可口。

焖扁豆

【材料】

扁豆 150 克，植物油、甜面酱、蒜片、姜末、盐各适量。

【操作】

扁豆择好洗净，切成寸段；烧热油锅，将扁豆放入略炒，加甜面酱、水及盐等翻炒匀，用文火焖软，再加蒜片和姜末用旺火快炒两下即成。

【功效】

健脾和胃，化清降浊，适用于肥胖的高血压病人。

苦瓜炖豆腐

【材料】

鲜苦瓜、豆腐各 100 克，葱、姜少许，调味品适量。

【操作】

苦瓜洗净，去籽后切成薄片，放沸水中焯一下捞出备用；嫩豆腐洗净后切成薄片，放入油锅中稍炸片刻，加适量清汤入苦瓜片、精盐、葱花、姜末，中火煨煮 15 分钟，加味精调味。

【功效】

清肝降压，适宜于各型高血压病人。

酥海带卷

【材料】

海带 150 克，腐竹 50 克，大葱 50 克，白糖、醋、精盐、胡椒粉、香油、蒜瓣各适量。

【操作】

海带洗干净，放入一根泡透的腐竹卷成约拇指粗的卷，用刀划一刀，依此而做。取一大锅，放入大葱、姜片、蒜，码入海带卷压上盘子。另取锅加入沸水、白糖、米醋、胡椒粉、精盐、香油上火烧开后，倒入海带卷锅中，并没过海带卷。将海带卷锅烧沸后改用小火焖煮，约3个小时，至汤汁收尽，海带卷呈酱黑色，凉凉，取出，斜切段装盘。

【功效】

具有清热利水、镇咳平喘、降脂降压等功效。

姜汁菠菜

【材料】

菠菜250克，姜汁、菜油、盐、白糖、醋适量。

【操作】

1. 菠菜洗净，入沸水锅烫一下，断生捞起，沥干，晾凉。
2. 菠菜入盆加姜汁、油、盐、白糖、醋拌匀即成。佐餐，常吃。

【功效】

菠菜养血润燥，姜汁开胃进食。本菜具有养阴血而不损脾胃的特点。适用于头昏头痛、面红目眩、尿黄、心悸等。

二、高血压食疗荤菜谱

芹菜翠衣炒鳝片

【材料】

黄鳝120克，西瓜翠衣150克，芹菜150克，姜、葱、蒜、盐、麻油各少许。

【操作】

将黄鳝活剖，去内脏、脊骨及头，用少许盐腌去黏液，并放入开水中余去血腥，切片；西瓜翠衣切条；芹菜去根叶，切段，均下热水中焯一下捞起备用。炒锅内加麻油，下姜、蒜蓉及葱爆香，放入鳝片稍炒，再入西瓜翠衣、芹菜翻炒至熟，调味勾芡即可。佐餐食用。

【功效】

清热平肝，利尿降压。

夏枯草煲猪肉

【材料】

夏枯草 20 克，瘦猪肉 50 克。

【操作】

将猪肉洗净切片与夏枯草一起，文火煲汤。每次饮汤约 250 毫升，每日 2 次。可清肝泻火明目。

【功效】

适用于肝火上炎、痰火郁结所致的头痛、眩晕等。

豆芽炒肉丝

【材料】

瘦猪肉 400 克，绿豆芽 100 克，青椒丝 50 克，鸡蛋 1 个，精盐 5 克，黄酒 10 克，姜丝 1 克，汤 50 克，淀粉 50 克，味精 3 克，熟猪油 500 克（实用 50 克）。

【操作】

将猪肉整理好，洗净，切成 6 厘米长的丝，放入碗内，加精盐、味精、蛋清、黄酒、干淀粉拌匀上浆。绿豆芽掐头去尾，洗净待用。烧热锅，放油，烧至六成热时，将肉丝放入，用勺划散至熟后，连油倒入漏勺，滤过余油。热锅加少量猪油，放入青椒丝、绿豆芽和姜丝下锅煸炒几下，烹黄酒，加精盐、味精和汤，下肉丝，即用水淀粉勾芡，淋上少许猪油，颠翻几下，起锅装盘即成。

【功效】

清热解毒，利水消肿，明目降压，滋阴润燥，开胃消食，祛湿通络。适用于肝肾阴虚、肝阳上亢型高血压病患者食用。

荸荠炒肉片

【材料】

荸荠 150 克，精瘦肉 150 克，花生油 50 毫升，洋葱 30 克，精盐、味精、豆豉各适量。

【操作】

荸荠去皮洗净，切成薄片。猪瘦肉切成小薄片。洋葱洗净，切成丝。将油置锅内烧至六成热，瘦肉与荸荠同时倒入，用武火翻炒数遍，放入洋葱，待洋葱放出香味后，即投入盐、味精，豆豉用少许清水磨几下即放入锅内，待豆豉水沸透几遍即可。

【功效】

本菜滋生津液，具有清泻肝热，利导小便的功效，是高血压合并糖尿病的佳肴。

洋葱炒肉片

【材料】

猪瘦肉 60 克，洋葱 320 克，植物油、苋粉、调味料各适量。

【操作】

将洋葱洗净切片，猪瘦肉洗净切片，用调味料腌制。起油锅，下洋葱炒香，调味，下猪瘦肉炒熟，下苋粉略炒即可。随量食用。

【功效】

可燥湿化痰，平肝息风。

天麻焖鲤鱼

【材料】

明天麻 20 克，制天南星 10 克，鲤鱼 500 克，混合油 60 毫升，红辣椒丝、食醋、精盐、酱油、姜片、葱花、味精各适量。

【操作】

将制天南星洗净，用一小纱袋扎包好。将鲤鱼先抽出背面上的银丝筋，再去鳞、内杂，切成长条形块状，用少许精盐、酱油、食醋抹上一层。天麻与天南星煮沸 30 分钟，将天南星拣出不用。鲤鱼在油锅内走油后，放入天麻汤、姜片、红辣椒丝文火慢焖至熟香，再入精盐、酱油、葱花、味精调味即可。

【功效】

本菜具有清除痰浊，止熄祛风的作用，适宜于痰浊中阻型高血压。

金针木耳焖牛肉

【材料】

牛肉250克，金针菜60克，黑木耳15克。

【操作】

将金针菜、黑木耳洗净，牛肉洗净、切件，用开水烫过。将全部用料放锅内，加适量清水，武火煮沸后，文火焖至牛肉熟透变软，调味即可。随量食用或佐餐。

【功效】

协调心肾，滋阴清心。

红烧龟肉

【材料】

乌龟1只（约500克），生姜2片，葱1根，盐少许。

【操作】

将生姜洗净；葱去须、洗净、切断；乌龟用开水烫，去头、壳、肠脏，洗净，切件。起油锅，放龟肉略炒，放姜、葱、盐煸炒，加清水适量，煮至龟肉熟即可。随量食用或佐餐。

【功效】

交通心肾，滋阴清心。

山稔子煲塘虱鱼

【材料】

塘虱鱼250克，山稔子60克（干品15克），油、盐各适量。

【操作】

将山稔子洗净，塘虱鱼去颈两侧"花"、肠脏，洗净。起油锅，略煎塘虱鱼，加清水适量，放山稔子，文火焖熟，水将干时放盐调味，再焖几分钟即可。随量食用或佐餐。

【功效】

滋阴清心。

双草凤尾鱼

【材料】

夏枯草 30 克，益母草 30 克，凤尾鱼 750 克，菜籽油 40 毫升，猪骨汤 100 毫升，精盐、酱油、鲜红椒、生姜、葱白、味精各适量。

【操作】

夏枯草、益母草洗净，分两次煎取浓缩液 100 毫升。凤尾鱼剖开，去肚杂剁成块状，抹上少许精盐、酱油稍腌，在油锅内快爆几遍，放入猪骨汤，武火煮沸，再入精盐、酱油、鲜红椒丝、生姜，文火慢焖至香熟，将药汁从锅边倒入，并加入葱白、味精焖片刻即成。

【功效】

本菜具有活血养血、平肝降压的作用，适宜于中风后遗症的淤血阻络者。夏枯草为唇形科植物，味辛苦，性寒，入肝、胆经，清热平肝，疏风散结。适用于高血压患者食用。

天麻鱼头

【材料】

花鲢鱼头 1 个（带 1 段鱼肉，约重 600 克），天麻 5 克，瘦肉、冬笋、熟火腿、水发口蘑、水发海米、菜心、鸡汤、香菜段、葱丝，芝麻碘盐、料酒、鸡精、米醋、白胡椒面、姜各适量。

【操作】

天麻用水刷净，切成薄片，用白酒浸泡，得天麻酒液 20 克，浸泡后的天麻片留用。将鱼头去鳃洗净，放入七成热油中稍炸，捞出控油。瘦肉、冬笋、火腿都切成片。勺内放油少许烧至五成热时，投入拍松的姜稍炸，放入瘦肉片煸炒，烹入料酒、米醋，再加入鸡汤，芝麻碘盐、鸡精、胡椒面，调好口味，烧开后倒入砂锅内，把鱼头、冬笋片、火腿片、口蘑片都放入锅内。汤烧开后撇去浮沫，加入天麻酒液、天麻片，加盖，用小火炖 15 分钟。加入菜心，拣出姜片，再炖 5 分钟，端下砂锅撒上葱丝和香菜段即成。

【功效】

天麻有平肝、熄风及祛风湿等功效，鱼头部含胶质最多，含有卵磷脂及脑后垂体素，能改善记忆力。适宜于高血压患者食用。

菊茉炒鸡片

【材料】

鸡胸脯肉250克，鸡蛋2个，杭菊花3朵，茉莉70朵，花茶叶15克，小白菜500克，清汤250毫升，精盐、味精各适量。

【操作】

鸡胸脯肉去筋膜，切成薄片，用凉水漂洗。白菜剥去老叶，抽去筋洗净，用热水烫热再用凉水泡上；将菊花和茉莉花用钢丝串成小串放入沸水内烫泡，取水100毫升（花捞出不用）备用。取蛋清和适量淀粉与少许精盐和味精调成糊状抹在鸡肉片上，置于火锅上烧沸，即离火。放入250毫升清汤内。把茶叶用沸水泡上，待茶色泌出，取茶叶水50毫升并注250毫升清汤，下入小白菜、食盐、胡椒粉、味精，烧入味，出锅置于菜盆周围。在锅内注入清汤加入待用花汤，再加入适量精盐、味精，烧后放入鸡片稍煮呈香浓味时出锅淋放在小白菜上即成。

【功效】

本菜善于祛风清热，对高血压患者头涨头痛，头晕时尤为适宜。菊花与茉莉花含有挥发油、茨酮类等有效成分，菊花中的菊甙有明显的扩张冠状动脉，增加血流量的功能，故对高压和冠心病具有防治作用。

菊麻鱼

【材料】

菊花30克，罗布麻20克，草鱼700克（一尾），植物油60毫升，生姜5片，精盐、酱油、红辣椒丝、胡椒粉、味精、葱白各适量。

【操作】

菊花、罗布麻叶，洗净，分两次煎取200毫升浓液。草鱼去鳞剖洗，切块，抹上少许精盐、酱油，放油锅走油。将红辣椒丝炒至断生，放入鱼块和药汁、生姜，文火慢熬至收汁时再入精盐、酱油、胡椒粉、味精、葱白调味即可。

【功效】

本菜清香细嫩，具有清肝祛风、强心利尿的作用，适用于高血压、心脏病患者。菊花主要含有菊甙，降压效果明显，还能扩张冠状动脉，增加血流量。草鱼所含蛋白质为优质蛋白，胆固醇含量低。

决明牡蛎

【材料】

石决明 30 克，牡蛎肉 150 克，料酒、葱花、姜末、精盐、味精各适量。

【操作】

将石决明 30 克敲碎，洗净，放入多层纱布袋中，扎紧袋口，备用；牡蛎肉 150 克洗净，切成片，与药袋同入砂锅内，加入适量的清水用大火煮沸，下入料酒、葱花、姜末，改用小火煲 1 小时，待牡蛎肉熟烂，取出药袋，撒入精盐和味精各少许，调匀即成。

【功效】

具有平肝潜阳和降火降压的功效。适用于阴虚阳亢型高血压患者。

归芪蒸鸡

【材料】

炙黄芪 100 克，当归 20 克，嫩母鸡 1 只，葱、姜、盐、黄酒、陈皮、胡椒粉各适量。

【操作】

将黄芪、当归装入纱布袋，口扎紧。将鸡放入沸水锅内汆透、捞出，用凉水冲洗干净。将药袋装入鸡腹，鸡置于蒸盆内，加入葱、姜、盐、黄酒、陈皮、胡椒粉及适量清水，上笼隔水蒸约 1 小时，食时弃去药袋，调味即成。佐餐食用，分 3 次食完。

【功效】

温中补气，益血填精。

决明五味炖乌鸡

【材料】

决明子 12 克，五味子 10 克，乌鸡 1 只（1000 克），姜 5 克，葱 10 克，盐 5 克。

【操作】

把决明子、五味子洗净；乌鸡宰杀后去毛、内脏及爪；姜拍松，葱捆成把。把盐抹在鸡身上，姜、葱、决明子、五味子放入鸡腹内，放入炖锅内，加清水 1500 毫升。把炖锅置武火上烧沸，再用文火炖煮 1 小时即成。每日 1 次，每次吃鸡肉 30 ~ 50 克，随意喝汤。

【功效】

补气血，降血压。适宜阴阳两虚高血压患者食用。

附片烧乌鸡

【材料】

附片 12 克，乌鸡 1 只（1000 克），姜 5 克，葱 10 克，盐 5 克，酱油 10 克，素油 50 克。

【操作】

把附片（必须买制过的，没有制的毒性太大）洗净，放入炖杯内煮 2 小时，待用。乌鸡宰杀后，去毛、内脏及爪，切成 4 厘米见方的块，葱切段，姜切片。把炒锅置武火上烧热，加入素油，烧六成热时，下入姜、葱爆香，下入乌鸡块，加盐、酱油、附片炒匀，加入上汤 400 毫升，用文火烧 45 分钟即成。每 3 日 1 次，每次吃乌鸡 50 克。

【功效】

滋阴补虚，回阳救逆。

锁阳炒虾仁

【材料】

锁阳 15 克，山楂 10 克，核桃仁 15 克，虾仁 100 克，姜 5 克，葱 10 克，盐 5 克，素油 500 克（实用 50 克）。

【操作】

把锁阳洗净切片；核桃去壳留仁；山楂去核切片；虾仁洗净；姜切

片；葱切段。把炒锅置武火上烧热，加入素油，六成热时，加入核桃仁，改用文火炸香，捞出沥干油分待用。锁阳放炖杯内，加水50毫升，煎煮25分钟去渣，留药汁待用。将炒锅置武火上，加入素油50克，烧六成热时，下入姜、葱爆香，随即下入虾仁、盐、锁阳汁液，再加入已炸香的核桃仁，炒匀即成。每日1次，佐餐食用。

【功效】

补肾壮阳，润肠通便。

菟丝煮水鱼

【材料】

菟丝子12克，水鱼（甲鱼）1只（500克），姜5克，葱10克，盐5克，汤1500毫升。

【操作】

把菟丝子洗净，装入纱布袋内；甲鱼宰杀后去头、尾、内脏及爪；姜切片，葱切段。菟丝子药袋放入炖锅内，加入甲鱼、姜、葱、盐，加入鸡汤1500毫升。把炖锅置武火上烧沸，再用文火炖煮45分钟即成。每3日1次，每次吃水鱼30~50克。

【功效】

补肾益精，滋补气血。

仙茅煮猪腰

【材料】

仙茅12克，猪腰2只，绍酒10克，姜5克，葱10克，盐5克，上汤300毫升。

【操作】

把仙茅洗净，装在纱布袋内；猪腰洗净，一切两半，去白色臊腺，切4厘米长的块；姜切片，葱切段。上汤放入炖锅内，加入上汤，放入猪腰、姜、葱、盐和仙茅药袋。把炖锅置武火上烧沸，再用文火炖煮35分钟即成。每2日1次，每次食半只猪腰，喝汤。

【功效】

补气血，益肾阳。高血压阳痿、腰痛患者食用。

黑白二耳煲蛇片

【材料】

黑木耳 30 克，白木耳 30 克，白花蛇 1 条，蒜 10 克，姜 5 克，葱 10 克，盐 5 克，素油 50 克。

【操作】

将白木耳、黑木耳发透，去蒂根，撕成瓣；白花蛇宰杀后去皮、头、尾、内脏、骨，切成片；蒜去皮，切片；姜切片；葱切段。锅置武火上烧热，加入素油，六成热时，加入蒜、葱、姜爆香，随即放入蛇片、白木耳、黑木耳、盐，炒匀，加入上汤 300 毫升，煲 25 分钟即成。每周 1 次，每次吃蛇肉 30~50 克，随意吃双耳。

【功效】

补肝肾，祛风湿，降血压。高血压阴阳两虚患者食用。

枸杞肉丝

【材料】

枸杞子 100 克，猪瘦肉 150 克，熟青笋 50 克，猪油 100 克，白糖、酱油、盐、味精、麻油各适量。

【操作】

猪瘦肉切丝；青笋切丝；枸杞洗净待用。烧热锅，用冷油滑锅倒出，再放入猪油，将肉丝、笋丝同时下锅划散，烹黄酒，加白糖、酱油、盐、味精调味，再放入枸杞子翻炒几下，淋上麻油，起锅即成。佐餐食用。

【功效】

滋补肝肾。

菠菜炒生鱼片

【材料】

生鱼片 200 克，菠菜 250 克，湿淀粉、蒜蓉、姜花、葱段各少许。

【操作】

菠菜去根，洗净，略切几段，放入沸水中焯过，捞起滤去水分；生鱼片用少许味精、盐稍浸渍。起油锅，先下蒜蓉、姜花、葱段爆香，入生鱼片，烹黄酒，略炒，再下菠菜翻炒几下，调味勾芡即可。佐餐食用。

【功效】

清热除烦，养肝降压。

二参炖乌骨鸡

【材料】

西洋参3克，太子参20克，乌骨鸡1只，精盐、味精、五香粉、葱花、姜末、香油各适量。

【操作】

先将西洋参、太子参分别洗净，晒干或烘干，西洋参研成极细末，太子参切成饮片，备用。将乌骨鸡宰杀，去毛及内脏，洗净，入沸水锅焯透，捞出，用清水过凉，转入煨炖的砂锅，加足量清水（以浸没乌骨鸡为度），大火煮沸，烹入料酒，加入太子参饮片，改用小火煨炖1小时；待乌骨鸡肉熟烂如酥，加精盐、味精、五香粉，并放入适量葱花、姜末，拌和均匀，再煨煮至沸，调入西洋参细末，搅匀，淋入香油即成。佐餐当菜，随意服食，吃乌骨鸡，饮汤汁，嚼食太子参，当日吃完。

【功效】

补气养阴，提高血象，主治气阴两虚型高血压。

红枣炖兔肉

【材料】

红枣60克，兔肉250克，料酒、葱花、姜末、精盐、味精、五香粉、香油各适量。

【操作】

先将红枣拣杂，洗净，放入碗中，备用。再将兔肉洗净，入沸水锅中焯透，捞出，清水过凉后，切成小方块，与红枣同放入砂锅，加水适量，大火煮沸，烹入料酒，改用小火煨炖40分钟；待兔肉熟烂如酥，加入葱花、姜末、精盐、味精、五香粉，拌匀，再煨煮至沸，淋入香油即成。佐餐当菜，随意服食，吃兔肉，饮汤汁，嚼食红枣，当日吃完。

【功效】

双补气血，恢复体力。

炖猪肘

【材料】

猪肘 1 个，枸杞、当归、桂皮、黄精各 10 克，葱、姜、盐、料酒、花椒、大料各适量。

【操作】

把猪肘与枸杞子、当归、桂皮、黄精及诸调料同时下锅，加水用旺火煮 1 小时取出肘子用凉水冲洗，同时把汤内浮物撇出，再将肘子放回原汤内，用文火煮 1 小时，再用微火焖 1 小时，捞出即可。佐餐食用。

【功效】

补气养血。

九月鸡片

【材料】

鲜菊花 30 克，鸡脯肉 300 克，鸡蛋 3 个，鸡汤 200 毫升，盐 5 克，白糖 5 克，绍酒 10 克，胡椒粉 2 克，芝麻油 3 克，葱 10 克，姜 5 克，水豆粉（芡粉）30 克，干豆粉（芡粉）20 克，素油 1000 克（实耗 60 克）。

【操作】

将鸡脯肉去皮，切薄片；菊花用清水轻轻洗净，用冷水漂净；葱、姜洗净，姜切片，葱切段。将鸡片放入碗内，打入蛋清，加盐、绍酒、胡椒粉、干豆粉调匀上浆。另用小碗加入盐、白糖、鸡汤、胡椒粉、水豆粉、芝麻油调成芡汁。将炒锅烧热，放入素油，烧六成热时，放入鸡片滑透后用漏勺捞起，留油 50 克，烧至油六成热时，下葱、姜爆香，再将鸡片回锅，烹入绍酒，把调好的芡汁搅匀倒入锅内，先翻炒几下，接着把菊花瓣倒入锅内，翻炒均匀即成。每日 1 次，每次食鸡肉 50 克，吃菊花。

【功效】

补养五脏，祛风明目，降压止痛。适宜肝阳上亢型高血压患者食用。方中的菊花能扩张外周血管，调节血管运动中枢，对抗肾上腺素，扩张冠状动脉。

玉米须炖猪爪

【材料】

玉米须 15 克（鲜者 30 克），猪爪 2 只，姜 5 克，葱 10 克，盐 5 克。

【操作】

玉米须洗净，捆成一把；猪爪洗净，去毛，一切两半；姜切片，葱捆把。把猪爪放在炖锅内，加入玉米须、姜、葱、盐、清水 1500 毫升，置武火烧沸，撇去浮沫，用文火炖煮 1 小时即成。每天 1 次，吃猪爪半只，喝汤。

【功效】

平肝阳补气血，降血压。用于肝阳上亢型高血压患者食用。

黄芽菜炒肉丝

【材料】

黄芽菜（白菜）200 克，猪瘦肉 50 克，味精、水淀粉、黄酒、精盐、植物油各适量。

【操作】

1. 猪瘦肉洗净，先切成薄片，再按肌肉纤维横向切成细丝；黄芽菜除去老叶，洗净，沥干水分，也切成细丝。黄芽菜帮（梗）一定要切细，菜叶可切粗一点，避免煸炒时生熟不一。

2. 炒锅置旺火上烧热，加入植物油烧至冒青烟时，投入肉丝煸炒，至外层变色、肉丝卷缩时，随即推入黄芽菜丝同煸至菜梗稍有发软，即加入精盐、味精、黄酒，再翻炒几下，见黄芽菜已软而断生时，淋入水淀粉勾芡搅拌均匀，起锅即成。

【功效】

此菜嫩而不烂，熟而不老，色泽淡黄，脆嫩爽口，口味鲜香。

白菜营养成分很丰富，富含维生素 B_1、维生素 B_2、维生素 C、胡萝卜素、粗纤维以及脂肪、蛋白质和钙、磷、铁等。老年人常吃白菜，可增加钙质，防止发生骨质疏松症和牙齿老化。粗纤维能促进肠蠕动，防止发生便秘，也可促进排便，还有利防癌。维生素 C 能防止坏血病，降低胆固醇，增强入的抗病能力。中医认为，大白菜性平，味甘，有解热除烦、养胃利水之功效。《名医别录》说大白菜"通利肠胃，除胸中烦，解酒渴"。《滇南本草》说大白菜"主消痰，止咳嗽，利小便，清肺热"。民间也有"百日不吃大白菜会生病"的说法。可见，大白菜对人体健康有益之甚。

杏仁扣猪肘

【材料】

猪肘子 500 克，杏仁 200 克，酱油 15 克，料酒 10 克，蜂蜜 50 克，香菇 50 克，盐 5 克，葱片 10 克，姜片 10 克，大料 2 克，胡椒面 2 克，植物油 750 克（约耗 35 克），鸡汤 200 克。

【操作】

1. 将肘子洗净去骨，放入开水锅内煮片刻，捞出抹上蜂蜜再入油锅中炸至成金黄色，取出后用刀划上几个深道。

2. 香菇洗净，去根，泡软，摆在碗内肘子周围。杏仁用盐水煮熟，剥去杏仁内衣（最好多泡一阵，内衣好去掉，苦味可除去大半），然后放入大碗底部，再放入肘子。

3. 炒锅加油烧热，入胡椒面、葱、姜、大料、料酒、盐、酱油和鸡汤，烧开后倒入大碗内，将大碗入蒸锅蒸 1 个小时即成。

【功效】

杏仁含蛋白质、脂肪、苦杏仁苷、氨基酸、氢氰酸，性平，味甘，有止咳平喘，润肺祛痰，润肠通便之功效。主治虚劳咳嗽、痔疮下血等症，对老年人大肠气滞的大便干燥不通有一定治疗作用。

蜂蜜含糖多，主要为果糖、蔗糖、葡萄糖，还有蛋白质、无机盐、酶及芳香性物质、树胶样物质等。其性平，味甘，有润肺止咳，润肠通便和解毒作用。老年人高血压、溃疡病、阴虚肺燥、肠燥便秘等，常食蜂蜜效果显著。

鸡汤、蘑菇营养也很丰富，且适合老年人食用。

杏仁扣猪肘一菜，肘子肉鲜香烂熟，稍有甜味。杏仁脆香，香菇滑软。其保健功效是生津液，补肾气，润肠胃，解热毒，增体力，泽毛发，润皮肤，长肌肉。老年人常吃，可益寿延年。

干煸牛肉丝

【材料】

瘦牛肉 250 克，芥菜 150 克，四川豆瓣酱 35 克，花椒 1 克，辣椒粉 10 克，料酒 15 克，精盐 2 克，味精 3 克，酱油 10 克，葱 10 克，姜 25 克，白糖 5 克，花生油 100 克。

【操作】

1. 牛肉洗净切丝；芥菜洗净，切丝；葱、姜去皮切丝。

2. 炒锅放入花生油烧热，放花椒炒黄出香味时，立即捞出，排碎花椒成面。

3. 锅内加入肉丝，用中火反复煸炒（火候大肉丝会炒焦，火小肉丝会软烂，不上口），使肉丝快炒至干时，加入豆瓣酱、葱、姜丝炒片刻后，加入辣椒粉，再煸炒加入豆瓣酱、料酒、精盐、酱油、味精、白糖，炒至肉丝成棕红色、入口即碎时，加入芥菜丝翻炒两下，出锅盛盘内，撒上花椒面即成。

【功效】

牛肉含蛋白质、糖类、脂肪、多种人体必需氨基酸、维生素 B_1、维生素 B_2、钙、磷、铁、尼克酸等成分。中国医学认为，牛肉味甘、咸，性温，有补脾和胃、强筋健骨、益血补血等功效。《本草拾遗》说牛肉："消水肿，除湿气，补虚，令人强筋骨，壮健。"《医林纂要》说："牛肉，味甘，专补脾士。脾胃者，后天气血之本，补此则无不补矣。"老年身体虚弱、气虚自汗，肾虚阳痿血虚头晕诸症患者，宜多吃牛肉。

芥菜含胡萝卜素、钙、烟酸及维生素 B$_1$、维生素 B$_2$、维生素 C 等。其性温，味辛，是利隔开胃，宣肺豁痰，主治寒饮咳嗽、慢性咽喉炎、胃寒腹痛等症，还有降胆固醇、降血压作用。

干煸牛肉丝，肉丝棕红色，芥菜碧绿；肉丝酥脆，味辣、咸、甜、香、麻五味俱全，别具一格，此为四川风味，营养价值极高，能补气健身，中老年人宜多食此类菜肴。

葱头炒牛肉丝

【材料】

葱头 250 克，牛肉 100 克，花生油 500 克（约耗 50 克），味精 1.5 克，料酒 10 克，酱油 25 克，盐 2 克，湿淀粉 15 克，小苏打少许，鲜汤适量。

【操作】

1. 将葱头剥去老皮，切去根，洗净，先切两半，再横切成细丝；牛肉剔去筋，洗净，先片成薄片，再按横纹切成与葱头粗细相同的丝，放入碗内，加少许小苏打，湿淀粉，抓匀上浆。

2. 锅置火上，放油烧至六七成热，将浆好的牛肉丝下入，用筷子划开，滑 2～3 分钟牛肉丝八成熟时，捞出控油。

3. 原锅留适量油，烧至七八成热，下入葱头丝快速煸炒，见葱头丝变色呈透明状时，随即加入酱油、料酒、盐和少许鲜汤，汤汁烧开即放入牛肉丝，加味精，用湿淀粉勾芡，颠翻均匀，出锅即成。

【功效】

葱头也称洋葱，含有各种营养，其中以碳水化合物、蛋白质、磷、铁、纤维含量较高，洋葱含有葱蒜辣素，有辛辣味，食用后经呼吸道、汗腺、泌尿道排泄时，刺激管道壁的分泌，故有利尿、祛痰、发汗及预防感冒的作用。洋葱含有植物杀菌素，对金黄色葡萄球菌、链球菌、痢疾杆菌、白喉杆菌、大肠杆菌、沙门菌等有杀伤及抑制作用。洋葱有降低胆固醇和血脂的作用，可抑制高脂肪饮食引起的胆固醇和血脂升高。洋葱还含有较多能抗衰老的半脱氨酸，能推迟细胞的衰老，所以中老年人常吃洋葱可延年益寿，延缓衰老，实为主要保健蔬菜之一。洋葱与牛肉相配,酸辣适口,新鲜脆嫩,可促进食欲,对中老年人健体防病保健十分有益。

杜仲爆羊腰

【材料】

杜仲 15 克,五味子 6 克,羊腰 500 克,葱 5 克,酱油 5 克,芡粉汁 10 克,姜 5 克,料酒 10 克,植物油 50 克。

【操作】

1. 将杜仲、五味子加水适量入药罐子内煎煮 40 分钟,过滤去渣留汁,否则会影响菜质,加热浓缩成稠液;羊腰洗净,去筋膜臊腺,切成腰花,放入芡粉汁内裹匀。

2. 将植物油放入锅内,加热,投入腰花爆炒,至嫩熟,调入杜仲、五味子的浓稠液和姜、葱、酱油、料酒,炒匀,出锅即可食用。

【功效】

羊腰含有蛋白质、脂肪、钙、磷、铁、碳水化合物、维生素 A、维生素 B$_1$、维生素 B$_2$、维生素 C、尼克酸等营养成分,还含有硒,常食可预防中风、克山病、心脏病、高血压等症。其性温,味甘,有补肾壮阳,益精填髓的功效。对老年性腰膝酸软、肾虚劳损、阳痿早泄、尿频遗尿、耳鸣耳聋及糖尿病等症,有一定防治功效。

杜仲,草药,性温,味甘微辛,有壮筋骨、补肝肾、治腰痛等作用。五味子,性温,味酸,有生津止渴、滋肾补肺的作用。

羊腰与两味草药制成此菜,羊腰肉烂熟,使菜鲜香,略有草药味。其补肝益肾强腰的作用更为显著。一些阳痿、肾虚体弱、慢性腰痛的老年人,常吃此菜可有明显康复作用。

羊肉虾仁烧豆腐

【材料】

豆腐 500 克,羊肉 100 克,姜片 5 克,鸡汤 100 克,虾仁 100 克,葱片 10 克,香菜 10 克,酱油 10 克,料酒 10 克,盐 5 克,胡椒面 2 克,豌豆 25 克,玉米粉 10 克,植物油 50 克。

【操作】

1. 羊肉剁成末，入炒锅加植物油煸炒，加料酒、葱、盐、姜、酱油、胡椒面、鸡汤。

2. 虾仁洗净，倒入锅内；豆腐切成小块，入锅中煮炖，加入豌豆，烧15分钟，用玉米粉勾芡加入香菜即成。

【功效】

此菜料多、调料全，营养丰富。功效在暖中补虚益气、健脾健胃、养肝明目、利肺助气、抗衰老、防早衰，对肺病、贫血、气管炎、腰膝酸软有一定疗效。对中老年人有生津润燥、益血和中、止咳清痰、清热解毒以及冠心病、高血压、高血脂等心血管疾病有防治作用。

菜中羊肉熟烂，豆腐不碎，虾仁味鲜，配以鸡汤（鸡汤要浓厚些，以增加香味，减少羊肉膻味），整个菜味道鲜香。

灵芝兔

【材料】

灵芝30克，兔肉1000克，卤汁适量，葱5克，姜5克，味精3克，香油20克，精盐4克，花椒3克，植物油适量。

【操作】

1. 兔宰杀后，剥去皮毛，除去内脏、爪，洗净，入沸水锅中汆去血水，捞出。

2. 灵芝去杂质，切碎，入油锅内炸酥，取出，沥去油，也可研成灵芝粉。

3. 锅上火，下入植物油，加葱、姜、水、精盐、花椒，再加入兔，将兔煮熟捞出，稍凉后，再放入卤汁锅中卤1小时，捞出晾凉，切成2厘米见方的块，放在盘中。

4. 味精用香油调匀，倒入盘内兔肉块上搅拌均匀，边拌边撒入灵芝粉或放入灵芝酥盘边，即成。

【功效】

灵芝含多种氨基酸和蛋白质、糖类、生物碱、挥发油、维生素 B_2、维生素已酶类等。现代医学研究，灵芝能增进管状动脉血流量，加强心肌收缩能力，降低血压、血脂，防治高血压、高血脂病、冠心病；能调解神经系统功能，改善睡眠，治疗神经衰弱；灵芝还可防治慢性肝炎，贫血和增进机体免疫机能。灵芝对辅助治疗各类癌症及老年性慢性支气管炎有一定作用；灵芝还能改善皮肤血液供应，营养肌肤、毛发，故有乌发、润肤益颜、抗皮肤衰老等作用。

兔肉营养丰富，且味甘，性凉，是老年人防治冠心病、高血压的理想食品。兔肉含胆固醇较低，并含有人体必需的氨基酸。

兔肉鲜香，配以灵芝味，使此菜别具风味，能诱发食欲，开胃进食。

猴头炖鸡

【材料】

嫩母鸡1500克，水发猴头150克，熟火腿15克，水烫油菜25克，冬笋25克，料酒10克，精盐4克，花椒2克，姜块15克，八角4个，味精3克，葱段10克，香菜10克，熟猪油20克，鸡汤适量。

【操作】

1. 宰杀鸡后，褪去毛，掏去内脏，剁去头、爪，洗净，再剁成3厘米见方的块；将火腿、冬笋（洗净，去外皮）切成长方片；猴头蘑用开水泡30分钟，再用冷水洗净泥沙，用手撕开，挤净水；葱、香菜切段；姜切成块，用刀拍一下；油菜洗净切段；花椒用温水泡上，取花椒水。

2. 锅内放少量猪油，烧热后用葱段、姜块炝锅，再放入鸡肉块煸炒至半熟时，添汤，加猴头蘑、冬笋、花椒、料酒、八角、精盐、火腿，汤烧开后，用文火炖烂，放入油菜，挑出葱、姜、八角，将猴头、鸡块等捞在碗内。此菜要注意鸡肉要熟，佐料要适时下锅，以保证肉熟烂味鲜香。

3. 将锅内汤烧开，撇去浮沫，放入味精，浇在碗内鸡块上，再撒上香菜即成。

【功效】

猴头为食用菌中颇为名贵之品种，其味鲜，肉嫩，营养价值高，含有蛋白质（干品 26.3%）、脂肪、碳水化合物、粗纤维、钙、磷、铁、胡萝卜素，维生素 B_1、维生素 B_2、尼克酸，并且含有多种氨基酸，其中包括 8 种人体必需氨基酸。猴头还含有多糖类、挥发油、多肽类及酸胶等，是高蛋白（比香菇还要高一倍）、低脂肪（4.2%）的优质保健食品，与熊掌、鱼翅、燕窝并称山珍海味。现代医学研究证明，猴头菌可预防治疗消化道和其他肿瘤癌症；并可防治慢性胃炎、消化不良、胃和十二指肠溃疡；其所含的不饱和脂肪酸，有利于血液循环，能降低血中胆固醇含量，是心血管疾病、高血压患者的理想食品。

鸡肉含有丰富的蛋白质和脂肪、维生素 E、维生素 B_1、维生素 B_2、尼克酸、铁、钙、磷、钠、钾等成分。中国医学认为，鸡肉味甘、咸、性平，有温中益气、强腰健骨、补精添髓等功效。

此菜鸡肉熟烂，清淡，冬笋、猴头、火腿有浓厚鲜味，补益作用更强，中老年人多吃此菜可防病、保健、益寿。

桃仁鸡肉

【材料】

母鸡胸脯肉 250 克，核桃仁 100 克，泡辣椒 25 克，葱 5 克，姜 5 克，白糖 3 克，精盐 2 克，味精 7 克，辣椒糊 5 克，鸡蛋白 15 克，鸡汤 50 克，淀粉 10 克，酱油 10 克，料酒 5 克，花生油 500 克（约耗 25 克）。

【操作】

1. 将鸡脯肉洗净，剁十字花纹，再切成 3 厘米左右的见方块；泡辣椒切成小片；核桃仁用热水泡透，剥去外皮。

2. 鸡肉块内加入鸡蛋白、料酒、精盐、淀粉浆好；核桃仁下入烧热的花生油锅中，炸至酥脆。

3. 用鸡汤、味精、辣椒糊、葱、姜、白糖、酱油勾成汁。

4. 花生油火锅烧至三成热，放入鸡肉滑一下后，倒入漏勺中，控去油。油滑鸡肉，要基本滑熟，以便在颠炒时不会用过长时间，防止核桃仁炒焦。

5. 原锅留少许底油，油热后煸泡辣椒，倒入核桃仁、鸡肉，烹入兑好的汁，颠炒均匀，出锅装盘即成。

【功效】

核桃仁含蛋白质、脂肪油、糖类、胡萝卜素、维生素 B、维生素 C、钙、磷、铁及镁、锌、铬、锰等，具有抗癌、健脑、降低胆固醇的作用。尤其对老年人补肾强腰、温肺定喘、固精止遗、润肠通便的作用明显。主治肾虚腰痛、小便频数、胸满喘急、阳痿遗精、肠燥便秘等症。

鸡肉有温养补益作用，与核桃仁结合，使此菜味咸、甜、辣、香味浓郁，促进食欲，对老年人保健有益。

板栗鲤鱼

【材料】

鲤鱼 1 条（约重 1000 克），板栗 350 克，茯苓 10 克，精盐 3 克，料酒 10 克，姜片 10 克，葱段 10 克，酱油 15 克，味精 2 克，大蒜 10 克，白糖 25 克，食油 1000 克（耗 50 克）。

【操作】

1. 鲤鱼去鳞及内脏，两边各剁 4 刀；板栗切一小口，入沸水中煮透，剥去外壳及内衣。

2. 鲤鱼入盆内，加入姜片、葱段、大蒜（拍破）、精盐、酱油、白糖、料酒腌渍 20 分钟，取出，再将姜片、葱段、大蒜、茯苓置鱼腹内。

3. 锅内加油，上火烧至七成热时，鲤鱼下锅，炸至黄色捞出；再将板栗肉下入炸 2 分钟捞出。

4. 锅内注入清水 600 克左右，上火烧至水沸时放入鱼及板栗肉，用小火慢烧，中间将鱼翻一次身。

5. 至板栗肉熟时，放入味精调味，收计装盘即成。

【功效】

鲤鱼肉含蛋白质、脂肪、肌酸、尼克酸、维生素 B_1、钙、磷、铁等。鲤鱼肉质细嫩易于消化，对人体营养价值更强。鲤鱼更适于老人和儿童食用，尤其贫血、缺钙、肿瘤、高血压、营养不良的老人，多吃鲤鱼有辅助治疗作用。祖国医学认为，鲤鱼肉性寒，味甘，有利水通便，补中益气等功效，对老年女子性冷淡、男子阳痿早泄有治疗作用。

板栗含蛋白质、脂肪、糖类、淀粉、胡萝卜素、钙、磷、铁及维生素 B_1、维生素 B_2、维生素 C 等，其性温，味甘，有健脾止泻，活血止血，补肾强筋之功效。肾虚腰膝软弱的老人多吃板栗有益。

此菜鱼熟，栗肉烂，茯苓香味浓。其保健作用在于利水消肿，补益脾胃。老人常吃可强身壮体。

翡翠虾仁

【材料】

虾仁 500 克，冬笋 100 克，芹菜 50 克，绿菜花 300 克，鸡蛋清 1 个，菜油、精盐、植物油、姜末、白糖、料酒、玉米粉、醋、蒜末各适量，胡椒粉少许。

1. 将虾仁洗净，放入盐、鸡蛋清、胡椒粉、料酒、玉米粉、菜油，使之入味，稍放 20－30 分钟，入油锅滑熟。

2. 芹菜切成小斜段，将冬笋择洗净切成菱形小块，绿菜花掰成小块。三者入沸水中烫一下后，捞出，投凉水中过凉。

3. 炒锅上火烧热，加少许植物油，放姜末入锅，即下入滑熟的虾仁煸炒，倒入少许料酒和高汤，再用蒜末、糖、玉米粉、醋、盐兑成的汁勾芡，倒入冬笋、芹菜、菜花翻炒至熟即成。炒锅上火炒菜时，要用急火快炒，以保持菜的翠绿新鲜状态。

【功效】

此菜所用主料，均为对高血压有抑制作用的蔬菜，因此对治疗血管硬化、高血压及糖尿病有一定功效。

此菜清淡，并具有酸、甜、辣、咸味。

菠菜虾仁

【材料】

菠菜 250 克，鲜虾仁 250 克，蒜片、味精、料酒、精盐、花生油各适量。

【操作】

1. 虾仁去杂，洗净；将菠菜去根，择去老叶，用沸水焯一下，切成 3~4 厘米长的段。

2. 炒锅放油烧热，放入菠菜用猛火快炒，加料酒、精盐，再炒至菜入味，即可出锅装盘。

3. 炒锅放油烧热，加入蒜片煸出香味，倒入虾仁煸炒，加入精盐、味精、料酒，待虾仁炒至变白色入味时，颠翻几下，出锅均匀地倒在菠菜上即成。因为菠菜含有草酸，食入人体后易和其他食物中的钙形成不溶性的草酸钙，影响食物中的钙被人体吸收利用；所含草酸盐，也会影响食物中铁的吸收。所以，食用菠菜时，要在沸水中先焯一下（快速焯，不要焯烂），这样可使 80% 的草酸被破坏，而又能减少维生素 C 的损失。

【功效】

菠菜、虾仁组成此菜，清淡可口，略有海鲜味。菠菜嫩脆，口感好，含有蛋白质、钙、铁、脂肪和维生素 A、维生素 B_1、维生素 B_2、尼克酸等，有补血和防治高血压的作用。人体有足够的钙，就可以控制血压升高。

菊花鱼球

【材料】

生鱼肉 250 克（草鱼、海鱼、鳜鱼均可），菊花瓣数片，食盐 5 克，料酒 5 克，葱末、姜末、香油 5 克，味精 3 克，鸡蛋 5 个。

【操作】

1. 将菊花瓣剁成碎末，鱼肉去刺剁碎，再将两者混拌均匀。

2. 鸡蛋 5 个取蛋清，加适量水，再放入料酒、味精、香油、细盐末和姜末、葱末，用筷子搅拌均匀，做成鱼肉菊花泥。

3. 将鱼肉菊花泥用小勺做成丸子，放入配有佐料的蛋清中裹匀蛋清液，取出，依次汆入滚开的水锅内，汆一下马上就捞出，放入大汤碗中。碗里放些汤，点入几滴香油，即可食用。

【功效】

此菜肉嫩香爽口，适宜阴虚火旺、头晕头痛、口干舌燥、高血压患者食用。

洋葱炒肉丝

【材料】

猪瘦肉 250 克，洋葱 250 克，料酒、酱油、精盐、味精、熟猪油各适量。

【操作】

1. 洋葱去老皮，去根，洗净切丝，下沸水锅内焯一下捞出；将猪肉洗净，切成细丝。

2. 锅烧热，加猪油，放肉丝煸炒至水干，烹入料酒，加入酱油、精盐继续煸炒至肉丝熟，加入洋葱丝继续煸炒，炒至肉丝、洋葱丝入味，撒入味精，出锅装盘即成。

【功效】

洋葱含维生素 C、维生素 B_1、胡萝卜素、钙、磷、铁等成分，并含有蔬菜中极少见的前列腺素 A，是一种降血压的物质，因此，洋葱有降血压、降血脂的功效。老年人多吃洋葱，可防止早衰。猪肉可补中益气。

此菜鲜嫩清淡，降血压效果明显。

肉丝炒茼蒿

【材料】

茼蒿（蒿子秆）400 克，猪肉 60 克，高汤适量，植物油 15 克，盐 2 克，酱油 15 克，料酒 5 克，葱 5 克，姜 5 克，淀粉 5 克。

【操作】

1. 葱切成片。姜洗净，切成末。淀粉用水澥开成水淀粉。

2. 茼蒿洗净，切成 3 厘米长的段，入沸水焯一下，沥净水分。

3. 猪肉洗净，切成丝，用少许酱油、料酒、水淀粉抓一下。

4. 锅内放植物油。油热后，下葱、姜煸出香味。下肉丝炒至变色，下酱油、盐、料酒及少许高汤（或清水）翻炒几下，下茼蒿炒匀，入水淀粉勾薄芡即可出锅。

【功效】

茼蒿所含的挥发油、胆碱等物质，具有降低血压、补脑等作用，高血压病人常食此菜甚宜。

牛肉炒芹菜

【材料】

芹菜 250 克，牛肉 100 克，植物油 20 克，酱油 5 克，盐 1 克，豆瓣酱 15 克，葡萄酒 10 克，淀粉 5 克。

【操作】

1. 先将牛肉顶刀切成薄片，再改刀切成细丝。放入碗中，加入酱油、葡萄酒及淀粉抓匀，使牛肉丝上浆。

2. 芹菜去根、茎及叶洗净，切成 3 厘米的段。

3. 炒锅内放入植物油，油热后，入上浆牛肉丝，旺火煸炒，等肉色变白后，将其拨在锅边，锅中心下豆瓣酱煸炒，再下芹菜段、盐，炒几下即与牛肉丝合炒，即可出锅装盘。

喜食辛辣者，可用四川豆瓣酱，还可在菜装盘后撒上花椒粉。

【功效】

芹菜性凉降压，牛肉养胃健脾，适合高血压病人食用。

山楂肉片

【材料】

山楂片 100 克，荸荠 50 克，猪腿精肉 250 克，植物油 60 毫升，鸡蛋 2 个，精盐、黄酒、姜末、葱花各适量。

【操作】

1. 山楂片洗净，分两次煎液，小小文火浓缩至 100 毫升。

2. 猪腿精肉洗净，切薄片状，用鸡蛋清和适量淀粉调成糊状。

3. 荸荠洗净，去外皮切片，在油锅内烧至六成熟。

4. 将肉片糊下油锅炸至浮起，呈黄白色时加荸荠片熘炒，再入山楂片焖熟，入黄酒、葱花、姜末翻炒出香味，加精盐、味精，再炒即可。

【功效】

山楂为蔷薇科植物，又名"山里红"，味酸、甘，性微温，含有丰富的钙质、齐墩果酸、山楂酸等物质，还有解酯酶，能有效地促进脂肪分解。本菜有较好的降脂作用，对高血压合并高脂血症、冠心病有一定的防治价值。荸荠味甘、性寒，其淀粉、蛋白质及维生素 C 有解毒清热、化痰降压的效应，猪腿精肉所含的蛋白质、脂肪、热量及碳水化合物，能提供丰富的营养。

野鸭蒸蒜杞

【材料】

野鸭 1 只，大蒜头 100 克，枸杞子 50 克，香油 50 毫升，黄酒、精盐、酱油、红辣椒、大茴粉、味精、姜、葱各适量。

【操作】

1. 将野鸭开膛，取出内脏，洗净，用少量精盐和酱油、黄酒擦抹鸭全体。

2. 大蒜头分瓣，洗净和枸杞同置于鸭胸脯内，用牙签合好，置于碗盆内，上笼蒸熟烂。

3. 在油锅里将辣椒丝、姜、葱和盐、酱油、大茴粉搅炒成油汁。将出笼鸭肉（蒜、杞去掉）撕成条状与油汁拌匀即可。

【功效】

本菜清香适味，具补益中气、宣窍降压作用，适宜于肾性高血压。

红白焖野兔

【材料】

红枣 100 克，白芍药 30 克，野兔肉 750 克，混合油 80 毫升，香油、红椒、黄酒、姜片、蒜瓣、八角、桂皮、精盐、酱油、葱白、味精各适量。

【操作】

1. 红枣洗净，去核，放冷水中浸发。

2. 白芍洗净，煎取药汁 50 毫升备用。

3. 野兔洗净，沥干水，剁成小方块，入沸水锅推匀，烧沸，倒入适量姜、葱、黄酒入锅，撇去浮沫，倒入漏勺捞出，用凉水冲洗，沥干水。

4. 热锅将油烧至六成热，下桂皮、八角、姜片、野兔、红枣肉，入锅炒动，兔肉变色时入酱油、精盐、鲜红椒、黄酒再煸炒，兔肉上色后，入葱白、清汤、味精焖至收汁时即成。

【功效】

本菜具有健脾益气，养肝活血的作用，适宜于肝阳不足，脾肾气虚的高血压病人。白芍的成分为少量苹果酸、树脂、香豆素类衍生物、鞣质、多种氨基酸、碳水化合物73%，蛋白质3.5%，维生素C和维生素B$_1$、胡萝卜素、黏液质及钙、磷、铁等。野兔含有丰富的蛋白质、糖类及硫、钾、磷、钠、维生素、卵磷脂，是低胆固醇的肉类食物。

葱头鸡翅肉块

【材料】

葱头2个，番茄2个，陈皮末1克，鸡翅肉400克，色拉油30毫升，黄酒15毫升，高汤（或用水加味精代替）400毫升，豆瓣酱35克，大蒜1头，盐2克，砂糖3克，生姜、酱油各少许。

【操作】

1. 将鸡翅肉（尽量选取肉层较厚的部分）清洗干净，切成大块，并加入黄酒、酱油、陈皮末稍微浸渍一会儿，大蒜洗净切丝，番茄洗净切碎入碗，生姜削去外皮洗净切片。

3. 锅中加入色拉油，油热后入蒜丝、姜片、鸡翅肉炒透。之后，将葱头去皮洗净切成4块，再把豆瓣酱、番茄、砂糖、盐与高汤混合调匀。

3. 待鸡肉炒至颜色变黄后，加入调好的调料和葱头，用中火煮20分钟左右即成。

【功效】

降压、降血脂，是预防心血管动脉硬化的理想菜肴。

仙灵脾炒鸡片

【材料】

鸡脯肉200克，水发木耳30克，仙灵脾12克，豌豆15粒，芝麻碘盐适量，绍酒10克，鸡精1克，清汤50克，鸡蛋清1个，湿淀粉

30 克，葱末 1 克，姜末少许，香油适量，花生油 500 克（约耗50 克）。

【操作】

1. 仙灵脾洗净，放入炖杯内，加水 200 毫升。煎煮 25 分钟，去渣留汁待用。

2. 将鸡脯肉切成长 3.3 厘米、宽 2.5 厘米的薄片，放入碗内，加入芝麻碘盐、鸡蛋清、湿淀粉（25 克）抓匀。

3. 木耳洗净，与豌豆一起用沸水汆过。

4. 清汤、芝麻碘盐、绍酒、鸡精、湿淀粉放入另一碗内对成芡汁。

5. 炒勺放在中火上，倒入花生油，烧至五成热时，将鸡片下入油内，用铁筷子搅动拨散，至八成熟时倒入漏勺内。

6. 炒勺内留油（25 克），放入葱姜末，炸出香味后放入鸡片、木耳、豌豆、仙灵脾汁搅炒均匀，随即倒入对好的芡汁，淋香油，颠翻盛入盘内即成。

【功效】

鸡片温中益气，补精填髓。仙灵脾有补肾、助阳、强壮筋骨等功效。该菜补虚损、暖肾阳，适用于高血压腰痛、滑精阳痿患者食用。

淡菜煨白鹅

【材料】

淡菜 100 克，白鹅 1 只，葱、姜、黄酒、精盐、味精各适量。

【操作】

1. 将白鹅宰杀，去毛、肠杂洗净，入沸水中汆透捞出，用凉水冲洗干净，沥净水分，淡菜用黄酒冲洗，塞入鹅腹内。

2. 将净鹅置入砂锅中，加入葱结、姜片、黄酒、清汤适量，用旺火煮沸后改小小文火炖 2 小时，待鹅肉熟烂后，拣出葱、姜，调入精盐、味精即可。

【功效】

补虚益气、养阴生津、填精补脑。适宜于高血压病人服用，也可用于动脉硬化、更年期综合征、肺结核、糖尿病患者。

荷叶粉蒸鸡

【材料】

鲜荷叶 2 张，鸡肉 500 克，精瘦肉 100 克，黄酒、八角、精盐、酱油、姜末、味精各适量。

【操作】

1. 鸡肉去皮，切成小条状。

2. 精瘦肉洗净，剁成肉末。

3. 鲜荷叶洗净、平铺。

4. 将鸡肉丝和瘦肉丝置于盆内，放入黄酒、八角、精盐、酱油、姜末、味精搅匀腌 30 分钟，置入鲜荷叶上，包好。

5. 高压锅放适量清水，锅内置一支架（平水面），将包扎好的荷叶料置入一盆，将盆置入高压锅内，用武火蒸至香熟为度。

【功效】

具补血填精之功效，对阴阳两虚，肾精不足，中风后遗症的体质虚弱者均有扶正祛湿的作用。鲜荷叶系夏季清暑解热之佳品，含有天门冬素、维生素 C、维生素 B 以及少量蛋白质和糖类物质。鸡肉含充足的蛋白质、脂肪、碳水化合物以及钙、磷、铁和核黄素、硫胺素、尼克酸等营养丰富物质，脂肪为不饱和脂肪酸，对心血管疾病和老人高血压尤为适宜。

煲首乌乌骨鸡

【材料】

何首乌 15 克，乌骨净鸡 1 只，大枣 8 枚，浮小麦 15 克，调料适量。

【操作】

1. 将乌骨鸡切块放入砂锅内，加水及葱、姜、黄酒、盐煮 20 分钟。

2. 首乌、大枣、浮小麦用纱布包后入鸡锅内，烧沸后再煲 2～3 小时，炖至鸡肉酥烂即可。

【功效】

滋补肝肾、潜阳安神。适宜于肝肾阴虚，肝阳上亢型高血压，尤其是处于更年期的高血压病病人服用。

糖醋带鱼

【材料】

带鱼600克，花生油100克，酱油10克，料酒10克，醋40克，白糖80克，盐3克，淀粉30克．葱10克，姜5克，蒜10克。

【操作】

1. 将葱去根及干皮，切成丝。姜洗净切成末。蒜去皮切成小块。淀粉用水搅成较稠厚的水淀粉。

2. 将带鱼剪去头及鳍，去掉内脏，刮去鱼身上的银色细鳞。洗净沥干、切成5厘米长的段。

3. 炒锅内放入花生油，油热后，将带鱼段滚上稠水淀粉，入锅中炸成鱼身两面焦黄捞出。

4. 炒锅内放入少许油，下葱丝姜末及蒜块煸出香味，下醋、料酒、酱油、白糖、盐及少许水。汤汁沸后，下水淀粉勾成较浓的芡，下炸好的带鱼段及少许油，急火翻炒一下即可出锅。

【功效】

带鱼富含蛋白质、无机盐、维生素A，对高血压病病人有益。

首乌黑豆炖甲鱼

【材料】

首乌30克，黑豆60克，甲鱼1只，红枣3枚，姜、盐等调料适量。

【操作】

1. 将甲鱼宰杀，去内脏，洗净切块，略炒备用。甲鱼血可生饮或加工食用。

2. 将甲鱼块、黑豆、首乌、红枣（去核）及生姜3片一起隔水炖熟，调味后即可食用。

【功效】

滋阴益肾、降低血压。有明显的降血清胆固醇作用，适用于高脂血症、冠心病患者。

鸭肉煮海带

【材料】

鸭肉250克，海带200克，姜、精盐、味精各适量。

【操作】

1. 鸭肉洗净切块，海带切碎。

2. 以上材料同放于砂锅中，加水500毫升，烧开后，撇去浮沫，加入姜片和精盐，炖至酥烂，下味精，调匀。分1~2次趁热食用。

【功效】

适用于高血压病病人食用。

玉米须炖蚌肉

【材料】

蚌肉350克，玉米须100克，葱、姜、料酒、食盐、味精、胡椒面、香油各适量。

【操作】

1. 玉米须洗净后用纱布袋包扎。

2. 蚌肉切片，然后同纱布药袋置砂锅内，加入葱丝、姜片、料酒、清水适量，中火炖之，待蚌肉熟透，捡去葱、姜、药袋，加入食盐等调料即可。

【功效】

解毒清热，平肝利水。适用于高血压病、糖尿病以及尿路感染、急性肾炎水肿等症患者食用。

番茄炒虾仁

【材料】

虾仁（鲜）300克，红番茄250克，青辣椒50克，鸡蛋1个，植物油750毫升（耗100毫升），香油、葱、盐、味精、胡椒粉、湿淀粉、干淀粉各适量。

【操作】

1. 虾仁放入盐水中，用筷子搅动，使虾肉上残存的薄膜脱落，再用清水反复冲洗几遍，直至薄膜、虾脚冲洗净成雪白的虾仁，沥干水，用干净的纱布吸净水，用鸡蛋清将干淀粉、味精、盐调成浆，入虾仁抓匀上浆。

2. 红番茄用开水稍烫，撕皮、去蒂去籽，切1厘米见方的丁，青椒洗净去蒂、籽，切指甲片，葱切段。

3. 净锅置旺火上，加油烧至五成热，下已浆好的虾仁，用筷子拨散滑熟，倒入漏勺沥油，锅内留油约60毫升，下青椒片、盐煸炒，再加番茄丁、滑熟的虾仁、葱段、鲜汤，用湿淀粉调稀勾芡，加胡椒粉、香油翻炒均匀，装盘即成。

【功效】

本菜具有柔肝凉血、滋肾壮阳之功能，对肝肾阴虚、肾精不足等虚弱症型的高血压疗效较好。番茄味甘、酸，性微寒，系高钾低钠食品，K因子>40。所含番茄碱能使血压急骤、短暂性下降，同时还含有丰富的胡萝卜素、维生素P等成分。

虾子炒春笋

【材料】

春笋350克，虾子5克，芝麻碘盐适量，酱油5克，绍酒5克，清汤25克，鸡精少许，湿淀粉5克，葱油30克。

【操作】

1. 将春笋截根去梢，自上而下将笋皮拉开，剥去皮，用沸水氽过，切成长3.3厘米、宽1.7厘米的薄片。

2. 虾子放入碗内，用凉水漂去浮尘杂质，沥净水分。

3. 炒勺放在中火上，加葱油烧至六成热，倒入虾子稍煸，再放春笋片、酱油、绍酒、芝麻碘盐、清汤，炒透后，放入鸡精，用湿淀粉勾芡即成。

【功效】

扩张血管、降低血压。还有降血脂、增强免疫功能、抗氧化、抗肿瘤等作用，适用于高血压病病人食用。

天麻焖鲤鱼

【材料】

明天麻 20 克，制天南星 10 克，鲤鱼 500 克，混合油 60 毫升，红辣椒丝、食醋、精盐、酱油、姜片、葱花、味精各适量。

【操作】

1. 将制天南星洗净，用一小纱袋扎包好。

2. 将鲤鱼先抽出背面上的银丝筋，再去鳞、内杂，切成长条形块状，用少许精盐、酱油、食醋抹上一层。

3. 天麻与天南星煮沸 30 分钟，将天南星拣出不用。

4. 鲤鱼在油锅内走油后，放入天麻汤、姜片、红辣椒丝小小文火慢焖至熟香，再入精盐、酱油、葱花、味精调味即可。

【功效】

本菜具有清除痰浊、止熄头风的作用，适宜于痰浊中阻型高血压。天麻为祛头风、潜肝阳之要药。鲤鱼的蛋白质、脂肪、氨基酸类成分均较其他肉类为高，对高血压合并肾性水肿和肝硬化有食疗作用。

绞股蓝炖乌龟

【材料】

绞股蓝 20 克，乌龟 1 只（约 250 克），黄酒、葱花、姜末、精盐、味精各适量。

【操作】

1. 将乌龟宰杀，去头、爪和内脏，洗净后备用。

2. 将绞股蓝拣去杂质，洗净，切段后放入纱布袋中，扎口，与乌龟一同放入砂锅，加适量水，选用大火煮沸，加黄酒、葱花、生姜末，改用小火炖煨 1 小时，待龟肉熟烂，加精盐、味精，调和均匀即成。

【功效】

滋阴补肾、降脂降压。适用于肝肾阴虚型高血压。

海马炖乌鸡

【材料】

海马20克，乌鸡1只，葱、姜、芝麻碘盐各适量。

【操作】

1. 海马洗净，乌鸡宰杀，不放血，去毛、内脏，洗净待用。

2. 锅内加洗净的海马、姜片、葱段、乌鸡、芝麻碘盐，用旺火烧开，用小火煲1小时即成。

【功效】

海马有健身、强身、止痛、强心的作用。该菜补气血、暖肾阳，适用于高血压阳虚患者食用。

蚯蚓炒鸡蛋

【材料】

活蚯蚓4条，鸡蛋2只，油、盐各适量。

【操作】

蚯蚓剖开，洗净，切段与鸡蛋同炒，一次吃完，隔日1次。

【功效】

平肝息风，宁神降压。主治肝热生风之高血压。

夏枯草袋猪肉

【材料】

夏枯草20克，瘦猪肉50克。

【操作】

将猪肉洗净切片与夏枯草一起，文火煲汤。每次饮汤约250毫升，每日2次。

【功效】

可清肝泻火明目。适用于肝火上炎、痰火郁结所致的头痛、眩晕等。

参归炖猪蹄

【材料】

清汤 500 克，猪蹄筋 20 克，熟花生油 50 克，党参 40 克，当归 15 克，大蒜头 3 个，红枣 10 枚，食盐、酱油、胡椒粉、味精各适量。

【操作】

1. 新鲜猪蹄筋切成 2 厘米长的段，置入清汤砂锅内，武火炖至半熟。

2. 大蒜头剥去外表粗皮，切成薄片，同党参、当归（酒炒）、红枣（去核）加入猪蹄筋砂锅内，文火慢炖 1 小时，拣出当归，加入熟花生油、食盐、酱油、胡椒粉、味精调匀，炖至汁浓味香时即可。

【功效】

养肝补血，舒筋通脉。

【注意】

1. 党参具有提高免疫功能、促进造血功能、降低血压的作用，但是能引起血糖升高，故高血压合并糖尿病患者不宜服食。

2. 当归为养肝补血良药，有镇静、调经及提高机体非特异性免疫力功能，服用后可通过降低心肌耗氧量来增加循环血量，降低动脉血压。

3. 当归性温，故阴虚火旺、腹泻、腹胀、食欲不振者不宜服用。

4. 该药的滋补力甚强，多食有益气升提的功效，所以血压过高者应慎食。

天麻半夏炖鸡肉

【材料】

鸡肉 500 克，清汤 100 克，黑木耳 50 克，植物油 50 克，天麻 30 克，半夏 15 克，白术 15 克，陈皮 5 克，料酒、食盐、蒜泥、姜片、酱油、味精各适量。

【操作】

1. 半夏、白术、陈皮、天麻包入小纱布袋内并扎口，然后分两次煎取浓汁 200 克备用。

2. 鸡肉切成小块盛入盆中，加入少许料酒、食盐，搅匀，稍腌片刻。

3. 油入锅后，用武火烧至七成热，下鸡块炒至半熟，加入木耳再炒片刻，然后放入生姜、蒜泥、酱油、药汁和清汤，文火慢焖至香熟，调入味精即可。

【功效】

清湿化痰，提神健脑。

【注意】

1. 半夏味辛辣，有毒，所以必须选用经过泡炮制的。可取少许半夏咀嚼尝试，没有强烈的麻口感方可选用。

2. 阴虚火旺者忌服；肥胖及胆固醇高者，应弃鸡皮，取肉食用。

枸杞桃仁炒鸡丁

【材料】

仔鸡脯肉 300 克，核桃仁 100 克，混合油 80 克，枸杞子 50 克，鸡蛋 3 个，芝麻油、湿淀粉、食盐、味精、白砂糖、胡椒粉、鸡汤、蒜泥、姜末、葱白各适量。

【操作】

1. 先将枸杞子洗净，核桃仁用开水浸泡后剥皮。鸡脯肉切成 1 厘米见方的丁。食盐、味精、白砂糖、胡椒粉、鸡汤、鸡蛋清、芝麻油、湿淀粉兑成汁。

2. 将晾干后的核桃仁用五成热的温油炸透，加入枸杞子即起锅沥油。

3. 混合油加入热锅并烧至五成热，放入鸡肉丁，快速滑炒至变色，倒入漏勺内沥油。

4. 热锅中加入油，将姜、蒜稍煸，即放入已滑炒过的鸡肉丁，并倒入已兑好的汁，快速翻炒片刻，投入核桃仁和枸杞子，炒匀即可出锅。

【功效】

滋肝养肾，益精明目。

【注意】

1. 本膳极具滋补功效，凡痰浊中阻、肝火上炎以及湿热下注等高血压病患者忌服。

2. 高血压合并糖尿病患者忌用白砂糖。

天麻炖甲鱼

【材料】

甲鱼 1 只（约 450 克），天麻片 15 克，葱、姜、蒜、黄酒、麻油、食盐各适量。

【操作】

甲鱼宰杀后，置沸水中稍烫，刮去泥膜，挖除体内黄油，用甲鱼胆在壳背上涂一周，然后腹朝上放入大碗中，再将天麻片、葱、姜覆盖其上，加入适量黄酒，加盖后隔水炖 2 小时即成。

【功效】

活血化瘀，降压明目。

陈皮炒兔肉

【材料】

净兔肉 500 克，陈皮 25 克，酱油、食盐、料酒、淀粉、葱、姜各适量。

【操作】

1. 陈皮剪作粗颗粒状，加水用文火煎 30 分钟，用纱布滤取药液，加水再煎 1 次，然后合并两次煎液浓缩至 30 毫升。

2. 将兔肉洗净，切成大块，用沸水焯一下，切成小长条，放入锅中，加适量水、葱段、姜片、食盐煮熟。

3. 将陈皮浓缩液和酱油、淀粉调成汁。

4. 炒锅内加花生油少许，加入兔肉、葱丝、料酒翻炒，倒入已兑好的汁液拌炒均匀即可出锅。

【功效】

凉血解毒，补中益气。

"二天"焖鲤鱼

【材料】

原料：鲤鱼 500 克，混合油 50 克，天麻 20 克，天南星（制）10 克，红辣椒丝、食醋、食盐、酱油、姜片、葱白、味精各适量。

【操作】

1. 制天南星洗净后包入纱布中。鲤鱼抽出背脊两侧的银白色筋，去内杂，洗净后切成长条块状，用少许盐、酱油、食醋搅匀稍腌。

2. 将天麻与天南星煮沸 30 分钟，拣出天南星药袋，留天麻和药汁。

3. 鲤鱼在油锅内走油后放入砂锅内，加入姜片、天麻汤、红辣椒丝，文火焖至香味浓溢，再加入酱油、葱花、味精调味即可。

【功效】

清燥降浊，醒脑祛风。

【注意】

1. 天南星生品有毒，因此，必须购买由正规药店提供的天南星，同时要严格控制剂量，不得超量使用。

2. 天南星与天麻、生姜同用，其化痰、祛风、止痉效果倍增。但因其性温，所以适于寒痰结胸者，而阴虚阳亢、津液不足、体虚气弱者和孕妇均忌用。

杜仲腰花

【材料】

猪腰子 250 克，料酒 25 克，杜仲、肉苁蓉各 12 克，葱、味精、食盐、酱油、大蒜、姜、白糖、花椒、猪油、菜油、水豆粉各少许。

【操作】

1. 猪腰一剖两片，割去腰筋膜，切成腰花。

2. 将杜仲、肉苁蓉加水 100 毫升煎成浓汁液，除去药渣，再把姜切片，葱切段。

3. 将少许食用油烧热，把姜、葱放入油锅内炸香，再放入猪腰花略炒，加入药液、调料，翻炒熟后即可。

【功效】

补肝肾，降血压。

枸杞炒猪肝

【材料】

猪肝200克，植物油60克，枸杞子30克，黄酒、精盐、酱油、葱花、味精各适量。

【操作】

1. 枸杞子洗净并用水泡软。

2. 猪肝洗净后切成小薄片，加少许黄酒、清盐、酱油拌匀备用。

3. 用小武火烧热油锅，先下葱花和枸杞子，再下猪肝同炒，待猪肝变色，加味精调匀即可出锅。

【功效】

清肝明目，滋阴补肾。

天麻焖鸡块

【材料】

母鸡1只，清汤500克，水发冬菇50克，天麻15克，料酒、盐、味精、白糖、淀粉、葱、姜、鸡油、菜油各适量。

【操作】

1. 天麻洗净后切成片，入碗上笼蒸熟。

2. 鸡宰杀后去毛及内脏，洗净，取肉，切成小方块，用油氽过。

3. 葱、姜用油煸出香味，加入清汤和调料，倒入鸡块，用文火焖40分钟，加入天麻片后再焖5分钟，用淀粉勾芡后淋上鸡油即成。

【功效】

平肝祛风，补气益精。

杜仲牛膝炒腰花

【材料】

花生油 50 克，杜仲 30 克，牛膝 20 克，猪腰子 1 对，料酒、食醋、蒜瓣、姜米、食盐、酱油、葱花、味精各适量。

【操作】

1. 杜仲、牛膝洗净后，煎煮成浓汁 100 克。

2. 猪腰子剖成两半并清除腰臊筋膜，然后切成小方块，再在小方块上剞"十"字形花刀。切好置碗内，加入少许料酒、食醋、酱油，稍腌。

3. 武火将油烧至七成热，下入姜、蒜、葱，快速炒散后即下腰花爆炒，待变色起卷时，沿锅边倒入药汁翻炒数遍，再入味精，即成。

【功效】

滋肾养肝，强筋振痿。

【注意】

1. 猪腰营养丰富，但是由于胆固醇含量较高，每 100 克高达 486 毫克，所以高血压合并高脂血症患者不宜服用。

2. 阴虚火旺导致的目赤口苦、烦热多汗者不宜服用。

天麻蒸鸭掌

【材料】

植物油 60 克，天麻（大个）30 克，鸭掌 10 只，黄酒、食醋、蒜泥、酱油、胡椒粉、清汤、葱花、味精各适量。

【操作】

1. 天麻洗净后上笼干蒸，然后切成大小匀称的薄片。

2. 鸭掌洗净，上笼蒸至半熟时取出，用油氽后放入黄酒、食醋、精盐、蒜泥、天麻片、清汤，用文火慢焖至收汁时，加胡椒粉、葱花、味精即可。

【功效】

清肝潜阳，利水滋阴。

胡桃枸杞炖鹿肉

【材料】

鹿肉 500 克，胡桃仁 80 克，植物油 50 克，枸杞子 30 克，红枣 6 枚，清汤、精盐、生姜、黄酒、大茴、味精各适量。

【操作】

1. 胡桃仁用文火微炒备用，枸杞、红枣（去核）洗净。

2. 鹿肉洗净切成块状方片，抹上少许黄酒、酱油、精盐，稍腌。

3. 植物油入锅烧至七成热，下鹿肉爆炒几遍，出锅倒入置有清汤的砂锅内，加胡桃仁、枸杞和红枣、生姜，用文火慢炖至鹿肉烂香时，再入精盐、大茴、味精调味即可。

【功效】

益精血，暖腰膝。

巴戟羊肉块

【材料】

清汤 800 克，羊肉 500 克，巴戟 30 克，肉苁蓉 30 克，大蒜 30 克，生姜 5 片，精盐、酱油、味精、花椒粉各适量。

【操作】

1. 巴戟、肉苁蓉洗净，用纱布袋包扎，置入盛有清汤的砂锅内。

2. 羊肉用沸水洗去膻味，切成块，置砂锅内，加入大蒜、生姜，用武火煮沸后，改用文火慢煲 2 小时，捞出药渣，取汁 500 克（汁当汤喝）后，羊肉入油锅略炒，加精盐、酱油、胡椒粉、味精调味即可。

【功效】

温阳振痿，滋养肝肾。

丹参益母焖鲫鱼

【材料】

鲫鱼 200 克，芹菜 100 克，混合油（猪油与植物油各半）60 克，丹参 30 克，益母草 30 克，姜末、清汤、精盐、酱油、葱花、味精各适量。

【操作】

1．丹参、益母草洗净后煎取浓汁100毫升。

2．芹菜去叶后洗净，切成3厘米长的段。

3．鲫鱼剖去内杂，抹上少许精盐、酱油、黄酒入锅内翻炸至半熟，放入芹菜、药汁、清汤、姜末，文火慢焖至收汁，加精盐、酱油、葱花、味精调味即成。

【功效】

活血养血，利气降压。

天麻炖乳鸽

【材料】

清汤100克，天麻20克，乳鸽1只（约250克），食盐、味精、生姜片、葱白各少许。

【操作】

1．天麻用淘米水浸泡2小时左右，洗净，切成薄片状待用。

2．乳鸽宰杀后去内杂，洗净，再用黄酒及食盐遍体抹一层，片刻后用清水略冲一遍，放入蒸碗内，加入葱白、姜片及清汤。再放入天麻，上笼用武火蒸30分钟左右取出。

3．放适量食盐、味精、拌匀即可。

【功效】

清湿化痰，健胃平肝。

枸杞红枣焖虾仁

【材料】

猪骨汤300克，虾仁200克，花生油50克，枸杞30克，红枣10枚，黄酒、香油、食盐、酱油、胡椒粉、味精、姜末、葱花各适量。

【操作】

1．枸杞、红枣（去核）分别洗净，用温水浸泡透后，捞出沥干，虾仁洗净沥干。

2. 油锅烧至七成热，下入虾仁，加黄酒、姜末、葱花，反复翻炒，待虾仁喷香，加少许精盐、味精，再入枸杞、红枣、猪骨汤焖熟即可。

【功效】

滋补肝肾，健脾益气。

决明五味鸡

【材料】

乌鸡1只（1000克左右），决明子12克，五味子10克，葱10克，姜5克，食盐5克。

【操作】

1. 将决明子、五味子洗净；乌鸡去杂洗净；姜拍松，葱洗好后捆成把。

2. 把盐抹在鸡身上，姜、葱、决明子、五味子一同放入鸡腹内，再将其放入炖锅内，加清水1500毫升。

3. 先用旺火将锅烧开，再用文火炖煮1个小时即可出锅。

【功效】

降血压，补气血。

扒鱼翅菜心

【材料】

油菜心450克，黄花菜50克，面粉15克，鸡蛋1个，花生油750克（约耗100克），精盐3克，鲜姜5克，水淀粉35克，料酒10克，味精1.5克，清汤适量。

【操作】

1. 将油菜心整棵洗净，从中间一剖为二；鸡蛋磕入碗内，加面粉和精盐（1克），调成蛋糊；黄花菜用水泡发，洗净后切去蒂；鲜姜切成细末。

2. 炒锅置火上，倒入花生油，烧至六成热时，将黄花菜5根一组，理顺成排，一端粘上蛋糊，手指另一端将上糊部分入油锅中炸熟，则黄花菜会一端粘连，一端散开成翅形，即为"鱼翅"，以此法将黄花菜全部炸完。

3. 炒锅内留油 50 克，烧至六成热时，放入姜，出香味后，烹入料酒，加入清汤，将油菜心和黄花菜做成鱼翅放入，烧开后转文火，加精盐和味精，烧约 5 分钟，再转旺火，淋入水淀粉勾薄芡，将锅颠翻几下，装盘即成。在装盘过程中，先将油菜心盛中央，并理顺成一个方向，再将"鱼翅"码放在两侧，可使菜形美观。黄花菜以用干菜为宜.鲜菜有毒。

【功效】

黄花菜也叫金针菜，营养丰富，其碳水化合物、蛋白质、粗纤维以及各种矿物质和维生素的含量在蔬菜中多居首位和前茅。黄花菜有健脑抗衰老之功能，故也称健脑菜，对老年人有益智防衰的作用，还能降低血清胆固醇的含量，有利于高血压患者康复。因此说，黄花菜是老年人的保健佳品。

此菜制作精细，质地软嫩，造型美观，味道鲜香。

党参鸭

【材料】

洋鸭 1 只，党参 20 克，红枣 6 个，料酒 15 克，葱 15 克，姜 10 克，精盐 4 克，味精 3 克，胡椒粉 2 克。

【操作】

1. 将党参洗净，切段；洋鸭宰杀后去毛、爪及内脏；红枣洗净，去核；葱切段，姜拍松。

2. 将洋鸭、姜、葱、红枣、党参、料酒同放炖锅内，加水 3000 毫升，置武火上烧沸，撇去浮沫，改用文火炖半小时左右，放入盐、味精、胡椒粉即可。

【功效】

补血益气，养颜美容，温补肾阳。

海带炖鸭肉

【材料】

海带 60 克，鸭 1 只，盐少许。

【操作】

将海带洗净，鸭肉切块。2 味一同加水炖熟，加食盐少许调味。

【功效】

补阴抑阳，降压降脂。适用于高血压病并发高脂血症阴虚阳亢证。

鸭掌冬菇

【材料】

鸭掌 300 克，水冬笋 100 克，冬菇 15 克，水烫油菜 15 克，酱油 10 克，姜块 10 克，花生油 15 克，料酒 10 克，水烫胡萝卜 10 克，精盐 4 克，葱段 10 克，花椒水 3 克，味精 2 克，鸡汤适量。

【操作】

1. 冬菇发好洗净，大的切成两半；油菜洗净切成段；葱切成葱花，姜切成块；冬笋、胡萝卜切成片。

2. 将鸭掌洗净，放入热水内烫一下，取出放入凉水内扒去黄皮，再放入汤锅内煮烂，捞出用凉水过凉，除去骨头，大的片成两片。

3. 锅内放入少量油，油热后用葱段、姜块炝锅，添汤，加酱油、盐、冬菇、油菜、胡萝卜、冬笋、料酒、花椒水，再把鸭掌放入锅内，转用小火煨 5~6 分钟，放入味精即成。

【功效】

冬菇营养价值很高，含蛋白质、钙、磷、铁、碳水化合物和糖类、多种维生素，干冬菇水浸物中含有组氨酸、苯丙氨酸、谷氨酸、亮氨酸、大门冬酸等多种人体必需之氨基酸。冬菇还有降血脂及抗癌等功效。冬菇配鸭掌，鸭掌熟烂，味鲜美，其他各菜料也鲜香味美，极具滋阴、益气补血之显效。

鸭掌冬菇菜适于脾胃不适、体质虚热老人食用，尤其对贫血、骨质疏松老人以及妇女子宫功能性出血者，有一定疗效。健康老人常吃此菜，能延缓衰老，强身健体，益寿延年。

三、高血压食疗粥菜谱

芹菜粥

【材料】

芹菜连根 120 克，粳米适量。

【操作】

前者洗净切碎，同粳米煮粥，早晚温热服用。

【功效】

本方具有清肝泄热之效，用于肝火亢盛或阴虚阳亢者。

黑豆山楂杞子粥

【材料】

黑大豆 50 克，山楂 100 克，枸杞子 30 克，红糖 20 克。

【操作】

将山楂、枸杞子洗净，山楂切碎去核，两者与洗净的黑大豆同入砂锅，加足量水，浸泡 1 小时。待黑大豆泡透，用大火煮沸，改用小火煨煮 1 小时，待黑大豆酥烂，加红糖拌匀即成。

【功效】

具有滋补肝肾、化瘀降脂等功效。适用于肝肾阴虚型高血压病、脂肪肝等病患者食用。

山楂合欢粥

【材料】

生山楂 15 克，合欢花 30 克（鲜品 50 克），粳米 60 克，白糖适量。

【操作】

将山楂、合欢花一起入锅水煎，留汁去渣，放入淘洗净的粳米煮粥，粥熟加糖，再稍煮片刻即可。

【功效】

解郁安神，活血化瘀。适宜于气滞血瘀型高血脂病人服用。

马齿苋粥

【材料】

鲜马齿苋 150 克，蒲黄粉 10 克，粟米 100 克。

【操作】

将鲜马齿苋拣去杂质，洗净，切碎后盛入碗中，备用。将粟米淘洗干净，放入砂锅中，加水适量，大火煮沸后，改用小火煨煮 30 分钟，加切碎的鲜马齿苋，拌和均匀，继续煨煮至粟米酥烂，待粥将成时调入蒲黄粉，再煮至沸即成。

【功效】

清热解毒，散瘀降脂。适用于肝经湿热型脂肪肝及肝火上炎型高血压病。

芹菜菠菜粥

【材料】

菠菜 250 克，芹菜 250 克，大米 100 克。

【操作】

芹菜、菠菜洗干净，切成小段；大米淘洗干净，备用。把大米放入锅内，加清水 800 克，置武火上烧开，再改用文火煮半小时，放入菠菜、芹菜，再次烧开，打开盖煮 10 分钟即可。

【功效】

养血润燥，散瘀消积。适用于高血压病、便秘、小便不畅等症。

山楂菊花银花粥

【材料】

白米粥适量，山楂酱、菊花晶、金银花露各 1 匙。

【操作】

将山楂酱、菊花晶、金银花露一起加入白米粥内，搅匀即成。

【功效】

清热平肝，活血化瘀。适宜于高血压或冠心病病人服食。

胡萝卜猪肝粥

【材料】

胡萝卜50克，猪肝50克，粳米100克。

【操作】

胡萝卜、猪肝洗净切碎，与粳米同煮成粥。

【功效】

有补益肝肾、养血明目的作用，适用于肝肾阴血不足所致的视物昏花、两目干涩、夜盲症等。

当归川芎粥

【材料】

当归15克，川芎15克，粳米100克。

【操作】

将当归、川芎洗净，切片，装入纱布袋中，扎紧袋口，与淘洗的粳米同入锅中，加水适量，用小火煮成稠粥，粥成时取出药袋即成。早晚分食。

【功效】

活血化瘀，散结消肿。

红萝卜海蜇粥

【材料】

红萝卜120克，海蜇皮60克，粳米60克，调味品适量。

【操作】

红萝卜削皮切片；海蜇皮漂净，切细条；粳米洗净。三物一起放入锅内，加清水适量，文火煮成粥，粥成后加调味品调味。作早晚餐或作点心食用。

【功效】

化痰消滞，开胃健脾。

地黄枣仁粥

【材料】

生地黄30克，酸枣仁30克，粳米100克。

【操作】

将酸枣仁洗净、捣碎，与生地黄同放入砂锅中，加入适量水煎煮30分钟，去渣取汁，以药液煮粳米，粥熟即成。每日1～2次，连服5～7天。

【功效】

滋阴清心。

皮蛋蚝豉粥

【材料】

皮蛋1个，蚝豉30克，大米60克，油、盐各适量。

【操作】

将皮蛋去壳，洗净切成小粒；蚝豉、大米洗净，放入锅内，加清水适量。武火煮沸后，放入皮蛋文火煮至粥成，调味即可。佐餐随量食用。

【功效】

滋阴清心，调和心肾。

马蹄海蜇粥

【材料】

马蹄5个，海蜇60克，油、盐各适量。

【操作】

将马蹄去皮、洗净、切碎，海蜇洗净、切丝放入锅内同煮，放油、盐调味，加适量生粉水勾芡即可。佐餐食用。

【功效】

交通心肾，滋阴安神。

扁豆芝麻粥

【材料】

粳米60克，扁豆50克，芝麻（黑、白均可）20克，白糖、葱花各适量。

【操作】

扁豆用温水浸发，芝麻淘洗干净。粳米淘净，同扁豆一起置入砂锅，加适量清水，以武火煮至八成熟，加入芝麻、白糖，待粥稠时放入葱花调匀即成。

【功效】

滋肝益肾，健脾润燥。适于肝肾阴虚、阴虚阳亢型高血压患者食用。

胡桃糯米粥

【材料】

胡桃仁 30 克，糯米 100 克，糖适量。

【操作】

将胡桃仁打碎，糯米洗净。加清水适量煮成稀粥，加少许糖调味即成。每日早晨空腹顿服。

【功效】

调补阴阳。

葛根粥

【材料】

葛根粉 30 克，粳米 100 克。

【操作】

粳米淘净后，放入砂锅内，加水适量，大火煮沸至粥将成时，调入葛根粉，改用小火煨煮 15 分钟即成。早餐 2 次分服。

【功效】

具有平肝熄风、清热解痉、降血压的功效。

芹菜粥

【材料】

芹菜连根 120 克，粳米 250 克，盐、味精各适量。

【操作】

将芹菜连根洗净，切成 2 厘米长的段，放入铝锅内，把粳米淘洗干净，放锅内，加水适量，用旺火烧开，然后移文火上煎熬至粳米烂成粥，在粥内放盐、味精即成。早晚空腹服食。

【功效】

清肝热、降血压、祛风、利湿、调经、降脂等。

淡菜皮蛋粥

【材料】

淡菜 30 克，皮蛋 1 个，粳米 100 克，盐少许。

【操作】

粳米加适量清水煮粥，待米开时加入洗净的淡菜同煮，粥将成时放入切碎的皮蛋，稍煮，加盐 1～2 克调味。每日早晨食用，连食 5～7 日为 1 个疗程。

【功效】

滋阴降火，清热除烦。

松花淡菜粥

【材料】

皮蛋 1 个，淡菜 50 克，大米 100 克，盐、味精各适量。

【操作】

将淡菜洗净后切成末；皮蛋切成小丁块；白米淘净。把淡菜、皮蛋、白米同置于锅内，加水适量，熬成稀粥。食用时加盐、味精调味。每日早晚温热服。

【功效】

补益肝肾，降火除烦，适用于高血压、耳鸣眩晕。

豆腐浆粥

【材料】

豆浆汁 500 毫升，粳米 50 克，砂糖或细盐少许。

【操作】

将以上各味同入砂锅，煮至表面有粥油为度。每日早晚餐，温热服食。

【功效】

补虚润燥，适用于动脉硬化、高血压、高脂血、冠心病及体弱患者。

胡萝卜粥

【材料】

新鲜胡萝卜、粳米各适量。

【操作】

将胡萝卜洗净切碎，与粳米同入锅内，加清水适量，煮至米开粥稠即可。早晚餐温热食。

【功效】

健脾消滞，降压利尿，适用于急性肾炎水肿、高血压、消化不良等。本粥味甜易变质，需现煮现吃，不宜多煮久放。

芹菜粥

【材料】

白米 50 克，芹菜适量。

【操作】

将芹菜洗净切段，白米如常法煮粥，米将熟时放入芹菜熬至极烂即成。每日早晚餐时，温热食。

【功效】

平肝清热，祛风利湿，适用于急性肾炎高血压者。需频服久食，方可有效；应现煮现吃，不宜久放。

菊花粥

【材料】

菊花 10～15 克，粳米 50～100 克。

【操作】

将菊花去蒂，烘干或晒干，磨粉备用。将粳米洗净，加水煮粥，待粥将熟时，调入菊花末，稍煮 1~2 沸即可。每日早、晚餐温热服食。

【功效】

适用于肾源性高血压。

菠菜粥

【材料】

鲜菠菜适量，粳米 100 克。

【操作】

先将菠菜洗净，放入沸水中略烫数分钟，捞出后切细，同粳米煮粥。供早晚餐温热服食。

【功效】

滋阴养血、降压、润燥，适用于高血压、老年性便秘、痔疮出血等。

玉米粉粥

【材料】

玉米粉、粳米各适量。

【操作】

将玉米粉加适量冷水调成糊状。粳米煮粥，待粥将熟时放入玉米糊，同煮为粥。可供早晚餐温热服。

【功效】

降脂、降压，对动脉硬化、冠心病、心肌梗死及血液循环障碍有一定的治疗作用。

大蒜粥

【材料】

大蒜 30 克，粳米 100 克。

【操作】

大蒜去皮放开水中煮 1 分钟捞出，取粳米 100 克入蒜水中煮成粥，再放入捞出的蒜于粥中，稍煮即可，作早晚餐食用。

【功效】

大蒜含有一种配糖体，有降压效果，同时还可防治心脏冠状动脉栓塞。

葛粉粥

【材料】

葛粉 30 克，粳米 100 克。

【操作】

葛根洗净切片，经水磨澄清取淀粉，晒干备用。用葛粉 30 克，粳米 100 克，同煮为粥，作早餐或点心食用。

【功效】

葛根中的黄酮甙能扩张脑及心脏血管，增加脑及心脏血管和冠状血管的血流量，具有降低血糖和较强的解热作用。临床证实，用于高血压引起的头痛、项背酸痛及冠心病引起的心绞痛，均有一定效果。

天麻钩藤粥

【材料】

天麻、钩藤、杜仲、桑寄生、益母草、夜交藤、茯苓各 10 克，石决明 30 克，粳米 100 克，白糖适量。

【操作】

先用水适量煮石决明 30 分钟，再将其他药放入，加水煎煮 30 分钟，去渣取汁，加入洗净的粳米煮粥，粥将熟时加入白糖调匀，稍煮即可。

【功效】

平肝息风、滋阴清热。适用于高血压病、因肝阳上亢而致的头痛眩晕、失眠等症。

山楂合欢粥

【材料】

生山楂 15 克，合欢花 30 克（鲜品 50 克），粳米 60 克，白糖适量。

【操作】

将山楂、合欢花一起入锅水煎，留汁去渣，放入淘洗净的粳米煮粥，粥熟加糖，再稍煮片刻即可。

【功效】

解郁安神、活血化淤。适宜于气滞血淤型高血脂病人服用。

腐竹豌豆粥

【材料】

水发腐竹 150 克，豌豆 50 克，红枣 15 枚，粳米 50 克。

【操作】

1. 将腐竹切成 1 厘米长的小段，放入碗中，备用。

2. 将红枣拣净，用清水冲洗后，与淘净的豌豆同入砂锅，加水煨煮至豌豆熟烂，加入淘净的粳米，拌匀，继续煨煮成稠粥，加入腐竹小段，用小火煨煮至沸即成。

【功效】

和中下气、滋阴降压。适用于高血压病。

莲子粥

【材料】

莲子 15 克，糯米 30 克，红糖适量。

【操作】

将上述用料一同放入砂锅中，加水适量煎煮，煮沸后改用小火煮，煮至黏稠为度。

【功效】

补益心肾。适用于高血压，属肾精亏虚型、耳鸣、眩晕、失眠多梦、腰膝酸软、健忘、脉细无力等症。

山药绿豆粥

【材料】

山药150克，绿豆30克，粳米100克。

【操作】

1. 将山药洗净，刮去外皮，切碎捣成糜糊状。

2. 绿豆洗净，温水浸泡片刻，与淘净的粳米同入砂锅，加水煎熬成稠粥，粥将熟时调入山药糊，拌匀，继续煨煮10分钟即成。

【功效】

滋阴补气、清暑降压。适用于各型高血压，尤其适宜夏季食用。

银耳粥

【材料】

银耳20克，红枣15枚，粳米100克。

【操作】

1. 将银耳用冷水浸泡后洗净，撕开，放入碗中备用。

2. 将红枣洗净，去核，与淘洗干净的粳米同入砂锅，加水煨煮至半熟时加入涨发好的银耳，继续用小火同煨至粥熟烂即成。

【功效】

滋阴生津、益气降压。适用于各型高血压病患者。

茯苓粥

【材料】

茯苓粉30克，粳米100克，红枣20枚。

【操作】

1. 将粳米淘洗干净。红枣用小小文火煮烂。

2. 锅内放清水，下入粳米，旺火烧开，小火熬煮，至将成粥时，把红枣连汤倒入粥内，再加茯苓粉，然后再煮数滚即成。

【功效】

茯苓性平，味甘淡，有利尿、渗湿、镇静安神、补脾胃的功效。山药有补气、补肾固精、补脾胃等功效。适宜于高血压气虚湿阻型患者食用。

茭白粥

【材料】

茭白 100 克，粳米 100 克，猪肉末 50 克，香菇 25 克，精盐、味精、猪油各适量。

【操作】

1. 将茭白剥皮洗净切丝，香菇水发切末。

2. 炒锅内放入猪油烧热，放入猪肉末滑散，加入茭白丝、香菇末、精盐、味精，炒匀入味盛起备用，淘洗干净的粳米熬粥后，倒入炒熟的备用料，拌匀稍煮即成。

【功效】

清热除烦，通利二便，催乳。适宜于高血压病人食用，也可用于便秘溲赤，乳母乳少者。

茄子粥

【材料】

紫茄 200 克，肉末 50 克，粳米 100 克。

【操作】

1. 将茄子洗净，切成丝，用沸水焯一下，沥去水备用。

2. 炒锅置火上。加植物油，烧至七成热时，加葱花、生姜末，煸炒出香。加肉末、黄酒，熘炒至将熟时，加入茄丝翻炒片刻，离火待用。

3. 将粳米淘净，放入砂锅内，加水适量，煨煮成稠粥，粥将成时，拌入茄丝、肉末，加精盐、味精，再煮至沸即成。

【功效】

具有清热活血、利尿降压的功效，适用于高血压病、冠心病、动脉硬化症。

菠菜大枣粥

【材料】

菠菜 250 克，大枣 15 枚，粳米 100 克。

【操作】

1. 将菠菜择洗干净,入沸水锅中略焯,捞出过凉,挤干水分,切碎,备用。

2. 将大枣、粳米洗净,共置锅内,加水煮粥,八成熟时加入菠菜末,再煮至粥熟即成。每日1剂。

【功效】

敛阴润燥、益气养血。适用于肝郁化火,风阳上扰型高血压。本粥亦适宜于肝肾阴虚,肝阳上亢型高血压。

木耳绿豆粥

【材料】

黑木耳20克,绿豆50克,粳米100克,红糖30克。

【操作】

1. 将黑木耳用冷水泡发,去蒂,洗净后切成碎末,备用。

2. 绿豆淘净后入锅,加水煨煮至绿豆酥烂时加入淘净的粳米,继续煨煮10分钟,调入黑木耳碎末和红糖,再煮几沸即成。

【功效】

益气除烦、活血降压,适用于肝火上炎型高血压。

莲子西瓜粥

【材料】

鲜西瓜皮50克,粳米50克,莲子20克,食盐、冰糖、葱花少许。

【操作】

1. 将新鲜西瓜皮外层表皮刨净,切成小薄片,撒上食盐,备用。

2. 莲子去心,用清水浸泡。粳米淘洗干净,倒入砂锅内,再加适量清水和莲子,用武火煮至七成熟,放入西瓜皮和冰糖,然后小小文火慢煮至粥稠,加葱花调煮即成。

【功效】

养心宁神、清热解暑。适用于高血压病、中暑等症。

降压决明粥

【材料】

炒决明子 25 克，白菊花 20 克，粳米 200 克，白糖适量。

【操作】

将决明子和白菊花加适量水煎煮两次，首次 1 小时，第 2 次半小时，滤取药液，将粳米洗净，加水和药液小小文火煮成粥即可。

【功效】

清肝、明目、通便。适用于高血压、高血脂、习惯性便秘等症。

桂圆薏米粥

【材料】

粳米 80 克，薏米 50 克，桂圆肉 20 克，冰糖、葱花各适量。

【操作】

1. 桂圆肉同冰糖一起置于瓷杯中，加温开水溶化。薏米除净外壳，洗净后入清水中浸发。

2. 粳米淘净后放入砂锅中，加入适量清水和薏米，武火煮至七成熟时，加入桂圆冰糖液，改用小小文火煮至粥状，放入葱花即成。

【功效】

滋阴补虚、气通脉下、安神利尿。适用于阴阳两虚、肾精不足型高血压病。

枸杞子红枣粥

【材料】

枸杞子 30 克，粳米 100 克，红枣 5 枚，蜂蜜 30 克。

【操作】

将枸杞子、红枣、粳米分别淘洗干净，同放入砂锅中，加适量水，中火煨煮成稠粥，粥熟后离火，调入蜂蜜，拌和均匀即成。

【功效】

清热祛风、降压明目。适用于各型高血压，对肝肾阴虚型高血压病人尤为适宜。

双钩藤马铃薯粥

【材料】

猪骨汤 200 克，马铃薯 100 克，粳米 50 克，双钩藤 50 克，食盐、姜米、葱花各适量。

【操作】

1. 双钩藤洗净后，用 300 克清水煎煮 20 分钟，然后过滤取汁。

2. 马铃薯洗净去表，切成小条块。

3. 粳米淘净，放入砂锅内，加少量清水，用武火煮至开花，即放入马铃薯、双钩藤汁、猪骨汤、食盐、姜米，改用小小文火慢煮至粥稠时，放入葱花即可。

【功效】

平肝息风、清火消痰。适用于肝阳上亢、肝风内动型的高血压病。

红枣莲子粥

【材料】

糯米 50 克，红枣 30 克，莲子 20 克，冰糖适量。

【操作】

将红枣去核，莲子去皮，糯米淘净同置锅内，加水适量熬煮成粥，加入适量冰糖调匀即可。

【功效】

益气养血、强心益脾、安神降压。适用于高血压病人食用。

芹菜陈皮粥

【材料】

新鲜芹菜 150 克，陈皮 5 克，粟米 100 克。

【操作】

1. 将芹菜择洗干净，除去根头，将芹菜叶及叶柄切成粉末，备用。

2. 将陈皮洗净后晒干，研成细末，待用。

3. 将粟米淘洗干净，放入砂锅内，加水适量，大火煮沸后，改用小火煨煮 30 分钟，调入芹菜粗碎末，拌匀，小火煨煮至沸，加陈皮末，拌匀即成。

【功效】

平肝清热、化痰降脂。适用于各型高血压，对疾浊内蕴型高血压尤为适宜。

银杏红枣绿豆粥

【材料】

鲜银杏树叶 30 克，红枣 10 枚，绿豆 60 克，白糖适量。

【操作】

1. 净绿豆拣去杂质，洗净，银杏树叶洗净，切碎，红枣用温水浸泡片刻，洗净备用。

2. 将切碎的银杏树叶放入砂锅内，加水 2 大碗，小火烧开 20 分钟，捞弃树叶，加入红枣、绿豆，白糖 1 匙，继续煮 1 小时，至绿豆熟烂即可。

【功效】

养心气、补心血、降低血压、解暑热。适用于高血压和冠心病患者食用。

苹果粥

【材料】

苹果 250 克，红枣 15 枚，糯米 100 克，红糖 20 克。

【操作】

1. 将苹果洗净，去皮、核，切碎，捣烂，与洗净的红枣一同放入砂锅中，加适量清水，煎取汁液 2 次，合并后用洁净纱布过滤取汁，备用。

2. 糯米淘洗干净后放入砂锅中，加清水适量，用大火烧开后转小火煮粥至稠，调入苹果红枣汁，加入红糖调味，再次煮沸即成。

【功效】

养心益脾、健脑益智、降低血压。适用于各型高血压病人食用。

荸荠粥

【材料】

荸荠 250 克，糯米 100 克，白糖 100 克。

【操作】

1. 将荸荠去皮，切成碎丁，糯米淘洗干净。

2. 将荸荠、糯米一起放入锅内，加水适量，熬煮成粥，待熟时加入白糖稍炖即成。

【功效】

清热化痰、开胃消食、利尿降压。适宜于高血压病人服用，也可用于痰热咳嗽、大便秘结者。

紫菜绿豆粥

【材料】

10 克紫菜，绿豆 50 克，大米 100 克。

【操作】

将 10 克紫菜泡软，绿豆 50 克和大米 100 克淘洗干净，一起放入锅中，加入适量的清水共煮成粥。每日 2 次，分早、晚食用。

【功效】

具有清热化痰和利水降压的功效。适宜于痰浊内蕴型、脾虚肝旺型高血压病人。

花生红枣粟米粥

【材料】

花生 50 克，红枣 15 枚，粟米 100 克，红糖 10 克。

【操作】

1. 花生拣去杂质，剔除有芽头以及已有黄霉斑的坏花生米，洗净，晒干或烘干，入锅，小火翻炒至熟，研成细末状，备用。

2. 将红枣洗净，放入清水中浸泡片刻与淘洗干净的粟米同入砂锅，加水适量，大火煮沸，改用小火煨煮至粟米酥烂，粥将成时调入花生细末及红糖，拌和均匀即成。

【功效】

解毒化痰、补虚降脂。适用于各种类型的脂肪肝，防治高血压。

豌豆粥

【材料】

豌豆50克，水发腐竹150克，红枣15枚，粳米50克。

【操作】

1. 将腐竹切成1厘米长的小段，放入碗中，备用。

2. 将红枣拣净，用清水冲洗后，与淘净的豌豆同入砂锅，加水煨煮至豌豆熟烂，加入淘净的粳米，拌匀，继续煨煮成稠粥，加入腐竹小段，用小火煨煮至沸即成。

【功效】

和中下气、滋阴降压。适用于各型高血压。

麦麸陈皮粟米粥

【材料】

麦麸30克，陈皮10克，粟米100克。

【操作】

1. 将麦麸、陈皮拣去杂质，晒干或烘干，研成极细末，待用。

2. 将粟米淘洗干净，放入砂锅，加水适量，大火煮沸，改用小火煨煮30分钟，调入麦麸、陈皮细末，拌和均匀，继续用小火煨煮至粟米酥烂、粥稠即成。

【功效】

健脾理气、和血降脂。适用于脾气虚弱型脂肪肝、气血亏虚型高血压病患者食用。

花生大枣黑米粥

【材料】

大枣5个，黑米50克，红衣花生米15克，白糖适量。

【操作】

将大枣、黑米、花生米分别洗净，同入铁锅，加水2碗，旺火煮沸，改小火熬成粥。用锅铲将大枣捣如泥状，拣去枣皮及枣核。

【功效】

滋阴益肾、养血止血。适用于高血压气血亏虚患者食用。

仙人粥

【材料】

麦饭石100克，何首乌60克，粳米100克，红枣10枚，白糖少许。

【操作】

1. 将麦饭石捣碎，浸泡半小时，加水适量煎取汁，用纱布过滤，首乌煎煮去渣取浓汁。

2. 将麦饭石汁与首乌浓汁合并，与粳米、红枣一起放入锅内，用小小文火煮至粥成，加白糖少许调味即成。

【功效】

养肝滋肾、健脾和胃。适宜于高血压病人服用，也可用于贫血、神经衰弱、心脑血管疾病患者。

冬菇云耳瘦肉粥

【材料】

猪瘦肉60克，冬菇16克，云耳15克，粳米60克。

【操作】

1. 将冬菇、云耳用清水浸软，洗净，剪去蒂脚，切丝备用。

2. 猪瘦肉洗净，切丝，腌制备用，粳米洗净。

3. 把粳米、冬菇、云耳一齐放入锅内，加清水适量，小小文火煮成稀粥，再加入猪瘦肉，煮熟，调味即可。

【功效】

补益脾胃、润燥。适用于高血压病、高脂血症及动脉粥样硬化症。

兔肉粥

【材料】

兔肉100克，粳米100克，去皮荸荠100克，香菇50克，葱、姜末各 50 克，猪油、味精、精盐、胡椒粉各适量。

【操作】

将兔肉洗净切成小块，粳米淘净放入锅内，加适量水烧沸，放入兔肉、荸荠、香菇、姜葱末、猪油共熬成粥，调入味精、精盐、胡椒粉即可。

【功效】

补中益气、止渴通便、凉血解毒。适宜于高血压病病人服用，也可用于食欲不振、便结难解、消渴羸弱者。

玉竹燕麦粥

【材料】

燕麦片 100 克，玉竹 15 克，蜂蜜适量。

【操作】

玉竹用冷水泡发，煮沸 20 分钟后取汁，加水再煎 1 次，合并 2 次药汁，加入麦片，用小小文火熬煮成粥，调入蜂蜜即成。

【功效】

清热息风。适宜于高血压病人服用，也可用于动脉粥样硬化、冠心病、心力衰竭者。

槐米粥

【材料】

槐米 50 克，小米 50 克，粳米 50 克。

【操作】

将槐米拣净，备用。将小米淘洗后放入砂锅，用大火煮沸，拌入淘净的粳米，改用小火煨煮成稠粥，粥将熟时加入槐米，拌匀，继续煨煮至沸即成。

【功效】

滋阴补虚、平肝降压。适用于肝肾阴虚型高血压，对伴有动脉粥样硬化症者尤为适宜。

半夏白术天麻粥

【材料】

白术、天麻各 10 克，半夏 6 克，橘红 3 克，大枣 2 枚，生姜 1 片，粳米 50 克，白糖适量。

【操作】

将天麻、白术、半夏、橘红、姜、枣共煎，取汁去渣，加入洗净的粳米煮粥，粥将熟时加入白糖，稍煮即成。

【功效】

健脾祛湿、息风化痰。适用于高血压、风痰所致之眩晕头痛、痰多、胸膈胀满。

发菜马蹄粥

【材料】

发菜 15 克，马蹄 120 克，粳米 60 克。

【操作】

1. 发菜用清水浸泡软，加生油搓洗干净，马蹄去皮洗净切片，粳米洗净。

2. 将全部用料一齐放入锅内，加清水适量，用小小文火煮成稀粥，调味即可。

【功效】

清热除烦、利尿降压。适宜于肝阳亢盛型高血压病人食用。

绿豆葛根粥

【材料】

绿豆 50 克，葛根粉 50 克，粳米 50 克。

【操作】

先将绿豆、粳米洗净一同入锅，加水适量，用大火烧开，再用小火煮成稀粥，然后加入葛根粉煮成粥。

【功效】

生津止渴、活血通络、降脂。适用于缺血性中风的预防，尤其是伴有高血压、高血脂、冠心病的病人。

麦饭石粥

【材料】

麦饭石 100 克，粳米 100 克。

【操作】

将麦饭石捣碎成粉粒状，加水浸泡半小时后，放火上煮沸，用纱布滤取汁，粳米淘洗净，用麦饭石汁煮熬成粥。

【功效】

健脾和胃、清热去湿。适宜于高血压病人服用，也可用于脑动脉硬化、贫血、胃病者。

杏酪粥

【材料】

浓杏酪 50 克，牛奶 500 毫升，大麦仁 100 克。

【操作】

上药依常法煮作粥，入砂糖和之。

【功效】

益胃润燥、解毒清热、降压、降脂、心热气逆、不下食、痈疮肿毒、热毒内蕴。适用高血压伴肠便秘、高脂血症等症。

佛手柑粥

【材料】

佛手柑 15 克，粳米 100 克，冰糖少许。

【操作】

先将佛手柑煎汤去渣，再入粳米、冰糖，同煮为粥。

【功效】

养胃健脾、理气止痛。

决明子粥

【材料】

决明子 10～15 克，白菊花 10 克，粳米 100 克，冰糖适量。

【操作】

先将决明子放入锅内，炒至微有香气时取出，待冷却后与白菊花同煮取汁去渣，放入淘洗干净的粳米煮粥，将熟时加入冰糖，煮沸即可。每日服食二次，5～7次为1个疗程。

【功效】

清肝明目，消脂通便。决明子味甘微苦，性凉无毒，能清肝明目，并有降血脂和降血压的作用，白菊花也有良好的清肝火、散风热、降血压之功。故此粥适用于肝肾不足、虚阳上亢的高脂血症和高血压病患者。大便泄泻者忌服。

山楂合欢粥

【材料】

生山楂 15 克，合欢花 30 克（鲜品 50 克），粳米 60 克，白糖适量。

【操作】

将山楂、合欢花一同煎煮，留汁去渣，放入淘洗的粳米煮粥，粥熟加糖，稍煮片刻粥熟即可。每日早晚 2 次，温热服食。

【功效】

解郁安神，活血化瘀。山楂酸甘微温，善开胃消食，化滞消积，活血化瘀，合欢花性味甘平，能安神解郁，舒筋活血。二者相配，更具解郁安神、活血化瘀之功。

生芦根粥

【材料】

鲜芦根 30 克。

【操作】

将鲜芦根洗净，煎汤去渣，加粳米适量煮粥，可作为主食食用。

【功效】

芦根性味甘寒，清热生津，对高血压病有一定辅助治疗作用。

双仁粥

【材料】

酸枣仁 9 克，薏苡仁 150 克。

【操作】

将上述两种中药加水煮烂后加大米煮粥食用。

【功效】

本方具有健脾补肺，养肝宁心，安神利湿功效，适用于高血压病虚烦失寐、惊悸怔忡、下肢浮肿等症。

洋葱粥

【材料】

粳米 100 克，洋葱头 200 克，精盐、味精、麻油各适量。

【操作】

粳米加水 1000 毫升，大火烧开，小火慢熬至粥将成时，再将洋葱头洗净切丝放入，继续熬至葱熟粥成，下精盐、味精、淋麻油。分 2 次空腹服食。

【功效】

适合高血压、动脉硬化、糖尿病。

桂圆山楂粥

【材料】

桂圆肉、山楂片各 15 克，大米 50 克。

【操作】

将粳米淘净，与桂圆肉、山楂片一同加水煮粥，加入调味品即可。

【功效】

益气健脾，活血化瘀。适用于高血压病合并脑卒中后遗症气虚血瘀患者。

梨粥

【材料】

大米 40 克，梨块 10 克。

【操作】

煮粥时加些切碎的梨块。

【功效】

有生津止渴、滋阴润燥、止咳化痰的作用。适用于秋季口燥咽干、大便干结者食用。

百合粥

【材料】

大米 40 克，百合 10 克。

【操作】

煮粥时加些百合。

【功效】

有润肺止咳、养心安神的作用。适用于秋季干咳少痰、失眠多梦者食用。

大米山楂粥

【材料】

山楂 20 克，大米 30 克，砂糖适量。

【操作】

先将山楂入砂锅煎取浓汁，去渣，然后加入粳米、砂糖煮粥。

【功效】

健脾胃，消食积，散瘀血。

海参粥

【材料】

海参 20 克，粳米 30 克。

【操作】

先将海参浸透，剖洗干净，同米煮粥。

【功效】

防治老年性高血压甚为适宜。

甜浆粥

【材料】

新鲜豆浆 300 毫升，大米 50 克，白糖少许。

【操作】

豆浆与粳米一同煮粥，调入白糖。

【功效】

健脾消痰，降压降脂。适用于高血压病并发高脂血症痰浊壅滞者。

冬瓜薏米粥

【材料】

鲜冬瓜 60 克，大米、薏苡仁各 20 克。

【操作】

一同加水煮粥。

【功效】

利水消肿，健脾化痰。适用于高血压病合并肥胖症痰湿阻滞者。

绿豆粥

【材料】

绿豆 20 克，大米 50 克。

【操作】

将绿豆和大米淘净，先煮绿豆，五成熟时入米煮至粥成。

【功效】

利水消肿，健脾和胃。适用于高血压病合并肥胖症痰湿阻滞者。

山药粥

【材料】

山药、大米各 50 克。

【操作】

将山药洗净，去皮切片，与大米一起放入锅中，加水煮粥。

【功效】

补肾润肺，固涩。血压病并发糖尿病各证型均适用。

荷叶粥

【材料】

新鲜荷叶 2 张，小米 100 克。

【操作】

荷叶洗净，撕碎，用水煎后去渣取汁。小米淘洗干净，置荷叶汁中煮成粥。空腹食用。

【功效】

味道清香，消解暑热，养胃清肠，生津止渴，降血压。

绿豆芝麻糊

【材料】

绿豆 25 克，黑芝麻 25 克。

【操作】

将绿豆和黑芝麻炒熟研粉，用开水调成糊状。

【功效】

清热，降压。

冬瓜薏米粥

【材料】

鲜冬瓜 60 克，大米、薏苡仁各 20 克。

【操作】

一同加水煮粥。

【功效】

利水消肿，健脾化痰。适用于高血压病合并肥胖症痰湿阻滞者。

大蒜海参粥

【材料】

粳米 100 克，大蒜、海参各适量。

【操作】

大蒜去皮，一切两半；海参水发胀后去肠杂，洗净，顺着切长片；粳米洗净；把粳米放入锅内，加清水 500 毫升，置武火烧沸，加入海参、大蒜，用文火煮 45 分钟即成。

【功效】

补气血，填精髓，降血压。

四、高血压食疗汤菜谱

海带决明汤

【材料】

海带 20 克，草决明 15 克。

【操作】

将海带泡发后洗干净，草决明洗净。锅置于武火上，加水 1000 克，水开后放入海带、草决明，改用文火煮半小时即成。

【功效】

软坚化痰，润肠通便，泄热利水。

杜仲红枣乌鸡汤

【材料】

清汤 800 克，乌鸡肉 500 克，香油 50 克，银杜仲 30 克，桑寄生 30 克，红枣 10 枚，食盐、酱油、味精、茴香粉、葱白各适量。

【操作】

1. 乌鸡肉切成块，用少许食盐和酱油稍腌，入油锅爆炒几遍，盛入盘中。

2. 桑寄生、银杜仲洗净后，用纱布袋包扎。红枣去核后洗净。

3. 清汤加入砂锅内，再放入鸡块、药袋和红枣，武火煮沸后，改用文火慢炖 1 小时，待鸡肉香熟时加入食盐、酱油、茴香粉、味精、葱白调味即成。

【功效】

补肝滋肾，养血安胎。

中药猪血降压汤

【材料】

豆腐600克，鲜汤500克，猪血300克，混合油50克，丹参30克，黄芪30克，银杜仲30克，香油、食盐、姜米、胡椒粉、味精、葱花各适量。

【操作】

1. 丹参、黄芪、银杜仲洗净，然后煎取浓汁20克。猪血、豆腐切成小方块，盛入清水盆内。

2. 鲜汤和药汁放入砂锅内，用武火煮沸，加入食盐、姜米、熟混合油，再次煮沸后放入猪血和豆腐，加盖，文火慢煮30分钟，加入味精、胡椒粉、香油、葱花调味即成。

【功效】

滋肝补肾，活血养血。

【注意】

1. 痰湿中阻型患者及外感发热时不宜食用。

2. 凡内有实热、肝阳上亢者忌用。

凤菇豆腐汤

【材料】

鲜凤菇100克，北豆腐200克，葱花10克，精盐3克，味精2克，香菜10克，猪油25克。

【操作】

1. 将凤菇洗净，去根，撕成小片；香菜去杂，去根洗净，切成末；豆腐切成小块。

2. 炒锅中加猪油烧热，放入凤菇片煸炒片刻，加入清水、精盐、豆腐块，煮至豆腐块、凤菇入味，点上味精，撒上葱花、香菜末，出锅装碗即成。

【功效】

此汤肉质肥厚，营养丰富，鲜香滑润，味道比较清淡适口。具有减少血脂、降低血压、降低胆固醇、抗癌等功效。患有冠心病、肥胖症、糖尿病、高血压、高血脂、高胆固醇的人，应多食用。

枸杞芹菜鱼片汤

【材料】

鱼肉 60 克，枸杞叶 250 克，芹菜 120 克，生姜 3 片，芡粉适量。

【操作】

1. 将枸杞洗净，摘叶；芹菜去根、叶，洗净，切段；鲩鱼肉洗净，切片，用适量盐、姜丝、芡粉、油拌匀。

2. 先将枸杞枝扎成一团，加适量清水，小小文火煮沸约 20 分钟，去枸杞枝留汤用。

3. 将芹菜、枸杞叶、生油少许放入枸杞汤内，小小文火煮沸约 10 分钟，下鱼肉稍煮至刚熟，调味即成。随量饮汤食菜、肉。

【功效】

清肝、平肝、明目。适用于高血压病属肝阳亢盛或肝热型者。症见烦热不安、头痛眩晕、目赤涩痛、小便不利；亦可用于急性眼结膜炎属肝热者、症见目赤肿痛、头痛。

芹菜金菇猪肉汤

【材料】

香芹（中国芹菜）、金菇各 350 克，红萝卜（去皮、切块）300 克，猪肉 400 克，生姜 1 片，盐适量。

【操作】

瓦煲内加清水，煲至水沸后，入红萝卜块、生姜片和猪肉，用中火煲 1.5 小时，再放入香芹段和金菇，稍滚，加盐调味即可。

【功效】

解毒清热、利尿降压。适应于肝阳上亢型高血压病人食用。

芦笋莲火腿粟米汤

【材料】

罐头芦笋 240 克，罐头粟米 160 克，鲜莲 100 克，火腿末少许，盐、水淀粉、鸡油、鸡汤各适量。

【操作】

1. 芦笋切成 4 厘米长的段，下锅加鸡汤、味精、盐，煨 3 分钟左右取出，抹干水分，分 3 行排在长盘内。

2. 鲜莲洗去黄衣，拿出莲心和粟米同时下锅，加入鸡汤、盐、味精，待烧透后用水淀粉勾芡，加入鸡油搅匀，淋在芦笋面上，撒上火腿末即可。

【功效】

调中开胃、软化血管、降压消脂。适用于高血压、肥胖病等。

夏枯草海蜇汤

【材料】

海蜇 30 克，夏枯草 30 克，菊花 15 克，马蹄 30 克。

【操作】

1. 将夏枯草、菊花去杂质，洗净；马蹄去皮，洗净；海蜇用清水浸泡干净。

2. 把全部用料一齐放入锅内，加清水适量，小小文火煮 2 小时，调味即可（也可加冰糖制成甜饮）。

【功效】

清肝去火、化痰生津。适用于肝火盛或肝阳上亢之高血压病。

草鱼冬瓜汤

【材料】

草鱼 250 克，冬瓜 500 克，鸡汤 200 毫升，香油 25 毫升，精盐、姜片、葱白、味精各适量。

【操作】

1. 草鱼去鳞和内脏，洗净，切成方块状，置入锅中。

2. 冬瓜刨尽表层皮和瓜内籽瓤部分，切成方块，与盐、姜、葱一块置入鱼锅，加入鸡汤和适量清汤，用武火煮至鱼渗香味后入香油在调即可。

【功效】

具有开胃健脾，利水消肿功能，适用于高血压病人食用。

竹荪紫菜汤

【材料】

鲜汤 750 克，鸡脯肉 250 克，植物油 250 克（约耗 30 克），水发竹荪 100 克，紫菜 25 克，姜、食盐、味精、鸡蛋清、水淀粉、葱、料酒、米醋各适量。

【操作】

1. 竹荪洗净去根，撕成细丝后装入盘内；葱、姜洗净后切成细丝；鸡脯肉洗净后切成细丝，放入碗内，加一个鸡蛋的鸡蛋清和适量食盐、水淀粉，抓匀上浆。

2. 在炒锅中倒入植物油，以旺火烧至四成热，放入鸡肉丝滑油至熟，起锅倒入漏勺，沥去油。

3. 原锅置火上，倒入鲜汤并放入葱丝、姜丝、竹荪丝，烧沸后加入食盐、料酒、味精适量，撇去浮沫，然后下入鸡肉丝、紫菜及少许米醋，再烧沸，出锅倒入大汤碗内即可。

【功效】

补虚通脉、化痰降浊、散淤降压。

冰糖银耳汤

【材料】

银耳 20 克，冰糖 50 克，红樱桃脯 25 克，鸡蛋清 2 只。

【操作】

1. 将银耳用温水浸泡 1 小时左右，中途换水 3 次，使银耳发开，取出后剔去耳根，洗净放入碗中，上笼蒸约 10 分钟取出。

2. 汤锅洗净，上小火，加清水 500 克，放入冰糖溶化，将鸡蛋清搅匀倒入糖水中，用手勺推动鸡蛋清，使糖水内渣沫粘在蛋清上，捞出不用，放入红樱桃脯，移上大火烧沸，起锅倒入银耳碗内即成。佐餐食用。

【功效】

具有滋阴润肺、益胃生津的功效，适用于高血压病人食用。

黄精玉竹牛肉汤

【材料】

牛肉 500 克，黄精 30 克，玉竹 15 克，龙眼肉 15 克，生姜 4 片，调料适量。

【操作】

1. 将牛肉洗净切块，用沸水焯去膻味；黄精、玉竹、龙眼肉分别洗净。

2. 把全部用料一起放入锅内，加清水适量，用大火煮沸后，改用小小文火炖 2～3 小时，调味即可。

【功效】

补虚益气、养心安神。适宜于气阴两虚型高血压病人饮用，也可用于高血压、糖尿病患者。

二花鲫鱼汤

【材料】

菊花 10 克，槐花 10 克，鲫鱼 1 条（重约 250 克）。

【操作】

1. 将菊花、槐花分别洗净，放入碗中备用。

2. 鲫鱼剖杀，去鳞、鳃、内脏，洗净后，将绍酒、酱油轻抹在鲫鱼身上，放置片刻，入砂锅，加清汤适量，大火煮沸后，加葱花、姜末。

3. 改用小火煨煮 30 分钟，加菊花、槐花，继续煨煮 10 分钟，加精盐、味精各少许，煮沸即成。佐餐当菜，随意食用，菊花、槐花也可同时嚼服。

【功效】

具有平肝潜阳、泻火降压的功效，适用于高血压病，对肝阳上亢、肝火上炎型高血压病尤为适宜。

红枣乌梅汤

【材料】

红枣 20 枚，乌梅 15 克。

【操作】

将红枣、乌梅分别洗净，一同放入砂锅内，加适量水，浓煎 2 次，每次 30 分钟，过滤，取煎汁，兑成 1000 毫升，小火煨煮至沸即成。

【功效】

消积散淤、泄浊降压。适用于痰浊内蕴型高血压病病人食用。

草菇瘦肉汤

【材料】

猪瘦肉 250 克，鲜草菇 120 克，韭黄少许，生姜 4 片，葱花少许。

【操作】

1. 鲜草菇洗净、削开，姜葱飞水（用开水烫一下）后滤干，韭黄洗净。

2. 猪瘦肉洗净，切片，用适量盐、糖、豆粉拌匀。

3. 起锅，下清水适量，武火煮沸，下鲜草菇，煮 5 分钟后，再下肉片，待肉刚熟，下韭黄、葱花，调味即可。

【功效】

补脾益气、清热消暑。适用于高血压病人食用。

海带草决明汤

【材料】

海带 20 克，草决明 15 克。

【操作】

将海带与草决明一起入锅，加水煎煮。

【功效】

降压降脂、清热明目、通便、消痰软坚。适宜于高血压病病人食用，也可用于高血脂、冠心病、便秘患者。

鸡蛋泽泻汤

【材料】

鸡蛋 2 个，泽泻 30 克，白术 30 克。

【操作】

取泽泻、白术，加水 600 毫升，煎煮 20 分钟，滤去渣，打入鸡蛋，煮至蛋熟即可。

【功效】

利水渗湿、化痰清扫。适用于高血压病病人食用。

海带薏苡仁蛋汤

【材料】

海带 30 克，薏苡仁 30 克，鸡蛋 3 只，盐、菜油、味精、胡椒粉适量。

【操作】

1. 将海带洗净，切成条状，薏苡仁洗净，共放入高压锅内，加水将海带、薏苡仁炖至极烂，连汤备用。

2. 铁锅置旺火上，放入菜油，将打匀的鸡蛋炒熟，即将海带、苡仁连汤倒入，加盐、胡椒粉适量，炖煮片刻，起锅时加入味精即成。

【功效】

强心、利尿、活血、软坚。适用于高血压、冠心病、风湿性心脏病等患者食用。

苦瓜紫菜墨鱼汤

【材料】

鲜墨鱼 100 克，苦瓜 100 克，紫菜 50 克，植物油 30 克，葱 10 克，蒜 10 克，姜 5 克，盐 5 克。

【操作】

1. 将紫菜泡发后洗干净；鲜墨鱼去紫色皮膜，洗净；苦瓜洗净后

125

切为两半，挖去瓤切成片；葱切花，姜切片，大蒜去皮切成薄片。

2. 将植物油烧至六成热时，放入蒜、姜、葱爆香，加清水 600 克，烧沸后放入墨鱼片、苦瓜片、紫菜，烧沸，改用小小文火煮半小时左右即可。

【功效】

固肾宁心、解毒清热。适用于肾阴亏损型高血压病患者食用。

灵芝黑白木耳汤

【材料】

灵芝粉 20 克，黑木耳 15 克，银耳 15 克，冰糖 10 克，蜂蜜 10 克。

【操作】

将黑木耳、银耳用温水泡发，洗净后放入大蒸碗中，加适量清水，调入灵芝粉、冰糖，充分拌匀，放入蒸锅中，隔水用大火蒸 45 分钟，取出蒸碗，稍凉后调入蜂蜜即成。

【功效】

滋阴补虚、养血降压。适用于阴阳两虚、肝肾阴虚型高血压病人食用。

香菇香蕉汤

【材料】

香菇 100 克，香蕉皮 100 克，熟火腿 100 克，熟鸡丝 30 克，味精、姜汁、精盐、葱花、香油各适量，鲜汤 500 毫升。

【操作】

1. 香菇水发去蒂洗净撕条，再用鲜汤泡发；香蕉皮洗净水煎取汁；熟火腿切成小片。

2. 炒锅置中火上，倒入鲜汤、香蕉汁，放入香菇、姜汁、火腿、鸡丝煮沸，加入味精、精盐，起锅后撒入葱花，淋上香油即成。

【功效】

健胃益气、清热降压。适宜于高血压病病人食用，也可用于动脉硬化、冠心病、糖尿病者及老年人养生保健。

樱桃银耳汤

【材料】

净银耳40克，樱桃60克，冰糖300克。

【操作】

将银耳洗净放入锅中，加入冰糖和适量水，用小小文火炖约1小时，放入樱桃即成。

【功效】

清肺热、养胃阴、滋肾水、益气活血、补脑强心。适宜于高血压病病人服用，也可用于冠心病、老年性支气管炎、肠燥便秘、月经不调者。

生地煲鲜汤

【材料】

生地30克，鲜蟹1只，调料适量。

【操作】

生地与鲜蟹同置砂锅内，加入清水适量，按常法煲成汤。

【功效】

活血化淤、滋养肝肾。适于用肝肾阴虚型高血压病患者食用。

首乌天麻龟肉汤

【材料】

乌龟1只（约500克），制首乌30克，制天麻15克，枸杞子30克，生姜4片，调料适量。

【操作】

1. 将乌龟活宰，去肠杂洗净，入沸水焯去血水，去黑皮斩块；首乌、天麻、枸杞子分别洗净。

2. 把全部用料一起放入锅内，加清水适量，用大火煮沸后，改用小小文火炖2小时，调味即可。

【功效】

滋阴养血、平肝息风、降压降脂。适用于高血压病人食用。

番茄冬瓜汤

【材料】

红熟番茄 100 克，冬瓜 50 克。

【操作】

将红熟番茄去蒂洗净，连皮切成薄片，备用。冬瓜洗净后切去皮，改块，与番茄片同入砂锅，加适量水，中火煮汤，加入调料。

【功效】

消火解毒、利尿降压。适用于肝阳上亢型高血压病患者食用。

蜇头猪骨汤

【材料】

猪骨头汤 500 克，海蜇头 100 克，黄酒、生粉、葱、食盐、味精各适量。

【操作】

1. 海蜇头洗净后撕成小碎片放入碗内，加入黄酒、盐和干生粉拌匀。

2. 骨头汤煮沸，投入海蜇头，调味并撒上葱花，烧沸后即可起锅。

【功效】

滋阴润肠、消食利水。适用于高血压、动脉硬化、便秘、更年期综合征等病患者食用。

补脑红薯乌鳢汤

【材料】

鲜乌鳢鱼 1 尾（约 750 克），红薯 100 克，葱段、姜片、料酒、芝麻碘盐、白糖、鸡精、花生油、清汤各适量。

【操作】

1. 将鲜乌鳢去鳞、鳃、内脏，洗净，在鱼体两面剖上一字花刀。

2. 红薯去皮，切块，浸入淡盐水中，10 分钟后洗净。

3. 勺内加油适量，烧至五成热时，下鱼煎两面。

4. 加葱姜煸锅，加红薯、清汤、料酒、芝麻碘盐、鸡精、白糖旺火烧开，小火炖至汤汁乳白即可。

【功效】

利于降低血压。适于高血压病患者食用。

杞地鳖肉汤

【材料】

鳖1只，枸杞子30克，山药30克，女贞子15克，熟地黄15克。

【操作】

加水适量，小火炖至鳖熟透为止。去药或仅去女贞子。

【功效】

滋补肝肾、健脾养阴。适于高血压病患者食用。

大豆芽菜鱼尾汤

【材料】

大豆芽菜600克，鲩鱼尾380克，生姜1块。

【操作】

1. 大豆芽菜去根，洗净滴干水，放入热锅里用油炒软，铲起；鲩鱼尾去鳞洗净，放少许盐腌15分钟，下油起镬，放鱼尾及姜，煎至鱼尾两面微黄。

2. 将用料一齐放入砂锅里，加开水适量，旺火煮沸后，改用小小文火煲半小时，调味供用。

【功效】

清热利湿、平肝祛风。适用于高血压病属肝阳上亢者，症见头痛目眩及烦躁不安、精神不振、心悸少寐、口干咽燥、耳鸣耳聋等症。

香菇豆苗汤

【材料】

水发香菇50克，白萝卜250克，豌豆苗50克，黄酒、葱花、生姜丝、精盐、鸡精、麻油各适量。

【操作】

1. 将水发香菇洗净，切成细丝，备用。

2. 将豌豆苗择洗干净，下沸水锅焯一下，捞出后放入碗中，将萝卜洗净后去外皮，切成丝，入沸水锅中焯成八成熟。

3. 将锅置火上，加一些焯豌豆苗的汤和黄酒，大火煮沸，再加葱花、生姜丝、香菇细丝、萝卜丝，煮沸后放入豌豆苗，加少许精盐、鸡精，再煮至沸，淋上麻油即成。

【功效】

平肝益气、利水降压。适用于各型高血压。

银耳冰糖鹌鹑蛋汤

【材料】

银耳 30 克，冰糖 30 克，鹌鹑蛋 5 个。

【操作】

银耳置清水中浸泡 12 小时，然后放入碗中，加入冰糖，打入鹌鹑蛋，隔水炖 1 小时即可。

【功效】

健脾益胃、滋阴润肺。适用于高血压、血管硬化等病患者食用。

金针肉丝香菇汤

【材料】

金针菜 50 克，瘦猪肉丝、水发香菇、鸡精、芝麻碘盐、料酒、酱油、香油、清汤各适量。

【操作】

1. 将金针菜用冷水浸泡软，将花蒂切去，用开水浸泡 30 分钟后捞出控净水分；香菇切丝。

2. 勺内加入清汤、香菇丝、肉丝、金针菜、芝麻碘盐、鸡精、料酒、酱油烧开后，撇去浮沫，淋上香油出勺装碗即可。

【功效】

有利于降压，适于高血压病患者食用。

莲子心大枣汤

【材料】

莲子心 5 克，大枣 10 个。

【操作】

大枣去核，与莲子心加水煮开。

【功效】

宁心安神、保肝护胃。适于高血压、脂肪肝、慢性胃炎等病患者食用。

云苓枣实瘦肉汤

【材料】

云苓 100 克，芡实 100 克，红枣 50 克，动物瘦肉 200 克，水适量。

【操作】

1. 瘦肉洗净切片，红枣洗净去核，芡实、云苓洗净混合并用一个纱布袋包好，共同入锅加水煮沸。

2. 先用旺火，水开后改用小小文火再煨 1 小时，取出药纱袋，依据各人口味，加入适当调料，调味后即可食用。

【功效】

降血脂、降低血压、防治血管硬化。适于高血压病病人食用。

花椒番茄汤

【材料】

花椒 9 克，番茄 150 克，鸡蛋 1 个。

【操作】

花椒先用水煎 20 分钟，取花椒水 1 碗备用，番茄用香油煎炒成浓汁，然后加入花椒水，至水沸打入鸡蛋，适量加盐、味精即可。

【功效】

活血止痛、强心降压。适于高血压、冠心病、心肌梗塞、心肌劳损等病患者食用。

生地煲蟹汤

【材料】

生地 30 克，鲜蟹 1 只，调料适量。

【操作】

将生地与鲜蟹一起入锅，加水适量共煲汤。

【功效】

滋养肝肾。适宜于肝肾阴虚型高血压病患者食用。

西湖莼菜汤

【材料】

瓶装西湖莼菜 1 瓶，熟笋、西红柿、水发香菇各 50 克，生姜末、鲜汤、植物油、味精、黄酒、麻油各适量。

【操作】

1. 莼菜沥去卤汁，倒入碗中用沸水烫过后，沥干水分。

2. 水发香菇、熟笋切成丝，西红柿洗净切成片。

3. 炒锅放植物油，烧至五成热，放入姜末煸炒至香，加入鲜汤、香菇丝，烧沸后放入笋丝、莼菜、西红柿，加入味精、黄酒，烧至入味，淋上麻油，装入大汤碗。佐餐食用。

【功效】

具有解毒降脂、降压抗癌的功效，适于高脂血症、高血压、癌症、冠心病等患者食用。

芹菜红枣汤

【材料】

鲜芹菜茎 60 克，红枣 30 克。

【操作】

用鲜芹菜茎 60 克，红枣 30 克，加清水 500 毫升，煎半小时，分 2 次食枣喝汤。

【功效】

适用于高血压、冠心病、胆固醇过高。

鲍鱼芦笋汤

【材料】

鲍鱼肉 11 克，青豆 25 克，精盐 3 克，芦笋 11 克、味精 2 克，鸡油 5 克，高汤适量。

【操作】

1. 将芦笋剥去老皮，切成小段；鲍鱼肉发好，洗净切成片。

2. 锅上火，加入高汤，烧热，放入芦笋段、鲍鱼肉片、青豆、精盐烧开，撇去浮沫，放入味精，淋上鸡油即成。

【功效】

鲍鱼含有 20 多种游离氨基酸，其中有人体必需氨基酸，又含有鲍灵素，因而有抗癌抗菌作用。中医认为，鲍鱼性温，味甘、咸，有滋阴润燥等功效。

芦笋为国际行销的高档蔬菜。其肉质洁白，味甘甜、香郁、鲜嫩，营养丰富，内含有蛋白质、钙、磷、铁、脂肪以及多种维生素、天门冬氨酸、天门冬酰胺。近年来人们已认识到，芦笋对高血脂、心脏病、动脉硬化、高血压、癌症具有特殊的防治功效。

此二物配制成汤菜，鱼鲜香，熟烂，比较清淡，适口。作用重在抗癌降脂、降血压，滋阴强壮。高血压患者常吃此菜，既可补充人体所需的多种营养，又能降血压。

芹菜大枣汤

【材料】

鲜芹菜 200 克，大枣 30 个，冰糖适量。

【操作】

1. 红枣洗净，浸透；将芹菜去叶，去尖段，留下段茎，切成 3 厘米长的段。

2. 将红枣、芹菜、冰糖同置锅中，加水适量，烧沸后用小火煮 30 分钟即成。

【功效】

芹菜含有芹菜素、香柠檬、挥发油、胡萝卜素、维生素 C、尼克酸、糖类、蛋白质、多种氨基酸及钙、磷、铁等多种营养成分，有镇静、降血压等作用。

大枣含铁及维生素 C 多，能增加机体的抵抗力及镇静作用。

芹菜与大枣搭配菜，清香可口，微甜，有健脾养心、清热平肝的作用。适于高血压、血清胆固醇过高、冠状动脉硬化性心脏病的老年人食用，久食可起到辅助治疗作用。

虾仁冬瓜海带汤

【材料】

虾仁、海带各 200 克，冬瓜 500 克，瘦肉 100 克，姜数片，盐少许。

【操作】

虾仁洗净，吸干水分；冬瓜洗净切粒；海带浸透，洗净，切片。将冬瓜、海带放入砂锅中，加适量开水，炖半个小时后加入肉片，再炖至肉片烂，加入虾仁、姜片后煮沸片刻，加少许盐调味即可。饮汤食料，每日 1 次。

【功效】

淡利水湿，去脂减肥，对高血压、动脉硬化、肥胖症均有预防和辅助治疗作用。

鱼头豆腐汤

【材料】

鲩鱼头 2 个，豆腐 3 块，生姜 3 片，油盐酌量。

【操作】

鱼头切开，除鳃洗净。放油和姜片在镬内，把鱼头爆香。再放 4 碗水，然后放豆腐，煮 1 小时左右即可。佐餐食用。

【功效】

此汤有祛风补脑、活血消肿之功，适用于慢性肾炎水肿，或肾虚头痛、高血压头昏等。

鲤鱼山楂鸡蛋汤

【材料】

山楂片 25 克，鸡蛋 1 个，鲤鱼 1 条，面粉 150 克，料酒、葱段、姜片、精盐、白糖各适量。

【操作】

将鲤鱼去鳞、鳃及内脏，洗净切块，加入料酒、精盐渍 15 分钟。将面粉加入清水和白糖适量，打入鸡蛋搅和成糊。将鱼块下入糊中浸透，取出后沾上干生面粉，下入爆姜片的温油锅中翻炸 3 分钟捞起。山楂片加入少量水，上火溶化，加入调料及生面粉糊少量，制成芡汁水，倒入炸好的鱼块煮 15 分钟，撒上葱段、味精即成。佐膳食，每日分 2 次食完。

【功效】

此汤色红味鲜，有健脾利水、降脂消食之功，适用于脾虚水泛之慢性肾炎并发高血压、肾病综合征并发高血压等病。

山楂银鱼汤

【材料】

山楂 30 克，谷芽 30 克，银鱼 50 克，葱段 3 克，姜片 3 克，蒜瓣 3 克，精盐 3 克，味精 1 克。

【操作】

山楂洗净去核；银鱼洗净，备用。锅置火上，加适量水，入山楂、谷芽、银鱼及诸调料，煮汤至银鱼熟，取鲜汤温服。配餐羹。

【功效】

健脾益胃，消积去脂，适用于高脂血症。

鸭肉菊花汤

【材料】

鸭肉 250 克，菊花 12 克，荷叶 1 张，芹菜 200 克，白糖适量。

【操作】

菊花、荷叶洗净，芹菜煎汁去渣，再同鸭肉、白糖共炖熟即可。佐餐，食料饮汤，每日分 2 次服。

【功效】

滋补肝肾，适用于肝肾阴虚型高血压病。

绿豆冬瓜汤

【材料】

冬瓜 500 克，绿豆 60 克，砂糖少许。

【操作】

冬瓜洗净切块，绿豆洗净，与冬瓜一齐放入砂煲里，加清水适量，用文火煲 2 小时，用砂糖调味服用。佐餐食用。

【功效】

此汤有清热利水、解毒消肿之功，适用于急性肾炎早期，症见血尿、眼睑水肿较明显、蛋白尿和高血压。

绿豆海带汤

【材料】

绿豆 120 克，海带 60 克。

【操作】

将绿豆洗净；海带泡发漂洗后切丝。将两者一同放入砂锅中，加水文火炖煮至烂熟，加调料即成。佐餐食用。

【功效】

清热解毒，消暑利水，适用于高血压、皮肤瘙痒。

大枣冬菇汤

【材料】

大红枣 15 枚，干冬菇 15 个，生姜、花生油、料酒、食盐、味精各适量。

【操作】

将干冬菇洗净泥沙；红枣洗净，去核。将清水、冬菇、红枣、食盐、味精、料酒、生姜片、热花生油少许一起放入蒸碗内，盖严，上笼蒸 60 ~ 90 分钟，出笼即成。佐餐食用。

【功效】

益气，活血，适用于高血压、冠心病患者。

银耳鸽蛋汤

【材料】

银耳干品 50 克，鸽蛋 20 个，冰糖 250 克。

【操作】

银耳用清水浸泡后，撕成小朵，洗净。在 20 个酒盅内抹上猪油，然后将鸽蛋分别磕入每个酒盅内，上笼蒸 3 分钟即可出锅。再将酒盅内的鸽蛋倒入清水中漂洗净。银耳放入锅内，用武火烧开后，转用文火熬至熟烂，再放入冰糖，熬至冰糖溶化后，撇去浮沫，最后放鸽蛋下锅同煮，煮开后，起锅装碗。佐餐食用。

【功效】

补气益肺，养阴润燥，适用于病后体虚、肺虚久咳、痰中带血、高血压、支气管炎等。

芹菜枣仁汤

【材料】

鲜芹菜 90 克，酸枣仁 9 克。

【操作】

将芹菜洗净切段后同酸枣仁一起放入锅中，加适量清水共煮为汤。睡前饮服。

【功效】

平肝清热、养心安神，适用于虚烦不眠、神经衰弱引起的失眠健忘，高血压引起的头晕目眩等病症。

鲜白菜汤

【材料】

白菜 150 克，胡萝卜 150 克，葱头、芹菜各 50 克，大蒜末、干辣椒丁、胡椒粒、精盐、味精各少许。

【操作】

白菜、胡萝卜、葱头择洗干净，切块；芹菜去根，洗净，切段。锅置旺火上，放适量冷水，加胡萝卜、葱头、芹菜、干辣椒丁、胡椒粒，烧沸后改文火煮烂，投入白菜，烧至白菜八成熟时，撒精盐、味精、大蒜末，煮沸即出锅。佐餐用，每日1次，分2次服。

【功效】

健胃和中，去脂降压，血脂高、肥胖体弱者常饮此汤有辅助治疗作用。

红枣芹菜汤

【材料】

红枣200克，芹菜500克，红糖调味。

【操作】

红枣洗净，芹菜去根去叶留茎洗净。两种食材下锅加水适量煎煮20分钟，取汁用红糖调味分次饮服。

【功效】

红枣补益脾胃、养血安神；芹菜平肝清热、祛风利湿，故此汤能改善产妇倦怠无力、血虚厌食、神志不安等症，还能降压、通便，内火盛者食之有益。

卷心菜汤

【材料】

卷心菜50克，葱头15克，胡萝卜20克，芹菜20克，番茄25克，葱、蒜、芫荽、胡椒粒、精盐、味精各少许。

【操作】

卷心菜、葱头、番茄洗净，切块；胡萝卜洗净切片。芹菜择洗干净，切段；蒜瓣捣成蓉；葱洗净切丝；芫荽洗净切末。锅加水，旺火烧热，放入胡椒粒、葱和胡萝卜片，焖至六成熟，放入卷心菜、芹菜段、葱丝、蒜蓉和番茄块，旺火煮开后改小火烧煮至菜熟烂，加芫荽末、精盐、味精调味即可。佐餐食料饮汤，每日1次。

【功效】

健胃和中，去脂减肥，适用于肥胖症、高血压、冠心病患者等。

荠菜荸荠汤

【材料】

荠菜 100 克，荸荠 100 克，水发香菇 50 克，植物油、水淀粉、香油、精盐、味精各适量。

【操作】

将荠菜洗净切成碎末，荸荠去皮和香菇分别切丁，植物油烧热，倒入双丁翻炒后加水煮沸。倒入荠菜末，调味后以少许水淀粉勾芡即成。

【功效】

独具风味，有清热、降压的功效。

玉米西瓜香蕉汤

【材料】

玉米须、西瓜皮、香蕉各适量。

【操作】

将上述三物放入锅内，加水适量煎熬，去渣留汁。温热饮服，宜常服。

【功效】

滋阴平肝，清热去烦，适用于原发性高血压病患者。

紫菜黄瓜汤

【材料】

取紫菜适量，黄瓜 100 克。

【操作】

紫菜水发后放精盐、酱油、生姜末、黄瓜片烧沸，最后加入味精和香油即可食用。

【功效】

清热利水，润肠通便，解毒消炎，美容。

紫菜汤

【材料】

水发紫菜 250 克，黄瓜 100 克，精盐、味精、香油、酱油、姜末、清汤各适量。

【操作】

1. 将黄瓜去顶蒂，切片；紫菜去杂洗净，切段。

2. 锅中放汤烧沸，放入姜末、黄瓜、精盐、酱油烧沸，放入紫菜和少许味精，淋香油，出锅即成。

【功效】

紫菜含有较多氨基酸和丰富的碘物质。现代药理研究，碘能刺激甲状腺素，而甲状腺素可使头发乌黑秀美，使老年人不显老，"返老还童"，延缓衰老。紫菜还有软坚、化痰、清热利水的功效，亦可作为预防水肿、瘿瘤、淋巴肿大、甲状腺肿大、高血压、高血脂、冠心病等病症的保健食疗菜肴。

黄瓜具有清热利水，润肠通便，解毒消炎，美容的作用。可见此两种菜对老年人都有利，应多吃紫菜黄瓜汤。此菜汤清淡，鲜香适口。

益寿银耳汤

【材料】

枸杞子 15 克，干银耳 15 克，龙眼肉 15 克，冰糖 100 克。

【操作】

1. 枸杞洗净，上屉蒸熟；龙眼肉切丁。

2. 银耳用温水泡胀后洗净，去根，入沸水中汆一下，再用清水冲洗干净，也上屉蒸熟。

3. 将 1500 克水烧沸，入冰糖，待糖溶化后，下入枸杞、银耳和龙眼肉，煮沸片刻，即可食用。

【功效】

此汤甜润，微有枸杞草药味，可吃菜喝汤，有养阴润肺，补肾强身的作用。老年人常饮此汤，可防治肺阴不足引起的干咳、咳嗽、虚劳久咳以及虚烦不眠、肠燥便秘等症。对高血压、年老体衰、神经衰弱也有滋补作用。

荸荠海蜇汤

【材料】

荸荠 100 克，海蜇头 100 克，葱花、精盐、味精、香油各适量。

【操作】

1. 将荸荠洗干净、削去外皮，切成厚片；海蜇头用冷水浸泡，洗净泥沙，再泡入沸水中，泡发充分后再洗，切成丝。

2. 锅内加入清水，放入荸荠与海蜇头，煨煮约 15 分钟，加精盐、味精调味，起锅倒入汤碗中，撒上葱花，淋上香油即成。

【功效】

荸荠含蛋白质、淀粉、维生素 B_1、维生素 B_2、维生素 C、胡萝卜素、钙、磷、铁等成分，有除胸中实热、开胃下食、明目的作用。

海蜇性味咸、平，有润肺清热、消积润肠、软坚化痰，降血压的作用。海蜇还是健美食品，经常吃海蜇，可容颜不老。尤其老年女性常吃海蜇会使皮肤白嫩细腻，对患皮脂腺、颜面皮炎、汗腺分泌排泄功能旺盛的女性，还有治疗作用。

此汤菜脆嫩，有海鲜味，清淡适口。

双菇竹荪汤

【材料】

水发竹荪 50 克，水发香菇 50 克，蘑菇 50 克，时令绿叶菜 50 克，味精 2 克，姜末 10 克，香油 5 克，西红柿 50 克，精盐 4 克，花生油 25 克，高汤适量。

【操作】

1. 竹荪修去两头，洗净，切成长方块；西红柿洗净，去皮切片；蘑菇、香菇分别去杂洗净切片；绿叶菜洗净切段。

2. 炒锅下花生油烧至五成热，加入香菇、蘑菇、竹荪高汤、西红柿，烧沸后，再加精盐、味精、姜末，待汤汁沸后投入绿叶菜略烧一下，淋上香油，出锅装入大汤碗即成。

【功效】

竹荪清嫩鲜美冠于诸菌，含有碳水化合物、粗蛋白质、粗脂肪等成分，有降低血压及血液中胆固醇的作用，可有效地减少肠壁脂肪，防止肥胖。我国称竹荪为"山珍之王"。竹荪配以香菇、蘑菇，味鲜，汤宽，可吃菜喝汤，淡而不薄，浓而不腻，常可作为冠心病、高血压、高胆固醇、动脉硬化、癌症以及体虚老人、气血不足的体弱者的营养保健菜肴。

萝卜羊肉汤

【材料】

萝卜500克，羊肉500克，精盐、葱花、胡椒粉、料酒各适量。

【操作】

1. 将萝卜去根、顶，洗净，切成菱形片备用；将羊肉去筋膜，切成块，放入沸水锅中焯一下，捞出洗净。

2. 锅中加清水，放羊肉烧沸，改用小火炖至肉熟，加入料酒、精盐、萝卜、葱花同烧至肉熟烂、萝卜片入味，加入胡椒粉调味，搅拌均匀即成。此菜主要是保证羊肉熟烂，萝卜入味，即可成为合格菜肴。

【功效】

萝卜含有氨基酸、丰富的维生素C等营养物质，能降低血清胆固醇，降低高血压和减少冠心病的发生。

羊肉含蛋白质、钙、铁、磷、脂肪和维生素A、维生素B_1、维生素B_2，有温补气血、温中祛寒等作用。

萝卜羊肉合味，具有独特风味。二者组成此菜，有壮阳、健体和降血脂、降血压、防冠心病等功效。吃羊肉比吃猪肉更有益健康。

红枣金针菇汤

【材料】

金针菇100克，红枣100克，料酒5克，精盐3克，味精2克，姜片10克，花生油10克。

【操作】

1. 将金针菇用凉水洗净，去根及杂质，然后用净水泡发；红枣洗净。

2. 用有盖炖盅一只，加入澄清的金针菇、金针菇浸泡水。红枣（可先去核，也可在食用时去核）、姜片、料酒、精盐、味精和适量清水和花生油，用牛皮纸封好后，上笼蒸 1 小时左右，出笼起盅即成。

【功效】

金针菇含有多种营养成分，多种氨基酸和核酸。金针菇含有人体必需氨基酸成分较全，其中赖氨酸和精氨酸含量尤为丰富，对增加人的智力有良好的作用，人称"增智菇"。红枣有补脾胃和津液的功效。两者组成此菜，鲜、甜、辣，开胃助食，常可作为各种脾胃虚弱食少、气血不足、肠胃溃疡、高胆固醇、肝炎、癌症患者的保健菜肴。老年人常食此菜能增强人体抗病、防病能力，防止早衰，益智健脑和预防痴呆症。

虾米紫菜萝卜汤

【材料】

白萝卜 250 克，料酒 3 克，葱末 5 克，虾米 25 克，紫菜 5 克，姜末 2 克，精盐 2 克，味精 1 克，花生油 10 克，香油少许。

【操作】

1. 将白萝卜去根、顶，洗净切成丝；紫菜撕碎放入汤碗中；虾米加入料酒少许，胀发好。

2. 炒锅上火，加花生油烧热后，加入虾米、姜末、葱、爆香，再加入料酒少许和适量水，煮沸后再煮 5 分钟，倒入萝卜，加精盐、味精，再煮 5 分钟，冲入盛紫菜的汤碗中，淋香油即成。

【功效】

紫菜含蛋白质、糖类、脂肪、氨基酸、钙、磷、铁、锌、碘、锰、挥发油、磷脂、烟酸、有机酸和维生素 A、维生素 B_1、维生素 B_2 等成分，其性寒、味甘、咸，有清热利尿，软坚化痰之功效，可治疗水肿及脚气病等。

日本医学界对紫菜的保健作用作了很高的评价：多食紫菜对胃溃疡具有很好的治疗作用；多食紫菜可延缓衰老、防治贫血、皮肤屑及瘙痒。此外对治疗夜盲症、预防蛀牙、降血压及降胆固醇都有很好的功效。多食紫菜对减轻、防治妇女更年期疾病及男性阳痿有很好的作用，这些疾病正是老年人易发症。所以老年人应适当多吃些紫菜，以利健康。

此菜汤清淡，有海鲜味。含有丰富的钙和碘等矿物质和微量元素及消化酸，调中和胃，补肾益精。可帮助消化，增进食欲，有利老年人预防痴呆症。

鸡笋银芽汤

【材料】

绿豆芽 250 克，笋干丝 10 克，鸡胸脯肉 25 克，酱油、精盐、味精、香油各适量。

【操作】

1. 将鸡脯肉洗净，切成细丝；绿豆芽择去根，洗净。

2. 锅置火上，加清水，烧沸后投入笋干丝，稍煮片刻，待笋干丝煮软烂时放入鸡肉丝、豆芽，待豆芽呈半透明时，即起锅，装入大汤碗中，加酱油、香油、精盐、味精即成。

【功效】

鸡肉含有蛋白质、脂肪、铁、钙、磷、钠、钾、多种维生素等，其性平、味甘、咸，有补精添髓、温中益气、强腰健骨等功效。

笋为天然低脂、低热量食品，其性寒，味甘，有清热化痰、生津止渴、益气和胃的功效。

绿豆芽营养丰富，含有蛋白质、脂肪、多种维生素、糖类、胡萝卜素、维生素 C、尼克酸等。中医认为，其性凉味甘，有清热解暑，利尿除湿，调五脏，通经脉，解诸毒之功效。对老年人便秘、防暑热、高血压有辅助功效。

从以上三种主料的功效，可见此菜鲜美可口，清淡宜人，具有清暑泻火，开胃爽神之功用。很适合作老年营养保健食品。

猴头黄芪鲜汤

【材料】

鸡 1 只（重约 750 克），猴头菇 120 克，黄芪 30 克，生姜 3 片，精盐适量。

【操作】

将活鸡宰杀去毛及内脏，洗净切块。黄芪洗净，与鸡肉、生姜一同放入锅内，加清水适量，旺火煮沸后，小火炖2小时，去黄芪，再将洗净的猴头菇切片放入鲜汤内煮熟，加精盐调味即成。佐餐当菜，吃猴头菇及鸡肉，饮汤。

【功效】

补气养血。

参芪鸽蛋汤

【材料】

北沙参30克，黄芪15克，鸽蛋10个，盐适量。

【操作】

鸽蛋煮熟去壳备用。北沙参、黄芪加水煮半小时，以此汤煮鸽蛋，加调料后食用。可作点心食用。

【功效】

益肝养阴。

首乌参豆汤

【材料】

首乌10克，黑豆50克，北沙参30克。

【操作】

黑豆浸泡一夜后，先煮1小时，再加入北沙参、首乌，共煮半小时取汁饮用。每日1剂，不拘时频饮。

【功效】

滋补肝肾，益气润肤。

牡蛎鲫鱼汤

【材料】

牡蛎粉12克，鲫鱼200克，豆腐200克，绍酒10克，姜、葱各5克，鸡汤500毫升，酱油10克，青菜叶100克，盐适量。

【操作】

把鲫鱼去鳞、腮、内脏，洗净；豆腐切 4 厘米长、3 厘米宽的块；姜切片，葱切花，青菜叶洗净。把酱油、盐、绍酒抹在鲫鱼身上，将鲫鱼放入炖锅内，加入鸡汤，放入姜、葱和牡蛎粉，烧沸，加入豆腐，用文火煮 30 分钟后，下入青菜叶即成。每日 1 次，佐餐食用，吃鱼、豆腐、青菜叶，喝汤。

【功效】

平肝潜阳，降压止痛。

桃仁莲藕汤

【材料】

桃仁 10 克，莲藕 250 克，盐、味精、香油各适量。

【操作】

将藕洗净切成小块，与桃仁加清水适量煮汤，调味饮汤食藕。

【功效】

活血化瘀，清络通窍。

桃仁牛血汤

【材料】

桃仁 10 克，新鲜牛血 200 克，食盐少许。

【操作】

将新鲜牛血切成块状，与桃仁加清水适量煲汤，食盐少许调味，饮汤食牛血。

【功效】

化瘀散结，清络通窍。

荷叶冬瓜汤

【材料】

鲜荷叶 50 克（干品可用 20 克），冬瓜 500 克，食盐约 3 克。

【操作】

荷叶剪成小片，冬瓜连皮切成小块，加水常法煮汤，沸后滤去荷叶渣，加盐调味，饮汤吃冬瓜。可佐餐、也可当点心、饮料。坚持服数日，一般5～6天后可见血压渐降，并较稳定。

【功效】

能清热解暑、开发清阳、散瘀止血、扩张血管，起到中度降压作用。适合于高血压Ⅱ期患者服食。

附蒌鲫鱼汤

【材料】

郁金、香附、白芍、当归各9克，橘叶6克，瓜蒌15克，鲜鲫鱼1条，食盐少许。

【操作】

前6味药煎汤后去渣，加入洗净的鲫鱼、食盐煮熟。喝汤食鱼，每日1剂，连服15～20剂为一疗程。

【功效】

调理冲任，疏肝理气。

黄豆排骨汤

【材料】

黄豆500克，猪排骨1000克，精盐、黄酒、葱白、豆油各适量。

【操作】

黄豆去杂洗净，用水浸泡1小时，沥干备用；猪排骨洗净切成小块。起油锅，放入葱白爆香，倒入排骨翻炒片刻，加入黄酒和精盐各适量，焖烧至出香味时盛入大沙锅内，加入黄豆和清水，水以刚好没过为度，用大火烧沸后加入黄酒，改用小火煨炖3小时，至黄豆、排骨酥烂即成。

【功效】

养肝益肾，补益气，利水消肿。适宜于高血压水肿病人食用，也可用于缺铁性贫血、身体虚弱者。

罗布麻猪排骨汤

【材料】

罗布麻20克，猪排骨500克，姜、葱各少许。

【操作】

先将猪排骨洗净，切块，去肥脂，用开水脱去血水，与姜、葱一同放入锅内，加清水适量，武火煮沸后，文火煲1小时。在停火前5~8分钟加入罗布麻同煎煮，去渣调味即可。

【功效】

平肝清热，适用于高血压病属肝阳上亢者，症见头痛、眩晕、脑胀、烦躁失眠、多梦或尿少浮肿者食用。

茼蒿菜鸡蛋白汤

【材料】

鲜茼蒿250克，鸡蛋3个（去黄），油、盐适量。

【操作】

先将鲜茼蒿菜放入锅内，加清水适量煮沸，再将鸡蛋白加入煮片刻，用油、盐调味即可。佐餐食用。每日3次。

【功效】

养心、润肺、化痰、消水谷。可辅治高血压及饮食积滞等症。

乌龟百合红枣汤

【材料】

乌龟1只（300~400克），百合30克，红枣10枚，冰糖少许。

【操作】

将乌龟去甲及内脏，切成块状，洗净。先以清水煮15分钟，然后放进百合、红枣，继续熬煮，直至龟肉烂熟、药物煮透为度，最后放入少量冰糖溶化。喝汤食龟肉、红枣，1天食完。

【功效】

交通心肾，滋阴降火。

茯神白鸭冬瓜汤

【材料】

白鸭1只（约1000克），茯神、麦冬各30克，冬瓜500克，盐、味精各适量。

【操作】

将白鸭去毛及内脏，洗净，放入砂锅中。将茯神、麦冬洗净，用纱布包好放砂锅中，加适量水煮 15 分钟，然后放入冬瓜，直至鸭肉熟透、冬瓜熟烂为止，最后加入少量调料。喝汤食鸭肉和冬瓜，分 2～3 餐食完。

【功效】

调和肝肾，滋阴降火。

芦笋鲜贝汤

【材料】

罐头芦笋 50 克，鲜净扇贝 200 克，青豆 15 克，熟火腿 15 克，鸡蛋清 50 克，精盐、味精、黄酒、湿淀粉、胡椒粉、葱花、姜末、麻油各适量。

【操作】

将鲜贝洗净，切成薄片状，放入碗中，加适量精盐、味精、黄酒、鸡蛋清、湿淀粉，腌制上浆。将火腿切片，并将芦笋取出放入碗中。锅置火上，兑入清汤，加精盐、味精、黄酒、胡椒粉调好口味，下入鲜贝片氽透，用湿淀粉勾薄芡，撒入葱花、姜末，淋入麻油，出锅倒入碗中即成。

【功效】

滋阴润燥，补钙降压。适用于肝风内动、肝肾阴虚型高血压。

黄精黄芪瘦肉汤

【材料】

黄精 15 克，黄芪 10 克，枸杞子 5 克，瘦猪肉 100 克。

【操作】

以上加水 2 碗煮汤饮用。

【功效】

适宜高血压阴虚阳亢病患者。

枸杞子马兰头汤

【材料】

枸杞子 15 克，鲜马兰头 250 克，淡菜 15 克，料酒、精盐、味精、麻油各适量。

【操作】

将淡菜拣去杂质，放入温开水中浸泡 30 分钟，待其涨发，洗净，备用。将鲜马兰头择洗干净。枸杞子去杂质后洗净，待用。砂锅加清水后置火上，加入淡菜，大火煮沸，加入枸杞子，烹入料酒，改用小火煨煮 30 分钟，待枸杞子煮至膨胀时，加入马兰头，拌匀，继续用小火煨煮至沸，加精盐、味精，拌和均匀，淋入麻油即成。

【功效】

平肝泻火，补肾滋阴。适用于肝阳上亢型高血压病患者。

霸王戏珠汤

【材料】

鸡汤 500 克，活甲鱼 1 只，鸽蛋 10 个，料酒、菜油、食盐、葱、姜末各适量。

【操作】

甲鱼宰杀洗净，切条块状，鱼腹切方块，然后一起入锅，用中火干炒去汁水。油锅烧热，放入葱、姜末煸香，即加入甲鱼块、食盐、料酒，炒至入味后装盆，加入鸡汤，加盖后上笼蒸 2 小时。鸽蛋煮熟去壳后，排列于甲鱼肉四周，再蒸 10 分钟，出锅撇去浮油即可。

【功效】

滋阴养血，清热解毒。适于阴虚阳亢型高血压、神经衰弱患者食用。

菊花三鲜汤

【材料】

白菊花 2 朵，猪里脊肉 40 克，笋尖 35 克，水发黑木耳 30 克，清汤 750 克，精盐、味精、芝麻油各适量。

【操作】

把菊花拆散，洗净。猪肉、笋尖分别切成长方形小片。取净锅注入清汤置火上烧沸，下肉片氽熟捞起，放汤碗中，上撒菊花瓣；撇去汤中浮沫，加笋片、黑木耳，用精盐、味精调味烧滚，滴入芝麻油离火，倒入汤碗中即成。

【功效】

平肝降压，降脂滋阴。适于阴虚阳亢型高血压患者食用。

四味止眩汤

【材料】

松子仁、黑芝麻、枸杞子、杭菊花各 15 克，白糖、水各适量。

【操作】

将上药共洗净，松子仁、芝麻捣碎，然后一同入锅，加适量水，用中火煮沸后改文火，煨至松仁熟软，加入白糖即成。

【功效】

滋补肝肾，明目降压。适用于高血压属阴虚阳亢兼便秘者。

丝瓜豆腐瘦肉汤

【材料】

猪瘦肉 60 克，丝瓜 250 克，嫩豆腐 2 块，葱花、精盐、糖、芡粉各适量。

【操作】

将丝瓜去皮，切成厚片；豆腐切块；猪瘦肉切成薄片，加精盐、糖、芡粉拌匀。在锅内加清水适量，武火煮沸，先下豆腐煮沸后，再放入丝瓜、肉片，稍煮，至丝瓜、肉片刚熟，加葱花等调味即可。佐餐食用。

【功效】

益气血，清虚热。

首乌巴戟兔肉汤

【材料】

兔肉 500 克，制首乌 30 克，巴戟天 30 克，花生 30 克，生姜 4 片，白糖、精盐、味精各适量。

【操作】

兔肉洗净，切块，用开水汆去血水。把上物全部放入锅内，加清水适量，武火煮沸后，文火煮 2～3 小时，调味即可。随量饮汤食肉。

【功效】

温补肝肾，养血益精。

海带豆芽汤

【材料】

黄豆芽 200 克，海带 100 克，猪瘦肉 50 克，姜 5 克，葱 10 克，盐 5 克。

【操作】

把黄豆芽洗净，去须根；海带洗净，切丝；猪瘦肉洗净，切 4 厘米见方的块；姜拍松，葱切段。把猪瘦肉放炖锅内，加入 1500 毫升水。放武火上烧沸，再加入黄豆芽、海带，用文火炖煮 50 分钟加盐即成。每日 1 次，每次吃瘦肉 30～50 克，随意吃黄豆芽及海带。

【功效】

祛风湿，降血压。高血压阴阳两虚患者食用。

海参淡菜瘦肉汤

【材料】

淡菜（又称海红）40 克，海参（鲜）100 克，瘦猪肉 200 克，海带（干品）10 克，盐适量。

【操作】

将淡菜洗净，海参切段，猪肉切小方块，海带泡发洗净切丝备用。将淡菜、猪肉放入锅内，加水，先用武火，沸后改用文火，炖至七成熟时，加海参、海带及盐适量，至全熟止。

【功效】

补肾益精、养血润燥、助阳润燥、益肾。

芹菜黑枣汤

【材料】

水芹菜 500 克，黑枣 250 克。

【操作】

将黑枣洗净去核，与择洗干净的芹菜段共同煮食。

【功效】

滋补肝肾，祛脂降压。芹菜甘凉，清热利水，降压祛脂；黑枣甘温，滋补肝肾，益气生津。二品同施，既滋补肝肾，又祛脂降压。适用于肝肾不足、虚阳上亢的高血压病、高脂血症。

熟地当归炖面筋

【材料】

水面筋 300 克，冬菇、冬笋各 100 克，熟地 80 克，发菜 20 克，当归 10 克，食盐、味精、生姜、葱、料酒、植物油各适量。

【操作】

1. 熟地、当归加 300 毫升清水共煎出 150 毫升汤药。

2. 发菜泡发洗净后捞起，下锅，加葱、料酒、姜和水烧 10 分钟，再捞入清水中漂净控干。

3. 冬笋、水面筋分别用沸水氽熟，晾冷后切（撕）成片。

4. 油锅烧至七成热，放入水面筋片炸过捞起。

5. 取炖盅 1 个，放入冬笋、冬菇、面筋、发菜，然后倒入药汤（连药），放入食盐、料酒和适量清水，上火煨炖 2 小时，调入味精即成。

【功效】

补肝益肾，强心利尿。

当归砂仁排骨汤

【材料】

猪排骨 200 克，当归 10 克，砂仁 6 克，大枣 5 枚，姜、料酒、盐各适量。

【操作】

将排骨洗净后剁成块，同洗净后的当归、砂仁、大枣一起放入沙锅中，加水炖煮 1~2 小时即可。

【功效】

补气养血。

杜仲夏枯草瘦肉汤

【材料】

猪瘦肉 250 克，杜仲、夏枯草各 30 克，红枣 4 枚。

【操作】

1. 猪瘦肉洗净切成块，入沸水中焯一下；夏枯草去杂质，红枣去核，与杜仲分别洗净。

2. 4 味用料同入砂锅内，加适量清水，武火烧沸，再改用文火炖 2~3 小时，最后调味即成。

【功效】

清肝火，降血压。

鲍鱼竹笋汤

【材料】

鲍鱼 50 克，竹笋 15 克，豌豆苗 50 克，料酒、精盐、味精各适量。

【操作】

将竹笋泡软，切成长条，放入沸水中焯一下取出。鲍鱼切片。锅中放入高汤烧开，将竹笋和鲍鱼分别入沸锅中略煮，撇去浮沫，加入豌豆苗和诸味调料即可。

【功效】

滋阴润燥，平肝滋阳，补气益肾，能减少腹壁脂肪贮积。

天麻鱼肚汤

【材料】

清汤 500 克，干鱼肚 40 克，天麻 10 克，葱白、味精、食盐、熟猪油、黄酒各适量。

【操作】

1. 干鱼肚置温水中浸泡 8 小时，然后入沸水锅中用文火焖煮 2 小时，离火再焖 2 小时，水凉后再烧沸，连续焖 2~3 次，直至焖透后洗去黏液，切成条。

2. 天麻烘干研成末。

3. 炒锅置中火上，倒入清汤，放入鱼肚、天麻烧沸，加葱白熟猪油、食盐、味精即可。

【功效】

滋阴补肾，平肝熄风。

甲壳素汤

【材料】

蟹壳 100 克，食醋 10 克。

【操作】

选好蟹壳，放入砂锅中，加水适量，煮沸后加入食醋，小火慢熬 2 小时，去壳，饮汤。

【功效】

有镇静降压功效，适宜于高血压患者秋季和平时食用。

昆布海藻煲黄豆

【材料】

昆布海藻 30 克，黄豆 150~200 克，白糖少许。

【操作】

小火炖汤，加白糖少许调味，每天服 2 次。

【功效】

此药膳清热降压，软坚散结，滋阴和脾，适用阴阳两虚之高血压病人。

玉竹茄子煲

【材料】

玉竹 50 克，茄子 300 克，猪瘦肉 100 克，香油、清汤、黄酒、精盐、味精、蒜泥、葱白各适量。

【操作】

玉竹沸煮两次，取浓汁 100 毫升。茄子洗净，切成方块状，放清水中浸 10 分钟许，在沸水锅内煮至软状，再入油锅爆炒几遍。用砂锅置武火上，放入茄子、猪瘦肉（剁成肉泥）、香油、黄酒、蒜泥及清汤，沸汁浓时，倒入药汁，加上精盐、酱油、味精、葱白，文火煲至香熟即可。

【功效】

本菜具有滋阴解表，清热润肠的作用，适宜于高血压的阳虚患者兼外感或便秘等病者食用。

胡桃奶汁

【材料】

胡桃仁 100 克，鲜牛奶 500 毫升。

【操作】

胡桃仁捣烂，加入鲜奶搅匀，文火煮沸 10 分钟即可。每日 2 次，分服。

【功效】

温补脾肾，利尿润肠，降血脂。

鲜芹菜汁

【材料】

芹菜 250 克。

【操作】

芹菜用沸水烫 2 分钟，切碎绞汁，可适当调味。每日 2 次，每次 1 小杯。

【功效】

平肝降压。

西湖豆腐羹

【材料】

豆腐 100 克，香菇 25 克，牛肉末 25 克，鸡蛋清 1 个，香菜、烹调油、香油、蚝油、盐、胡椒粉、水淀粉、葱花各适量。

【操作】

豆腐切小块,香菇泡开洗净,切成小块,分别放入开水锅里焯烫,捞出控水。砂锅放油烧热,放入葱花,将牛肉末放入锅里煸炒2分钟,放入高汤适量,煮开后再放入豆腐、香菇、胡椒粉、蚝油、盐和味精,用水淀粉勾芡,甩入鸡蛋清,撒上香菜末,淋上香油即可。

【功效】

色清淡,味鲜香,是高血压患者夏季较为理想的菜肴之一。

银耳山楂羹

【材料】

银耳20克,山楂糕或山楂片40克,白糖1匙。

【操作】

银耳水发洗净,山楂糕切成小块,同放入砂锅内,加入适量水,炖30分钟,至汁糊成羹离火。

【功效】

滋阴养胃,强身补血,润肺降压,降血脂。

天麻猪脑羹

【材料】

天麻10克,猪脑1副,食盐少许。

【操作】

天麻、猪脑置碗中,加水用文火炖1小时,熬成稠羹汤,捡去天麻,调入食盐即可。

【功效】

平肝熄风,补精益髓。

中药羊肉羹

【材料】

山羊肉250克,当归、黄芪、党参各25克,姜、食盐名适量。

【操作】

1. 当归、黄芪、党参用纱布袋包扎。

2. 羊肉洗净后切块，与药袋一起放入砂锅内，加水炖煮至肉烂时，加姜与食盐，稍煮即成。

【功效】

补气养血，滋养肝胃。

雪耳荸荠薏米羹

【材料】

荸荠 200 克，雪耳（白木耳）50 克，薏米 50 克，荸荠粉 30 克，冰糖适量。

【操作】

1. 将雪耳、薏米用水浸泡发软，然后将雪耳撕成小块。荸荠洗净，剥皮，切成小粒。荸荠粉、冰糖用水浸化。

2. 砂锅内加入适量清水，用武火煮沸后将荸荠、薏米、雪耳一同入锅，改用小小文火慢煲 1 小时，再入荸荠粉和冰糖液，调煮成羹即成。

【功效】

滋阴润燥、利水渗湿。适用于高血压合并糖尿病、血管硬化、眼底出血等症。

山楂桂花橘皮羹

【材料】

山楂 50 克，鲜橘皮 30 克，桂花 2 克，白糖 10 克，红糖 15 克。

【操作】

1. 将新鲜橘皮用清水反复洗净，切成豌豆样小方丁，备用。

2. 将山楂洗净后，连皮、核切成薄片，与洗净的桂花、橘皮同入砂锅，加水适量，大火煮沸后，改用小火煮 20 分钟，调入白糖、红糖，煮成羹即成。

【功效】

活血化痰、祛湿降压。适用于痰浊内蕴型高血压，对伴有高脂血症等病症者尤为适宜。

蛇粉双耳羹

【材料】

鸡汤 800 克，植物油 50 克，白花蛇 20 克，白木耳 20 克，黑木耳 20 克，葱 10 克，大蒜 10 克，姜 5 克，盐 5 克。

【操作】

1. 蛇烘干，研成细粉，银耳、黑木耳泡发后去蒂根，撕成瓣，大蒜去外皮切成片，葱切花，姜切片。

2. 将炒锅置于武火上烧热，加少许植物油，烧至六成热时，加蒜、姜、葱爆香，倒入鸡汤 800 克，下入木耳及蛇粉。

3. 把炒锅烧沸，再用小小文火煮半小时左右即可。

【功效】

滋阴润肺、固肾健脾。适于风痰上送型高血压病患者食用。

五、高血压食疗主食谱

核桃鸡丁炒米饭

【材料】

核桃仁 30 克，鸡丁 50 克，米饭 100 克，素油 30 克，葱 10 克。

【操作】

把核桃仁用油炸香，待用；鸡丁用油滑透，捞起待用。葱切花，把米饭装入碗内待用。把炒锅置武火上烧热，加入素油，六成热时，下入葱爆香，下入鸡丁，加入米饭和核桃仁，炒匀即成。每日 1 次，当主食吃，每次吃 50~80 克。

【功效】

补肾壮阳，润肠通便。高血压阳痿、便秘者食用。

桑椹泽泻蛋糕

【材料】

桑葚 15 克，女贞子 10 克，泽泻 15 克，鸡蛋 50 克，白糖 15 克，面粉200克，发面、碱水各适量。

【操作】

将桑葚、女贞子、泽泻洗净，加水用武火煮沸后，改文火炖煮20分钟，去渣留汁。把面粉、药汁、白糖、鸡蛋、发面搅拌均匀，揉成面团，待发酵起孔时加碱适量，做成蛋糕，上笼蒸15分钟即成。

【功效】

补肝益肾，润肺和中。方中桑葚味甘酸性寒，入肝、肾二经，具有滋补肝肾、养血祛风之功；女贞子可补中，安五脏，养精神，除百病；泽泻能利湿、祛脂；蛋、糖、面粉皆配膳之品，合而为用，更能增强滋补肝肾、利湿祛脂之功。

牛奶大米饭

【材料】

大米100克，牛奶适量。

【操作】

将大米淘净，加水煮至半熟，加奶焖熟。

【功效】

补气养心。适用于高血压病并发冠心病气阴两虚证患者。

荷叶粳米饭

【材料】

鲜荷叶两张，粳米150克，红枣10枚，精盐少许。

【操作】

将粳米淘洗干净，倒入砂锅内煮沸20分钟。红枣洗净，去核。新鲜荷叶洗净，两张平铺，将半熟的粳米饭与红枣、精盐搅匀，然后用荷叶包好，放入蒸笼，文火蒸至荷叶香味溢出即成。

【功效】

活血化瘀，清热生津。适用于心肾不交、瘀血阻脉、痰浊中阻型高血压病以及头晕目眩、食欲不振等症患者。

椰子糯米蒸鸡饭

【材料】

椰子肉、糯米、鸡肉各适量。

【操作】

将椰子肉洗净、切块，与糯米、鸡肉同放在置有盖的瓦盅内，隔水蒸至熟。当饭食，每日 1 次。

【功效】

交通心肾，滋阴安神。

桔红糕

【材料】

桔红粉 30 克，白糖 200 克，米粉 500 克。

【操作】

将桔红粉与白糖混匀，将米粉用水润湿，撒在蒸笼的屉布上，盖好盖，用武火蒸 15～20 分钟，待冷再摊在洁净的屉布上，用力压平，撒上桔红粉，上面再撒一层米粉糕，压实，把糕切成小块即成。本品可作点心食用，每次 50～100 克。

【功效】

健脾祛痰，平肝熄风。

六、高血压食疗药茶

玫瑰茉莉茶

【材料】

玫瑰花、茉莉花各 6 克，青茶 10 克。

【操作】

三物合用，沸水冲泡，代茶饮。

【功效】

悦脾解郁，活血祛脂。方中玫瑰花解郁开胃，活血止痛，茉莉花理气开郁，辟秽和中，茶叶消食利尿，降脂解毒。三品共施，代茶常服，正适于五志过极、气滞血瘀型高脂血症患者饮用。

冬青山楂茶

【材料】

毛冬青25克，山楂30克。

【操作】

将二药洗净，水煎代茶饮。

【功效】

活血化瘀，消积化痰，清热解毒，消肿止痛。方中毛冬青味甘微苦，性平无毒，具有清热解毒、活血通脉之功；山楂消食化积，活血化瘀。药食合用，共奏消积化痰、健胃行气、活血散瘀之功效。

菊花乌龙茶

【材料】

杭菊花10克，乌龙茶3克。

【操作】

滚水泡茶用。

【功效】

此药膳茶平肝疏风散热，生津止渴利尿，可降低血清胆固醇和预防动脉硬化的功能。对肝阳上亢和阴虚阳亢型高血压患者适用。

首乌茶

【材料】

首乌20克，水适量。

【操作】

取首乌20克，加水煎煮30分钟后，待温凉后当茶饮用，每天一剂。

【功效】

可以减少血栓形成，降低血压。

桑寄生茶

【材料】

桑寄生干品 15 克。

【操作】

可以取桑寄生干品 15 克，煎煮 15 分钟后饮用，每天早晚各一次。

【功效】

中草药桑寄生为补肾补血药剂。用桑寄生煎汤代茶，对治疗高血压具有明显的辅助疗效。

降压茶

【材料】

夏枯草、茺蔚子各 18 克，草决明 30 克，生石膏 60 克，黄芩、茶叶、槐角、钩藤各 15 克。

【操作】

将上药加水适量，煎沸 20 分钟取汁即可，可先后煎 2 次汁，合而饮用。每日 1 剂。

【功效】

清肝泻火，降压。适用于高血压，头痛，头晕，目眩等。

菊花山楂茶

【材料】

菊花、茶叶各 10 克，山楂 30 克。

【操作】

上 3 味用沸水冲沏。每日 1 剂，代茶常饮。

【功效】

清热，降痰，消食健胃，降脂。适用于高血压，冠心病及高脂血症。

栀子茶

【材料】

芽茶、栀子各 30 克。

【操作】

上 2 味加水适量（800～1000 毫升），煎浓汁 1 碗（400～500 毫升）。每日 1 剂，分上、下午 2 次温服。

【功效】

泻火清肝，凉血降压。适用于高血压，头痛，头晕等。

杜仲茶

【材料】

杜仲叶、优质绿茶各等分。

【操作】

将上 2 味共制粗末，混匀，用滤泡纸袋分装，每袋 6 克，封贮于干燥处。每日 1～2 次，每次 1 袋，沸水冲泡 10 分钟，温服。或杜仲叶 10 克，绿茶 3 克，沸水冲泡 10 分钟，或水煎，每日 1 剂，温服。

【功效】

补肝肾，强筋骨。适用于高血压合并心脏病及腰痛等症。

山楂二花茶

【材料】

山楂、银花、菊花各 25 克。

【操作】

上 3 味放茶杯内，冲入开水，加盖焖片刻即可。代茶随饮，或每日 3 次。

【功效】

健脾，清热，降脂。适用于高血压，高脂血症。

菊楂决明茶

【材料】

菊花 8 克,生山楂片、草决明各 15 克。

【操作】

上 3 味放入保温杯中,以沸水冲泡,盖严温浸半小时饮用。代茶饮用,每日数次。

【功效】

疏风解毒,清肝,降压,消食。适用于高血压病,冠心病。

菊槐茶

【材料】

菊花、槐花、绿茶各 3 克。

【操作】

将上 3 味放入瓷杯中,以沸水冲泡,密盖浸泡 5 分钟即可。每日 1 剂,不拘时频频饮之。

【功效】

平肝祛风,清火降压。适用于高血压头痛、头胀、眩晕等。

菊明降压茶

【材料】

白菊花 10 克,草决明 15 克。

【操作】

将上 2 味放入杯中,沸水冲泡。代茶频饮。每日 1 剂。

【功效】

清肝降压,润肠通便。适用于高血压,习惯性便秘者。

三宝茶

【材料】

菊花、罗汉果、普洱茶各等分(或各 6 克)。

【操作】

上 3 药共研成粗末,用纱布袋(最好是滤泡纸袋)分装,每袋 20

克。每次 1 袋，以沸水冲泡，不拘时频频饮之。

【功效】

降压，消脂，减肥。适用于防治高血压、高血脂及肝阳上亢之头痛、头晕等症。

决明罗布麻茶

【材料】

炒决明子 12 克，罗布麻 10 克。

【操作】

2 药以沸水浸泡 15 分钟即可。每日 1 剂，不拘时代茶频饮。

【功效】

清热平肝。适用于高血压病，头晕目眩，烦躁不安，属于肝阳上亢类型者。该茶对高血压、高脂血病有较显著的降压、降脂和改善头痛、头晕的效果。

夏枯草降压茶

【材料】

夏枯草 10 克，车前草 12 克。

【操作】

将夏枯草、车前草洗净，放入茶壶中，用沸水冲泡后代茶饮。每日 1 剂，不拘时饮服。

【功效】

清热利水，降血压。适用于高血压，头晕目眩，头痛等症。本茶可以作为高血压患者的日常饮料，但在饮用过程中要经常测量血压，以免血压相对过低而引起头昏。

三七花茶

【材料】

三七花 30 克。

【操作】

将三七花切碎，装瓶备用。每日 2~4 次，每次 3 克，沸水冲泡服之。

【功效】

降压利咽，清热平肝。适用于高血压，头昏目眩，耳鸣，急性咽喉炎等。

洋葱茶

【材料】

洋葱大的 10 只或小的 15 只。

【操作】

切细丝后放于壶中，加水用火煮，沸腾后用弱火煨，煎到水剩一半为止，颜色如茶，每天代茶喝 1～3 杯，两顿饭中间喝效果最佳，连喝 10 天为一疗程。

【功效】

可燥湿化痰，平肝熄风。

莲子心茶

【材料】

莲子心 12 克。

【操作】

用莲心 12 克，开水冲泡后代茶饮用，每天早晚各饮一次。

【功效】

具有降低血压、清热、安神、强心的作用。比较适用于烦躁、失眠者。食欲不振、大便稀溏者慎用。

苦丁茶

【材料】

苦丁 10 克。

【操作】

用本品 10 克，开水泡代茶饮。

【功效】

苦丁茶味辛甘，性大寒，具有散风热、清头目、除烦渴作用，还用于降压。

菊花茶

【材料】

菊花 30 克。

【操作】

取本品 30 克，水煎 5 分钟，代茶饮。

【功效】

菊花味辛苦，微寒，具有疏风清热、清肝明目、平肝熄风作用，还用于降压。

菊楂决明饮

【材料】

菊花 10 克，生山楂 15 克，草决明 15 克，冰糖适量。

【操作】

三药同煎，去渣取汁，调入冰糖，代茶饮。

【功效】

可清肝疏风，活血化瘀。菊花、草决明清肝明目而降压，山楂活血化瘀而降脂，草决明还能润肠通便。对阴虚阳亢之眩晕兼大便秘结有效。

黑白木耳饮

【材料】

适宜高血压阴虚阳亢病患者，冰糖适量。

【操作】

白木耳、黑木耳各 10 克。

【功效】

用温水浸软并洗净，放入碗内，加水和冰糖适量，蒸 1～2 小时，一次或分次服用，每日 1 剂。或单用黑木耳 3～5 克，冰糖适量，按上法蒸制，睡前服。

天麻橘皮饮

【材料】

天麻 10 克，鲜橘皮 20 克。

【操作】

两药水煎，代茶饮。

【功效】

可燥湿化痰，平肝熄风。适宜属痰浊中阻型高血压患者饮用。

枸橘山楂蜜饮

【材料】

枸橘、山楂各 20 克，蜂蜜 15 克。

【操作】

将枸橘、山楂洗净、切片，入锅加水适量，煎煮 30 分钟，去渣取汁，待药液转温后调入蜂蜜，搅匀即成。上下午分食。

【功效】

舒肝解郁，理气活血，气滞血瘀。

七、高血压食疗药酒

定风酒

【材料】

天门冬 50 克，麦冬、生地黄、熟地黄、川芎、牛膝、秦艽、五加皮各 25 克，川桂枝 15 克，白酒 10000 克，白蜂蜜、红砂糖、陈米醋各 500 克。

【操作】

浸泡于白酒 10 千克中，另兑入白蜂蜜、红砂糖、陈米醋各 500 克。

【功效】

本方有滋补肝肾、补血熄风之功，用于肝肾阴虚证者。

杞圆酒

【材料】

枸杞子 150 克，桂圆肉 200 克，白砂糖 1200 克。

【操作】

用白酒 2 斤浸前二味 14 天，过滤去渣，入白砂糖 1200 克，和匀，静置 14 天后服。每次 20 毫升，1 日 2 次。

【功效】

本方有益气养血之功，用于气血两虚者。

菊花枸杞酒

【材料】

菊花 60 克，枸杞子 60 克，黄酒、蜂蜜各适量。

【操作】

将菊花、枸杞子加绍兴黄酒适量，浸泡 2 ~ 3 周，去渣取汁，调入适量蜂蜜即可。

【功效】

滋阴潜阳，平肝熄风。适宜于阴虚阳亢型高血压病病人食用。

复方杜仲酒

【材料】

生杜仲 100 克，桑寄生 100 克，当归 50 克，通草 5 克，红花 1 克，黄芩 100 克，双花 100 克，米酒 10 升，白酒适量。

【操作】

将上述药洗净捣碎，用白纱布袋盛之，置净器中，倒入米酒浸渍，密封，7 ~ 14 日后开启，拣去药袋过滤，补加白酒至 10 升即得。

【功效】

镇静，降压。适宜于高血压病人食用。

杜仲酒

【材料】

白酒 500 毫升，杜仲 10 克。

【操作】

把杜仲洗净，在白酒中浸泡一星期即可服用。

【功效】

肝肾虚型高血压病。

竹酒

【材料】

嫩竹 120 克，白酒 1000 毫升。

【操作】

将嫩竹切成片状或碎屑状，与白酒一起放入容器中，密封 12 日，其间搅拌两次。或锯取保留两个竹节的嫩竹，在一端竹节上开一个小孔，注入白酒，用塞子塞紧小孔，防止酒液外渗，在室温下静置 15 日即成。

【功效】

清热利窍，降低血压。适于高血压患者食用。

黄精首乌杞子酒

【材料】

黄精 50 克，首乌 30 克，枸杞子 30 克，好米酒 1000 毫升。

【操作】

将前 3 味洗净控干，浸泡于酒中，封盖。7 日后即可饮用。

【功效】

滋补肝肾。适宜于肝肾阴虚，日久及阳，症见夜尿多、足凉的高血压病人饮用。

苏子酒

【材料】

紫苏子 200 克，白酒 1000 毫升。

【操作】

紫苏子炒香，研细，浸泡在酒中，盖严，过 15 天可服。

【功效】

消日下气，顺肺止咳。适用于慢性支气管炎、咳嗽咳痰及高血压舌苔厚腻、痰湿较重、肢体麻木不舒、胸闷胁胀、时有痰鸣等症。

地骨皮酒

【材料】

甘菊花、生地黄、地骨皮各 600 克；糯米 5000 克，酒曲适量。

【操作】

将甘菊花、生地黄、地骨皮捣碎，加水 100 升，煎取 50 升药液，放入糯米煮成饭，冷却后拌入酒曲，入瓮封酿，待熟澄清备用。

【功效】

滋阴降火，清热平肝。适宜于阴虚阳亢型高血压病患者食用。

杞黄酒

【材料】

枸杞子 540 克，生地黄汁 3000 毫升，好酒 5000 毫升。

【操作】

10 月上旬采枸杞子 540 克，将其与捣好的生地黄汁及好酒同搅匀，盛入瓷瓶内，密封三重，浸 21 日后备用。

【功效】

乌须发，益精气，健身体。适用于糖尿病、高脂血症、高血压、肢体麻木等患者饮用。

首乌酒

【材料】

制首乌 150 克，生地黄 150 克，白酒 10 升。

【操作】

将首乌洗净焖软切小块；生地黄洗净切薄片，晾干后与首乌一起放入容器中，倒入白酒，搅匀后密封浸泡，每隔3日搅动1次，10~15天后开启滤去药渣即可饮用。

【功效】

补肝肾，益精血，降血脂。适宜于高血脂病人食用。若无病少量常饮，也可强身益寿。

第二篇　365 天最适宜高血压的食疗食谱

一、第 1 月食谱

一、基础知识

1. 高血压概念

高血压系指循环系统内血压高于正常而言，通常指体循环动脉血压增高，是一种常见的临床综合征。

动脉血压在一日之内的变化很大。在不同的生理情况下，如休息和运动、安静和激动、空腹和饱餐、早晨和晚间，血压数值常有一定的波动，往往是前者低于后者。血压愈高，冠心病、肾动脉病变、高血压性心脏病与脑出血的发生率也愈高。可见，动脉压与其后果二者之间有定量的关系。但是在人群中无论收缩压或舒张压，其增长都呈一平滑曲线或直线，且正常血压与不正常血压间没有一个明确的界限，因而不可能从调查人群的血压本身找出任何可以提供作为划分正常血压与高血压的分界线。正因为如此，不仅评定血压的标准不一致，而且有人还认为高血压与正常血压之间只存在着量的差别，没有质的不同。但是防治工作需要有统一普查标准和评定疗效的标准，因此有必要划定高血压的范围。如何划定高血压范围？通常是以低于 18. 7/12. 0 千帕（140/90 毫米汞柱）为正常，而高于 21. 3/12. 7 千帕（160/95 毫米汞柱）为高血压。这是世界卫生组织建议使用的高血压诊断标准。目前这项正常值标准是从一组肯定为高血压患者的血压分布与正常人的分布进行对比分析中得到的，这样得到的正常界线比其他方法更合理。

正常人的收缩压随年龄而增高，40 岁以下收缩压不超过 18. 7 千帕（140 毫米汞柱），以后年龄每增长 10 岁，收缩压可增高 1.33 千帕（10 毫米汞柱）。约 80%～90% 的高血压是由于高血压病（原发性高血压）引起的，其余 10%～20% 则是症状性高血压。前者是以血压增高为其主要临床表现的一种疾病，亦称原发性高血压；后者则指在某些疾病中作为症状之一而出现的高血压，高血压在这些疾病中可有可无，可为暂时性或为持久性，故亦称继发性高血压。

2. 高血压的诊断标准

了解到高血压并非是简单的血压高一点的问题后，在生活中经常性地测量血压，看看自己的血压是否超标，那么到底多少算是高血压呢？

目前，普遍采用的高血压诊断标准为：在未服抗高血压药物的情况下，在不同的时间内，三次测量血压，取平均值，收缩压 ≥18.7 千帕（140 毫米汞柱）和（或）舒张压 ≥12.0 千帕（90 毫米汞柱）就为高血压。

正常人在安静状态下，高压应低于 18.7 千帕（140 毫米汞柱），低压应低于 12.0 千帕（90 毫米汞柱），其中任何一项高于正常值，即为高血压。明确了诊断标准，我们就很容易判断自己是否存在高血压了。例如：一个人安静时的血压为 16.0/12.66 千帕（120/95.0 毫米汞柱），尽管收缩压正常，但因为他的舒张压大于 90 毫米汞柱，也应算为高血压。

曾经患过高血压、目前正服抗高血压药，血压虽已低于 18.7/12.0 千帕（140/90 毫米汞柱），亦应诊断为高血压。

二、诊断方法

1. 在家里用水银血压计测量血压

患者自己在家中测量血压有助于监测自己的降压效果，增加患者的治疗依从性。一般推荐 18/11.3 千帕（135/85 毫米汞柱）为自测血压的正常上限参考值，需要注意的是，家里的血压计应定期到医院进行校准，而且要按照正规的方法进行测量。

（1）首先在有靠背的椅子上静坐 5 分钟，露出上臂（最好是右臂），注意肘部要放置在和心脏一样高的位置。特殊情况下特别是存在直立性低血压危险的患者应再取站位测量。

（2）使用大小合适的袖带。袖带内的气囊至少应包裹80%上臂，袖带的下缘应在距离肘窝大约2厘米处，将听诊器放在肘窝动脉搏动的地方。

（3）快速充气，当桡动脉（即通常中医医生号脉处）搏动消失后，再加压4千帕（30毫米汞柱）左右，然后缓慢放气（放气速度大约是每秒0.27~0.8千帕（2~6毫米汞柱）。

（4）在放气过程中，仔细听声音的变化，并观察水银柱的读数。当听到第一次有规律的搏动声时的血压计读数，为收缩压。继续放气，当搏动声音消失时的血压计读数，为舒张压。

（5）保管好血压计：在家里用水银柱血压计测血压时，在测完血压后一定要将血压计向右（面向你）倾斜，使刻度表内的水银全部流进水银储槽内，再将锁插向右方，以防水银外漏，污染血压计造成对人体的毒害，而且影响准确性。

自己在家测量血压时要注意以下几点：

（1）测量血压时应尽量保持安静、心情松弛。紧张、焦虑、疲劳、失眠、剧烈活动等都会影响测量血压的准确性。

（2）测量血压时，上臂必须充分暴露，如果衣物过多，测得的血压值会偏高。

（3）如果需要重复测量，血压计读数应保持在位，相隔2分钟后，再重新充气测量，取两次读数的平均值作为血压值。

2．一般症状与体征

高血压病的临床症状是多种多样的。有人统计，高血压可出现30余种不同的临床症状。主要有眩晕、头痛、头胀、心悸、失眠、记忆力减退、耳鸣、乏力、多梦、腰膝酸软、肢体麻木、颈部拘急、肌肉跳动等。在体征上，可见面赤、唇绀以及根据症候类型的不同而出现一些舌苔、脉象的改变。

（1）头痛、头重

头痛是高血压病最常见的症状之一。高血压病的头痛有几个特点：疼痛的部位通常在后脑部，或两侧的太阳穴部位；痛状呈跳动性（跳痛），程度较厉害，颈后部可有搏动的感觉。

有些头痛则仅仅是头部沉重感或压迫感。很多患者常述说头痛在晨起时较明显，洗完脸或稍微活动一下又好一些，剧烈运动或精神疲乏时会加重。这种头痛主要是由于高血压使脑血管舒缩功能失常而引起的。

（2）眩晕

眩晕就是患者自觉头晕眼花的症状。一般病情较轻者，闭目养神，休息片刻后，其眩晕症状可以慢慢地消失；如果病情较重，则头晕目眩，如坐舟车之中，旋转不定，头重脚轻，重则站立不稳。如果出现这种严重情况，应立即进行必要的处理，否则可能会发展到突然昏倒、神志不清、半身不遂等症，即中医所称的"中风"（现代医学称为"脑血管意外"）。

（3）心悸

心悸，就是患者心中发慌、感觉心脏跳动不安的一种症状。中医把心悸分为两种：由外界环境的刺激因素（如猛烈的响声等）而引起的心慌心跳称为"惊悸"；由于内在因素（如心气不足）而引起的叫做"怔忡"。惊悸与怔忡之间又是相互联系的，惊悸日久不愈，可以逐渐发展成为怔忡，因此二者在习惯上统称为心悸。据临床观察，惊悸多见于高血压病的早期，而怔忡则主要见于中、晚期高血压病，常伴有心脏功能的失常。

（4）失眠、多梦

失眠，中医学术语称为"不寐"，是指患者经常性不能获得正常睡眠。轻者表现为入睡困难，或睡眠不深，容易醒转，半夜醒来后就无法再次入眠；重者甚至彻夜不眠。高血压病的失眠常可伴有多梦的现象，甚至恶梦纷纭，失眠可见于高血压病的各期，长期失眠又可导致高血压病情的加重。

（5）健忘、耳鸣

健忘是指患者的记忆力减退；耳鸣是指患者自觉脑中"嗡嗡"轰鸣，或耳中有响声如蝉鸣。中医认为主要是由于肾亏的缘故。Ⅱ～Ⅲ期高血压病患者由于血压较高，常可出现这些症状。一方面是高血压、血管硬化、脑部供血不足等直接影响的结果，另一方面可能与神经衰弱有关。

（6）麻木、肌肉酸痛

有一些病人，常会出现手指麻木和僵硬的感觉，有些人手臂上还会有"虫子爬"的感觉；有的则表现为腰酸背疼，颈部拘急不舒，肌肉紧张。这种现象多数是由于高血压血管收缩或动脉硬化等原因引起肢体局部供血不足所致，而并非像有些马虎的医生所说的"神经炎"或"风湿痛"。

（7）舌象、脉象

高血压患者的舌质可为色红或淡红、暗红，或有淤点、淤斑，舌苔黄或白腻。一般以舌质红、苔白腻或黄腻为多见。有人对550例患者进行了观察，结果红舌占30.7%，腻苔占40%以上。脉象以弦脉为主（约占85%），还可出现细、滑、涩、数等脉象。

三、处治方案

1. 治疗前的评估

对一名高血压患者来说，一旦明确了高血压的诊断，应该怎样做呢？首先，应该就诊，让大夫对患者的有关状况做出全面的评价，以便决定治疗方案，其指标包括：

（1）血压升高的程度；

（2）影响治疗和预后的心血管病危险因素，如是否有高血压病的家族史、早发心血管病家族史、高危种族和地区、不良的生活习惯（吸烟、饮酒、静坐的生活方式）、肥胖、高脂血症、纤维蛋白原升高、糖尿病等；

（3）靶器官（如心、脑、肾及周围血管等）损害及其程度；

（4）明确高血压的原因，慢性肾脏疾病、肾血管病、原发性醛固酮增多症、嗜铬细胞瘤、主动脉狭窄、甲状腺或甲状旁腺疾病、长期激素治疗和库欣综合征等。

2. 确定不同的治疗方案

对于不同的患者采取的治疗手段也不一样，具体如下：

（1）对于高危病人要在数天内复查血压，立即开始药物治疗，同时注意改善生活方式；

（2）对于低、中危病人应改善生活方式至少3个月，仍未达标者，立即开始药物治疗；

（3）低危病人，如果非药物治疗有效的话，可以长期应用非药物治疗；

（4）伴有糖尿病和（或）肾功能不全者，即使血压在正常范围或偏高，也应进行药物治疗；

（5）老年人单纯收缩压升高，也应积极降压治疗。

四、保健常识

1. 高血压患者应如何保养？

高血压患者要保护好心、脑、肾，这是因为导致高血压患者发生意外的主要原因不在于高血压本身，而在于是否并发脑血管意外、冠心病、高血压性心脏病和肾功能衰竭。那么，怎样保护好心、脑、肾这三个器官呢？首先，控制血压，对心、脑、肾造成威胁的主要因素是血压增高。一般说，血压增高越显著、持续时间越久、血压波动越大，对心、脑、肾损害越大。其次，保证血管有充分的营养和氧气供应，所以，关键是要防治动脉粥样硬化，降低血脂和血液黏稠度。除服药外，要少吃高脂食物，多吃富含锥生素和矿物质的食物，戒烟。再次，做到生活有规律，劳逸结合，讲究心理卫生。

2. 自我按摩能治疗高血压吗？

家庭中，高血压患者可采用自我按摩的方法来治疗高血压。

（1）两手对掌搓热，从前额向下推到喉前，再用单手掌或双手掌从颈项向下推搓4~6次。重复做4~6次。

（2）两手拇指按在两侧太阳穴点揉10次，再沿头部临泣穴推至风池穴（沿胆经线路），点揉半分钟。重复做4~6次。

（3）两手分别按摩左右耳轮，反复摩擦半分钟，然后用中指尖插入耳孔内震动数十次，再堵住耳孔稍停后猛力拔出。重复做2~4次。

（4）两手在头顶部做十指梳发式或五指合拢式雀啄叩打。各重复10~20次。

（5）用食指或拇指推摩鼻翼两侧 10 ~ 20 次，再用拇、食指捏鼻柱 6 ~ 10 次。

（6）用拇指掐点左右神门穴各 10 ~ 20 次。

（7）用四指掐或搓左右足心的涌泉穴各 60 ~ 100 次。

指甲按摩降压术的方法是怎样的？

指甲按摩降压术的方法是：手的拇指指甲根部是血气循环的起始点，沿指甲底部肌肉隆起线状的两端，以另一手的拇指和食指夹住，转动性地揉搓。然后，向指甲边缘朝指根方向慢慢揉搓下去。呼气时施压，吸气时放松。左右的拇指轮流按摩，早、午、晚各做 1 次，每次约 5 分钟，有降压作用。

五、饮食疗法

1. 食疗知识

高血压病的饮食原则及要求

控制总热量，摄入平衡膳食，肥胖者要减体重。肥胖是因为摄入的热能超过消耗的热能造成的，减轻体重的方法主要是控制总热量的摄入，一般按每千克标准体重摄入 105 ~ 125 千焦来安排一日总热量的摄入。

平衡膳食要求每日蛋白质产热占总热能的 12% ~ 15%，脂肪占 20% ~ 25%，碳水化合物占 60% ~ 65%。无论是肥胖还是体重正常或消瘦者，首先要调整自己的饮食结构，摄入平衡膳食。一般成人每日可摄取一杯牛奶、一个鸡蛋、500 克蔬菜、少量豆制品、25 克油、瘦肉 100 ~ 150 克、水果 250 克，主食摄入 200 ~ 300 克。主食及脂肪摄入过多，是热量过高的主要原因。因此，肥胖者在平衡膳食基础上，主食限制在 200 克以内，烹调油限制在 25 克以内，少吃油炸食品及脂肪高的食物，多吃氽、清蒸、煮、拌的菜，经过长期坚持，并配合运动，可以使体重逐渐下降，达到减轻体重的目的。

控制食盐的摄入量：高血压病的发病率与食盐的摄入量成正相关。食盐摄入量越多，高血压病发病率越高。我国饮食习惯是南甜北咸，北部地区食盐的摄入量平均达到 15 克/（人·天），全国平均为 10 ~ 15 克

/（人，天）。流行病学统计资料表明，每天吃15克食盐者，高血压病发病率约为10%，如再增加食盐2克，则高血压病发病率亦提高2倍。世界卫生组织建议每日每人摄入食盐6克左右，这个量我国很难达到，我国专家建议不要超过10克（包括酱油中的盐，每5毫升酱油相当于1克盐）。有研究报道，中度限盐使每日摄入盐4～6克，可使人群平均血压下降，可使1/3轻度、中度高血压病患者恢复正常，并能增加人群服用降压药的效果。

注：食盐与其他钠盐调味品的粗换算方法如下：

1小匙食盐＝5小匙味精＝2大匙酱油。故每天食用酱油应折合成食盐量，从食盐量中扣除。

适量蛋白质：蛋白质代谢产生的有害物质可引起血压波动，应限制动物蛋白质的摄入。调配饮食时应考虑蛋白质的生理作用，应选择生物学价值高的优质蛋白质，按1克/千克体重补给，其中植物蛋白质可占50%，最好选用大豆蛋白，因其能降低血清胆固醇浓度，防止高血压病的发生与发展。动物蛋白可选用鱼类、鸡肉、鸡蛋白、猪瘦肉等。每周进食两三次鱼类蛋白质，可改善血管弹性和通透性，增加尿钠排出量，从而降低血压。高血压病患者还应选用含酪氨酸丰富的食物，如去脂牛奶、酸牛奶、奶豆腐、海鱼等，对降低血压有一定的作用。若高血压病并发肾功能不全时，血尿素氮、血肌酐增高，则应限制蛋白质摄入量。

限制脂类：饮食中应减少脂肪、限制胆固醇摄入量，脂肪供给量40～50克/天，除椰子油外，豆油、菜油、花生油、芝麻油、玉米油、红花油等植物油均含维生素E和较多亚油酸，能促进胆固醇氧化，增加血液胆固醇的运转，从而使血清胆固醇下降，减少动脉粥样硬化的发生。维生素E还有延长血小板凝集的作用，可抑制血栓的形成，可预防脑卒中；它含有较多亚油酸，对增加微血管弹性、预防血管破裂、防止高血压并发症有一定作用。同时患高脂血症及冠心病者，更应限制动物脂肪的摄入。

限制含胆固醇高的食物：如长期食用高胆固醇食物，如动物内脏、脑髓、蛋黄、肥肉、贝类、乌贼鱼、动物脂肪等，可引起高脂蛋白血症，促使脂质沉积，加重高血压，故饮食胆固醇应限制在300～400毫克/天。实验研究观察，饮食中胆固醇每增加 100 克，血清胆固醇水平升高 3%～5%。

进食多糖类碳水化合物：应进食多糖类碳水化合物、含食物纤维高的食物，如淀粉、糙米、标准粉、玉米、小米、燕麦等，它们均可促进肠蠕动，加速胆固醇排出，对防治原发性高血压病有利。葡萄糖、果糖及蔗糖等，均有升高血脂之忧，故应少用。

适当增加钾的摄入：有报告认为，高血压病患者除了限制钠盐以外还应相对地增加膳食中的钾盐，低钠高钾膳食有更好的恒定血压作用。因为，钾与高血压关系十分密切。有人研究了 2000 名中年人的血压和尿钠、尿钾关系，结果发现，高血压病患者尿中大多数钠高钾低。据认为，这是由于每日摄入高钠低钾食物的缘故。受试者若同时摄入钠和高钾食物，血压就不会增高。所以说，膳食中含钾充足，动脉壁不会增厚，因为钾能促进胆固醇排出，增加血管弹性，利尿，有利于改善心肌收缩能力，对血管有保护作用。医学专家指出，应限钠、增钾以减少钠/钾比值，钠钾比控制在 1.5：1，高血压病患者应适当增加含钾食物的摄入量，有利于钠和水的排出。此外，应用利尿药的患者钾大量从尿中排出，故应供给含钾丰富的食物，如香蕉、橘子汁、花生、豆类及豆制品、龙须菜、豌豆苗、莴笋、芹菜、丝瓜、茄子等。

注意钙和镁的补充：流行病学资料表明，钙的摄入量不足与高血压病也有着密切的关系。饮食中钙摄入量低的孕妇比钙摄入量高的孕妇高血压病发病率要高。骨质疏松妇女，高血压病发病率高。有人给原发性高血压病患者每日服硫酸钙 2 克，5 个月后舒张压显著降低，认为钙与钾一样能拮抗钠的升压作用。饮食中高钠摄入地区如果同时伴有高钙摄入，高血压病的发病率就比较低。这可能是因为钙使血管平滑肌松弛，外周血管阻力下降，从而使血压下降。因此高血压病患者补钙有利于血压降低。高血压病患者除肾结石者外，每天应供给 1 克钙，相当于碳酸钙 2.5 克。含钙丰富的食物有脱脂奶、豆制品、葵花籽、核桃、牛奶、花生、鱼、虾、海带、油菜、苜蓿、虾皮、芝麻酱等。镁对神经系统有抑制作用，还具有镇静和解痉功能，也可降低血压。另外，服用利尿剂的患者，尿镁的排泄量增加，故应注意补充。食物中含镁丰富的食物有香菇、苋菜、菠菜、豆制品、虾米、桂圆等。定时定量，少食多餐。吃饭不宜过饱，忌暴饮暴食。饮食种类应齐全，营养素比例合理，不挑食、偏食，适当活动。每餐的饭量要根据本人体重和平日的饮食习惯而定，如果体重超重或肥胖，应适当节制饮食：每餐只吃八分饱，使体重保持在标准范围以内，这对控制血压和血脂的升高以及改善病人的自觉症状很有好处。

补充足量维生素 C：大剂量维生素 C 可使胆固醇氧化为胆酸排出体外，改善心脏功能和血液循环。橘子、大枣、西红柿、芹菜、油菜、小白菜、莴笋叶等食物中均含有丰富的维生素 C。多吃新鲜蔬菜和水果，有助于对原发性高血压病的防治。其他水溶性维生素，如维生素 B_6、维生素 B_1、维生素 B_2、维生素 B_{12}，均应及时补充，以防缺乏。

饮食宜清淡，不宜太咸：清淡饮食有利于高血压病的防治，油腻食物过量，易导致消化不良，且易导致猝死。

烟酒和茶：烟中尼古丁刺激心脏，使心跳加快、血管收缩、血压升高，促进钙盐、胆固醇等在血管壁上沉积，加速动脉粥样硬化的形成。传统医学认为少量饮酒可扩张血管、活血通脉、助药力、增食欲、消疲劳。长期大量饮酒危害大，可诱发酒精性肝硬化，并加速动脉粥样硬化。茶叶中含有多种对防治高血压病有效的成分，以绿茶为好。总之，应喝淡茶并戒烟，最好忌酒。

食疗食谱

第 1 天　焗红果

【原料】

山楂（红果）500 克，白糖 250 克，糖桂花 10 克，清水适量。

【做法】

①将山楂洗净、去核，再淘洗净。

②炒勺置火上，放入清水，下入山楂，煮至五成熟时捞出，剥去皮，待用。

③将炒勺再置火上，放适量清水，加入白糖，熬至溶化，撇去浮沫，放入山楂，用小火焗，待糖汁浓稠时加入糖桂花，轻轻搅匀，倒入盘内晾凉即成。

【功效】

有消食化积、理气散瘀、止泻等功效，并有降低血压、降胆固醇和强心之疗效。

第2天　半夏天麻鸡

【原料】

半夏20克，漂白术20克，陈皮5克，明天麻30克，鸡肉500克，黑木耳100克，植物油60毫升。黄酒、清汤、精盐、酱油、生姜、味精各适量。

【做法】

①半夏、白术、陈皮洗净，分两次煎取药汁100毫升。

②天麻干蒸切片，木耳洗净，切成小片。

③鸡肉去皮切成块状，放入少许精盐和黄酒搅匀稍腌。

④油置锅内武火烧至七成热，鸡肉块炒半熟时，下木耳翻炒，放入天麻、生姜、酱油、药汁及清汤，文火慢煮至天麻熟脆，调味即可。

【功效】

本菜补而不滞，具有清痰化湿、降压醒脑的作用，适宜于痰浊壅盛型高血压。

第3天　四喜苹果

【原料】

鲜苹果4个，豆沙馅130克，瓜子仁3克，京糕15克，熟芝麻3克，糖桂花3克，青红丝5克，白糖125克，水淀粉适量。

【做法】

①将苹果洗净，选个头一般大的。上边带蒂把的切去一块作盖儿，刻成锯齿形，去籽和一部分肉，内装入豆沙馅，再把瓜子仁、青红丝、京糕切成小丁，同放苹果里，加入糖桂花拌匀，盖上盖码在盘里，上屉蒸5分钟，取出后码放在盘内。

②炒勺置火上，放入清水烧开，下入白糖熬一下，撇去浮沫，用水淀粉勾芡，淋浇在苹果上即成。

【功效】

有利水除湿、消肿解毒作用，可防癌抗癌，是高血脂、高血压疾病理想的夏季时令佳肴。

第4天　酿苹果

【原料】

甜苹果8个（约1000克），糯米100克。桃仁、瓜子仁、瓜条、青梅、橘饼、葡萄于、蜜枣、莲子各25克，京糕50克，白糖250克，水淀粉适量。

【做法】

①将苹果洗净削去皮，切去顶端的1/3做盖，然后去核，洗净，待用。

②将糯米淘洗净，煮熟，捞出，将以上各果料均切成碎丁，和煮熟的糯米、一半白糖同放碗内，搅成馅。

③把果料馅装入苹果内，盖上盖儿，用竹签插牢，上屉蒸15分钟取出。

④出屉后将苹果码入盘内，用剩余白糖加水溶化，烧开后用水淀粉勾薄芡，浇在苹果上即成。

【功效】

有生津、润肺、健胃、消炎、止泻等作用，可降血脂，对高血压有一定疗效。

第5天　参芪桂皮鱼

【原料】

白参10克，黄芪30克，肉桂3克，鲤鱼750克，花生油60毫升，清汤、精盐、生姜、葱白、红辣丝、水淀粉、味精、胡椒粉各适量。

【做法】

①将白参、黄芪洗净，平铺于瓷碗底部。

②鲜活鲤鱼先抽出背部小筋，去鳞和内杂，剁成四大块，抹上少许精盐、酱油和肉桂（碾研成粉），置于瓷盆的药物上，放适量清汤，上笼清蒸。

③下笼后，夹出鱼块另置一盆内，原蒸药鱼汁用碗盛好做汤喝。

④花生油于锅内烧热，将红辣椒丝、生姜翻炒几遍，再入葱白、味精，水淀粉勾汁，趁热淋于鱼块上即可。

【功效】

本菜补而不腻，适宜于高血压并心脏病偏于阳虚者。白参，味甘、微苦、性微温，功补元气。

第6天　八宝梨瓢

【原料】

鸭梨 500 克，葡萄干 25 克，瓜条 25 克，熟瓜子仁 25 克，核桃仁 25 克，莲子 25 克，白果 25 克，糯米 50 克，京糕 25 克，青梅 10 克，白糖 100 克，花生油 100 克，水淀粉适量。

【做法】

①将鸭梨去皮去蒂把，洗净；顺切两瓣成瓢形，掏出籽和部分果肉。

②将葡萄干、瓜条洗净；京糕、青梅均切成丁，待用。

③将糯米淘洗干净，上屉蒸熟取出，同其他配料同放碗内，调拌在一起，装入梨瓢内，上屉蒸 10 分钟取出，码摆在盘内。

④炒勺置火上，加适量清水，放白糖烧开，撇去浮沫，用水淀粉勾芡，撒上京糕、青梅丁，把糖汁淋浇在梨瓢上即成。

【功效】

有多种人体所需的维生素，是防治高血压疾病之食品。

第7天　酿香蕉

【原料】

香蕉 400 克，京糕 150 克，鸡蛋 2 个，淀粉适量，面粉少许，花生油 500 克（约耗 100 克）。

【做法】

①将香蕉去皮，切成坡刀片，撒匀面粉；京糕切碎挤压成泥，均匀地夹在每两片香蕉片的中间；鸡蛋清放碗内打成雪衣糊，用面粉、淀粉调匀，待用。

②炒勺置火上，放入花生油，烧至七成热，把香蕉盒挂匀糊，逐个下勺炸制，炸透后用漏勺捞出沥油，放在盘内，撒上白糖即成。

【功效】

有清热凉血、生津止渴、润肠通便、解毒作用，高血压、冠心病患者常食有理想的疗效。

第8天 拔丝西瓜

【原料】

西瓜 750 克，鸡蛋 3 个，淀粉、面粉各适量，白糖 200 克，花生油 500 克（约耗 100 克）。

【做法】

①选用质量好的脆瓤西瓜，横刀切开，再切成 6 厘米厚的大圆片，去净瓜籽，再切成 2.5 厘米宽的块，用洁净布揾去水分，待用。

②将鸡蛋清放入碗内，用筷子抽打成白色泡沫（以筷子直立中央不倒为准），加入淀粉搅拌成蛋清糊，把西瓜瓤逐块滚一层面粉，蘸一层蛋清糊，下入七成热的油勺内，炸呈金黄色，捞出沥油。

③勺内留底油少许，放入白糖，待糖化成稀汁且转为黄色时，倒入西瓜块，颠翻均匀，裹匀糖汁，倒入抹一层油的盘内即可。上桌时，随带凉开水一小碗。

【功效】

有清热降暑、生津止渴、利尿作用，对急慢性肾炎、泌尿系统感染、高血压疾病有一定的疗效。

第9天 口蘑炒小白菜

【原料】

嫩小白菜 400 克，口蘑 10 克，高汤适量，芝麻油 5 克，植物油 10 克，葱 5 克，酱油 5 克，盐 3 克，味精 3 克，淀粉 5 克。

【做法】

①小白菜去根及烂叶，洗净，在沸水中焯一下，立即捞出，沥干水分。

②口蘑用温水泡 2 小时，洗净泥沙，切成薄片。葱去根及干皮，切成薄片。淀粉加水 30 克化开。

③炒锅内放植物油，油热后加入葱花、煸出香味，下口蘑片稍煸一下，下小白菜，加入高汤（或清水）20 克左右，再加酱油及盐，改小火，约炖 5 分钟，即可下味精及水淀粉勾芡，加芝麻油，出锅装盆。

【功效】

本菜清香爽口。小白菜含钾量高，含粗纤维，可以保护心肌，降低血压，促进胆酸排出体外。

第10天　红果梨丝

【原料】

雪梨500克，红果400克，白糖150克。

【做法】

①将红果（山楂）用沸水泡好后捞出，去核，剥皮，待用。

②将雪梨剥皮、去核，用凉开永洗净，切成细丝，放在盘中心。

③将锅置火上，放入清水，下入白糖熬化，待糖汁浓稠时放入山楂，使山楂粘匀糖汁，把山楂一个个围在梨丝周围即成。

【功效】

有促进胃酸分泌、帮助消化、增进食欲之功效，并能扩张血管、降低血压、胆固醇；对动脉硬化、高血压、冠心病有一定的疗效。

第11天　龙眼马蹄

【原料】

荸荠24个，瓜子仁96粒，豆沙150克，蜜枣15克，青红丝10克，白糖75克，水淀粉适量，熟猪油15克。

【做法】

①将蜜枣去核，洗净切成碎丁；青红丝切碎；炒勺置火上，放入豆沙、枣和一半的白糖，炒熟成馅心。

②将荸荠削皮洗净，中间掏成凹形，把馅心分放入每个荸荠的凹处，抹平，在馅心四周各插入瓜子仁1粒，如此逐个做完，码放盘中，上笼蒸5分钟取出；馅心放上青红丝末。

③炒勺置中火上，放入适量清水，加入所余白糖，烧沸后用水淀粉勾薄芡，熟猪油淋浇在荸荠上即成。

【功效】

有利水除湿、消肿解毒作用，是高血压、冠心病患者夏季理想的食疗佳肴。

第 12 天　高丽香蕉

【原料】

香蕉 3 个，鸡蛋 6 个，豆沙馅 125 克，白糖 50 克，糖桂花少许，淀粉适量，花生油 500 克（约耗 150 克）。

【做法】

①将香蕉去皮，切两瓣，两面蘸上淀粉；糖桂花与豆沙馅拌匀，分成 3 份，搓成同香蕉一般粗细的长条，分别放在半片香蕉上，按扁，再合上另一片香蕉，合好后均切成 3.5 厘米长的段，放在撒有淀粉的平盘内，待用。

②将鸡蛋清放入碗内，搅拌成泡沫状后，加入淀粉搅打成蛋泡糊，待用。

③炒勺置火上，放入花生油，烧至六成热，撤火，把香蕉段挂上蛋泡糊，逐个下勺炸，然后转用中火，炸时用手勺舀热油不断淋浇，待表面呈微黄色时，捞出沥油，装入盘内，撒上白糖即成。

【功效】

有生津止渴、润肠通便、解毒止痛、清热凉血作用，能改善心肌功能；常食对高血压、冠心病患者有理想的疗效。

第 13 天　胡桃炖鹿肉

【原料】

胡桃仁 80 克，枸杞子 30 克，鹿肉 500 克，红枣 6 枚，植物油 50 毫升，清汤、精盐、生姜、黄酒、大茴、味精等适量。

【做法】

①胡桃仁用文火微炒，枸杞、红枣（去核）洗净。

②鹿肉洗净切块状方片，抹上少许黄酒、酱油、精盐，稍腌。

③炒锅加油烧至七成热，置鹿肉爆炒几遍，放入置有净水的砂锅内，同时放入胡桃肉、枸杞子和红枣、生姜，文火慢炖至鹿肉烂香时，再入精盐、大茴、味精调味即可。

【功效】

本菜补而不腻，具有益精血、暖腰膝的作用。适宜于高血压和肾脏疾病患者。胡桃肉，性温、味甘，补肾强腰抗衰老，降低胆固醇、防止动脉硬化。主要含脂肪油、蛋白质、维生素 A、维生素 B$_1$、维生素 C 以及磷、铁、锌、镁、磷脂、糖类等成分。鹿肉，性温，每 100 克鹿肉含蛋白质 19.77 克、脂肪 19.2 克，同时，还含钙、磷、铁及多种维生素。

第 14 天　拔丝葡萄

【原料】

紫葡萄 200 克，鸡蛋 1 个，面粉适量，熟芝麻仁 5 克，白糖 150 克，花生油 500 克（约耗 30 克）。

【做法】

①将鸡蛋液磕入碗内，搅拌均匀后放入面粉和少许水调成稀糊待用；葡萄去蒂，撕去皮、籽。

②炒勺置火上，放入花生油，烧至五成热，把葡萄蘸糊逐个下入油勺内，炸呈金黄色，捞出。

③勺内留油，下入白糖，待白糖炒至溶化呈黄色时，倒入炸好的葡萄和熟芝麻仁，迅速颠翻出勺，放入抹上油的盘内，食时带凉开水一碗。

【功效】

含多种维生素和人体所需的氨基酸，是缓解神经衰弱、过度疲劳的美食，对治疗高血压有一定的疗效。

第 15 天　冰糖梨块

【原料】

梨 500 克，冰糖 50 克，清水适量。

【做法】

①将梨洗净，削皮去蒂把，一剖两半，挖去梨核，切成滚刀块；冰糖捣碎，待用。

②净锅上火，加入清水，放入梨块、冰糖，用旺火烧开，撇去浮沫，盛入汤碗内即成。

【功效】

含多种人体所需的维生素，能帮助消化、增进食欲，对降低血压有一定食疗作用。

第16天 山楂拌梨丝

【原料】

大鸭梨2个，山楂200克，白糖100克，糖桂花2克。

【做法】

①将鸭梨去皮、去核、去蒂把洗净，切成0.5厘米厚的薄片；京糕切成同样厚的片。

②将每两片梨中夹一片京糕，再切成仅0.5厘米粗的丝，整齐地摆在盘内（成马鞍形状），浇上糖桂花，撒上白糖即成。

【功效】

有消食化积、理气散瘀、收敛止泻、扩张血管、降低血压、降低胆固醇和强心作用，对动脉硬化、高血压、冠心病及心功能不全等疾病有疗效。

第17天 泥鳅钻豆腐

【原料】

豆腐500克，小泥鳅200克，鸡蛋2个，罐头口蘑50克，花生油30毫升，精盐、胡椒粉、味精、姜末、葱花、黄酒各适量，鲜鸡汤750毫升。

【做法】

①将泥鳅鱼在清水缸内养3天，每天换2次水，将鸡蛋打散放入缸内供养，待第3天缸内水清，说明泥鳅鱼已吐尽污水。

②口蘑切成薄片。

③鸡汤（冷却）放入砂锅，将活泥鳅鱼放入，加盖置于武火上，待汤烧热后，快速放入豆腐，因后放的豆腐温度低，泥鳅就会往豆腐里钻，当汤烧沸时，钻入豆腐的泥鳅已被烧熟，撇去浮沫，再放入口蘑、精盐、味精、黄酒、姜末，待汤沸开时，撒上葱花和胡椒粉，添上花生油即成。

【功效】

本菜风格特殊，味道醇厚，具有清补结合的效果。适应各种类型的高血压，尤对痰湿中阻型为宜。泥鳅性平，味甘，每100克泥鳅含蛋白质22.6克，脂肪2.9克，同时，还含有较高的钙、磷、铁和硫胺素、核黄素、尼克酸等营养物质。豆腐的植物营养成分，有益于高脂血症的高血压患者。使用花生油更有益于降脂，花生油所含的营养成分有脂肪油、淀粉、纤维素、蛋白质、维生素 B_1 和维生素 E。

第18天　糖汁菠萝

【原料】

鲜菠萝1个，白糖175克，淀粉、水淀粉各适量，糖色少许，花生油500克（约耗100克）。

【做法】

①将菠萝洗净，用刀削去外皮，一破四棱将里边复平，切成1厘米见方的条，再截成3厘米长的段，放案板上，用淀粉拍匀，放在盘内，待用。

②炒勺置火上，放入花生油，烧至八成热，把菠萝下勺炸呈黄色捞出，沥油。

③炒勺再置火上，放适量清水，下入白糖，待糖溶化汁沸时放入少许糖色，撇去浮沫，用水淀粉勾薄芡，汁沸加入少许热油，下入炸好的菠萝，翻勺后盛入盘内即成。

【功效】

有生津、解毒、清暑、祛湿、促消化作用，能防止血栓形成，可防治高血压、冠心病。

第19天　蜜汁莲花苹果

【原料】

苹果6个，豆沙馅100克，罐装橘子、罐装樱桃、瓜子仁共100克，花生油25克，白糖50克，糖桂花少许。

【做法】

①将苹果削去皮，洗净，上、下顶切开，从上向下斜切六刀，刀口为倒三角形，深度为苹果的3/4，从中间取出果核和三斜边果肉不用，自然分成6个花瓣，形似莲花。

②炒勺置旺火上，放清水、白糖，烧开后打浮沫，放入苹果，转小火慢焐。

③另取炒勺置旺火上，放入油，下入白糖，烧开后把豆沙馅下勺搅

炒,炒至有黏性时撤火。

④将烤制苹果的炒勺上火,使糖汁烤至浓稠,把苹果用漏勺捞出,摆在大圆盘中间,底层放5个,上层放1个,把樱桃放在苹果花口处;将炒好的豆沙泥用手勺盛在苹果的周围;橘子摆于豆沙泥的外围;瓜子仁摆在豆沙泥的上面,呈梅花形状。

⑤将烤制苹果的糖汁加热,放入少许桂花,用手勺淋浇在菜肴上即成。

【功效】

有利水除湿、消肿解毒作用,适宜于高血脂、高血压患者食用。

第20天 干炸柿子块

【原料】

甜脆柿子4个,面粉适量,白糖75克,花生油500克(约耗75克)。

【做法】

①将柿子放沸水中焯一下,揭去外皮,切成橘子瓣块;面粉放入碗内,加温水调成糊,待用。

②炒勺置火上,放入花生油,烧至七成热,把柿块逐块蘸匀糊下勺,炸呈金黄色,捞出沥油,放入盘内,撒上白糖即成。

【功效】

可稳定、降低高血压,并能增加冠状动脉血流量,对高血压、冠心病患者有理想的食疗作用。

第21天 香干炒芹菜

【原料】

芹菜400克,香干(豆腐干)50克,植物油20克,盐3克,葱3克,味精2克。

【做法】

①将芹菜切去根,择去叶(可留下嫩叶)洗净,斜刀切成3厘米长的段(芹菜不容易进味,故切成斜刀口,刀口面积大,易进味)。

②香干先横着片成3片,再改刀切成5毫米宽的丝。

③葱去根及干皮,斜刀切成薄片。

④炒锅放入植物油15克,油热后下香干丝,煸炒至香干丝稍显焦

黄即铲出锅，置盘中待用。

⑤将余下的 5 克油放入锅中，下葱煸出香味，下芹菜翻炒几下，下香干丝、盐及味精，炒匀即可出锅（芹菜应旺火快炒，切不可熬软，一般不用酱油）。

【功效】

传统医学认为：芹菜，性味甘苦、凉，具有平肝清热、祛风利湿等作用。主治高血压病、眩晕头痛、面红目赤、痛肿等病症。现代食疗家普遍认为：食用芹菜可以有明显的降压效果。

第 22 天　红果拌菜花

【原料】

鲜嫩菜花 500 克，罐装山楂 1 听。

【做法】

①将菜花掰成小朵，洗净，放入沸水锅内焯熟，捞出后沥净水分，放盘内。

②把山楂放在菜花上，将山楂汁浇淋在菜花上即成。

【功效】

有消食化积、理气散瘀作用，常食可降低血压、胆固醇。

第 23 天　蜜汁柿子块

【原料】

炸好的柿子块 500 克，白糖 150 克，水淀粉适量，热炸油 20 克，清水适量。

【做法】

炒匀置火上，放入适量清水，下入白糖，待糖溶化、汁沸时，用水淀粉勾流水芡，淋入热炸油，投入柿子块翻炒均匀，盛入盘内即成。

【功效】

可降低血压. 增加冠状动脉血流量，高血压病患者常食有益。

第 24 天　牛奶土豆汤

【原料】

土豆 200 克，葱头 50 克，香菜 25 克，牛奶 250 克，精盐、胡椒粉各适量，花生油25克。

【做法】

①将土豆削皮洗净，切成小方丁；葱头也切成小方丁；香菜择洗净切段。

②取汤锅，放入适量清水，放精盐置火上，下入土豆丁煮至熟烂。

③炒勺上火，放入油烧热，下葱头丁炒出葱香味，然后放入汤锅内，再加入牛奶烧开，用精盐、胡椒粉调好口味，撒上香菜段，盛入汤碗内即成。

【功效】

有降低血压的作用，是胃病、心血管病患者之佳品，常食可使血压稳定，并可防止动脉粥样硬化。

第25天 巴戟羊肉块

【原料】

巴戟30克，肉苁蓉30克，羊肉500克，大蒜30克，生姜5片，清汤800毫升，精盐、酱油、味精、花椒粉各适量。

【做法】

①巴戟、肉苁蓉洗净，用纱布袋包扎，置砂锅内。

②羊肉用沸水拖去膻味，切块，放入锅内，少许大蒜、生姜、一并加入，武火煮沸后，文火慢煲2小时，捞出药渣，取汁500毫升（汁当汤喝）后，羊肉入油锅略炒，加精盐、酱油、胡椒粉、味精调味即可。

【功效】

本菜味足香浓，具有温阳振痿、滋养肝肾的作用。适宜于中风后遗症。巴戟，味甘、辛、性微温，肉苁蓉含苯丙贰类成分麦角甾贰、海胆贰，肉苁蓉贰A、B、C、D，胡萝卜素以及琥珀酸、甘露醇、葡萄糖、蔗糖及多糖等。羊肉每100克含蛋白质11.1克，脂肪28.8克，碳水化合物0.8克，热量307千卡，硫胺素0.07毫克，磷129毫克，铁2毫克，胆固醇含量为110毫克，低于猪肉和牛肉，属温性肉食，与巴戟、肉苁蓉共食，补肾温阳效果好。

第 26 天　菠萝杏仁豆腐

【原料】

罐装菠萝 250 克，杏仁 200 克，琼脂 10 克，白糖 100 克，杏仁精少许，清水适量。

【做法】

①将杏仁用开水浸泡片刻，剥去皮，用刀切碎，加入少许清水，用小石磨磨成浆．去渣，待用。

②将琼脂洗净，放入碗内，加入清水少许，上屉蒸化取出，待用。

③取锅一个（无油污），倒入杏仁浆、琼脂液烧开，滴几滴杏仁精，调匀后盛入碗内，放入冰箱中镇凉；在煮杏仁浆的同时，取干净锅一个，放入适量清水，加入白糖，烧沸后晾凉。

④将菠萝切成小片；食用时，取出冻凉的杏仁豆腐，用刀划成象眼块，同放一大汤碗内，再舀入镇凉糖水，使杏仁豆腐浮在水面即成。

【功效】

有止咳平喘、清肺润燥作用，对高血压有理想的疗效。

第 27 天　冰镇黑葡萄

【原料】

黑葡萄 100 粒，京糕 100 克，冰糖 300 克，清水适量。

【做法】

①将锅置火上，放入适量水烧开，下入冰糖溶化，倒入碗内晾凉。

②将京糕切成比葡萄稍小的象眼片；葡萄用开水稍烫，撕去皮后和切好的京糕、冰糖水同放盆内，放入冰箱中镇凉，食用时倒入汤盘内即成。

【功效】

有多种维生素和人体所需的氨基酸，是体弱、贫血者的滋补佳品，可防治高血压。

第 28 天　冬瓜汤

【原料】

嫩冬瓜 500 克，精盐适量，芝麻油、味精各少许，粉丝 100 克。

【做法】

①将冬瓜削皮，洗净后切4厘米长、3厘米宽、0.5厘米厚的片。

②锅上火，放适量清水、冬瓜片，烧开后下精盐、粉丝至冬瓜片熟烂时加入味精，淋上芝麻油即成。

【功效】

有生津止渴、利水消肿作用，对高血压、动脉粥样硬化、冠心病有较理想的治疗效果。

第29天 板栗香丝瓜

【原料】

板栗250克，水发香菇150克，丝瓜100克，植物油500毫升（约耗50毫升），盐、味精、白糖、湿淀粉各适量，鲜汤250毫升。

【做法】

①将板栗凸起的一面砍一字刀，入沸水锅煮约10分钟捞出，趁热剥出板栗肉。

②香菇去蒂洗净，切2.5厘米见方的片；丝瓜去皮洗净，切与板栗大小相同的菱形块。

③净锅置旺火上，放油烧到七成热，下板栗肉过油至熟烂捞出沥油；再倒入丝瓜滑油，捞出沥油；锅内留油约60毫升，加板栗肉、香菇、盐、味精、白糖、鲜汤烧焖入味，至板栗肉软烂粉糯，倒入丝瓜略烧，用湿淀粉调稀勾芡，沸后装盘即成。

【功效】

本菜黄、绿、褐三色相映，具有补肾强精、活血止血的作用。对肾精不足，中风后遗症很有裨益。板栗，性味甘湿，含有蛋白质、脂肪、维生素 B_1、脂肪酸和糖类等物质。丝瓜含有胡萝卜素、维生素C、维生素B、皂甙、多量黏液质、瓜氨酸、生物碱和糖类。香菇是高钾低钠、含钙、硒的食物。

第30天 香菇冬瓜汤

【原料】

冬瓜400克，水发香菇100克，花生油10克，精盐4克，味精2克，熟鸡油2克，葱末少许，高汤适量。

【做法】

①将冬瓜去皮、去瓤洗净，切成0.5厘米宽的长条，香菇用温水泡发好，洗净，待用。

②将汤锅置火上，放油烧热，下葱末炝锅，炒出香味，放入高汤、香菇烧开，加入冬瓜块，待冬瓜熟烂时用精盐、味精调味，淋上鸡油，起锅盛入汤碗内即成。

【功效】

有清热利水、消肿解毒、下气消痰和溶解胆固醇的作用，对动脉粥样硬化、高血压患者有较好疗效，是心血管疾病患者理想的健康保健食品。

第31天　瓤馅鹌鹑

【原料】

净鹌鹑10只，莲子50克，枸杞子50克，猪肉50克，竹笋25克，料酒15克，龙虾片50克，葱花10克，姜末10克，淀粉适量，精盐3克，花生油500克（约耗100克），丁香8粒，葱段、姜片各25克。

【做法】

1. 将鹌鹑去头、脱骨后洗净，沥干水分，盛入盆内，用精盐、料酒、葱花、姜末腌渍入味；猪肉、竹笋均切成丁；莲子、枸杞子用清水泡透，滗净水分。

2. 将猪肉丁、竹笋丁、莲子、葱花、姜末放碗内用精盐、料酒拌和成馅，装入鹌鹑腹内，放蒸碗内再放上丁香、葱段、姜片上笼蒸透，稍凉。

3. 炒勺置火上，放入花生油，烧至五成热，放入龙虾片，炸脆后捞出；待勺中油温升至八成热，把鹌鹑拍上淀粉放入油勺内炸至外表呈金黄色，捞出装盘，以龙虾片镶盘即成。

【功效】

有滋补、强身、健体的作用，对高血压、高血脂、血管硬化、肥胖病患者有一定的食疗效果。

二、第 2 月食谱

一、基础知识

1. 高血压病的发病机制

高血压病的发病机制尚未完全阐明，目前主要有中枢神经失调的交感神经亢进说、血流动力学平衡失调说、肾素—血管紧张素系统说、细胞膜离子转运功能障碍说、肾脏作用说、遗传说、血管内皮功能异常说、胰岛素抵抗说等。

（1）高血压的血流动力学改变心输出量增加可能与高血压病初期改变有关，而一旦高血压病形成，心输出量通常并不增加，但外周血管阻力升高。血管外周阻力是影响血压的重要因素，外周小血管是构成外周阻力的主要部位（占 80%），其余 20% 决定于大血管。当外周阻力加大时，心室舒张期中血液向外周流动的速度减慢，流量减少，心室舒张末期存留在主动脉内的血液增多，因而舒张压升高。在心室收缩期，由于动脉血压升高使血流速度加快，所以收缩压的升高幅度比舒张压升高幅度小，脉压变小。与此相反，当外周阻力减小时，舒张压的降低幅度比收缩压降低幅度大，导致脉压加大。故认为一般情况下，舒张压的高低主要反映外周阻力的大小。引起高血压病患者外周阻力增高主要有三种因素：神经体液源性血管张力增加，血管管壁增厚和管径缩小，血管器质性改变。而血管平滑肌的收缩或张力状态是血管阻力的主要决定因素。

高血压病血管病变主要引起小动脉管壁中层增厚及纤维变性，外周阻力增大，并引起大、中动脉管壁中层增厚及动脉扩张、弹性减弱，促使和加重收缩期性高血压、左室肥厚和动脉硬化的形成与发展。所以，当心室收缩时，收缩压可明显升高；而心室舒张时，则因血管壁弹性减少，致使舒张压降低，脉压增大。这些改变是伴随年龄递增而出现的一个缓慢变化的过程，故老年人动脉血压的波动幅度（脉压）较年轻人大，单纯收缩期性高血压多见。

血流动力学平衡失调是高血压病发病的重要机制，这种平衡失调是整体性的，可始于中枢或外周。在一般情况下，它完全可被代偿而不引起高血压，但如果造成这种平衡失调的内因持久地起作用，则逐渐形成高血压病。

（2）中枢神经失调和交感神经功能亢进

长期、反复的过度紧张与精神刺激可以引起高血压病。当大脑皮质兴奋与抑制过程失调时，皮质下血管运动中枢失去平衡，交感神经功能亢进，肾上腺能活性增加，使节后交感神经释放去甲肾上腺素增多，而引起外周血管阻力增高和血压上升。在这一过程中肾上腺髓质释放肾上腺素也增多，而血中肾上腺素水平的持续增高又使交感神经末梢去甲肾上腺素释放增多，从而进一步使血管阻力增加，血压持续升高。其他神经递质如 5 一羟色胺、多巴胺等也可能参与这一过程。

交感神经兴奋可通过多种途径升高血压：①使心率加快，心肌收缩力增强，心输出量增加，内脏血管收缩。②肾交感神经兴奋可增加肾素分泌、降低肾小球滤过率，肾小管再吸收钠增加，导致水钠潴留。③颈动脉窦压力感受器敏感性降低，使压力调节"再置"于较高水平。④通过促进心肌与血管平滑肌细胞的生长而使细胞肥厚与增生，或通过对血管平滑肌细胞膜诱发电活动，加强血管收缩，维持慢性高血压和高血凝状态。

交感神经机能亢进对高血压病发生的始动机制的作用似更大于其维持机制。

（3）肾素—血管紧张素系统（RAS）的作用

肾素—血管紧张素系统（RAS）是调节血压和血容量的激素系统，在高血压病的发病与治疗方面有重要意义。肾素是一种蛋白水解酶，主要由肾小球旁细胞分泌，释人静脉血中的肾素激活由肝脏合成的血管紧张素原，使其转化为血管紧张素 I，再经肺循环中的血管紧张素转换酶（ACE）的作用转化为血管紧张素 II。后者有下列作用：①直接使小动脉平滑肌收缩，外周阻力增加。②使交感神经冲动发放增加，去甲肾上腺素功能加强，外周血管阻力增加。③刺激肾上腺皮质球状带，使醛固酮分泌增加，从而使肾小管远端集合管钠再吸收加强，导致体内水与钠潴留，血容量增加。以上作用均使血压升高。

但并不是所有高血压病患者都有肾素分泌增多。因此对循环 RAS 与高血压病的关系目前尚无肯定的结论。研究发现，在高血压病患者中 30% 肾素减低，15% 肾素增高，55% 为肾素正常，以此可作为高血压病的分类之一。血管紧张素转换酶抑制剂（ACED）对 RAS 正常或减低的高血压病患者仍可产生降压效应。这提示除循环 RAS 的内分泌作用外，与局部 RAS 各成分在心血管系统中发挥作用有关。局部 RAS 各成分在心血管系统中的作用可以导致血管平滑肌细胞增殖，心肌细胞肥厚，而引起血管壁增厚、血管阻力增加、左心室肥厚等改变，在高血压病的发生和发展中占有重要地位。

（4）细胞膜离子转运功能障碍

高血压病患者细胞膜存在特异性生化缺陷，可能为某一个或数个主要基因异常而造成膜转运蛋白结构异常，经一系列中间环节，最终导致本病发生。细胞膜离子转运功能障碍，尤其是血管平滑肌和肾上腺素能神经系统的可兴奋细胞的膜转运障碍，可促使产生暂时或持久性的细胞内 Na^+、Ca^{2+} 浓度增加而升压。其升压机制可能是：①增加外周阻力（血管腔变窄，对缩血管物质反应性增强）。②使压力感受器"再置"，血压被调到较高水平。③影响交感神经活动和介质传递。④促进心血管细胞增生、肥大。⑤血流动力学和微循环障碍，促进高凝状态和血栓形成。

（5）肾脏在高血压病发病中的作用

近年来肾脏与高血压病发病的关系已引起医学界的关注。无论原发性或肾实质性高血压，肾脏因素在高血压的发病机制中无疑都起重要作用。肾脏本身不一定存在病变，但肾外因素可直接或间接改变肾脏内分泌、血流动力学、肾小球滤过、肾小管对钠离子的再吸收等，从而影响肾脏调节水、盐平衡和血压。

肾脏不仅是一个排泄器官，而且是重要的内分泌器官，可分泌多种与血压调节有关的激素，如肾髓质合成的 PGE2、PGA2 等可扩张血管，PGF2a 可收缩血管。肾脏是调节血压和体液平衡的关键器官。决定动脉血压的两大要素，即心排血量和总外周血管阻力都与体液平衡状态有关，其中心排血量受回心血量影响，而回心血量又受肾脏水钠代谢的直接影响。肾脏除了可直接分泌或参与血管活性物质的代谢外，其对电解质（特别是钠、钙、钾、镁等离子）的调节（包括细胞内和细胞外）也直接或间接影响总外周血管阻力。例如，钠盐过多可以增加交感神经兴奋性，促使平滑肌细胞水肿，对血管活性物质的反应性增强，以及细胞内钙离子浓度增加等，都可以使总外周血管阻力增加，血压随之升高。所以，肾脏与高血压发病的关系应当引起我们的重视。

（6）高血压病与遗传

近年来从遗传学、分子生物学水平对原发性高血压的发病机制作了较深入的研究，原发性高血压也就是高血压病，已被认为是一种与遗传有关的多基因病。一些基因的突变、缺失、重排和表达水平的差异可能是导致高血压病的基础。有研究认为，决定血压的环境和遗传影响约各占 50%，在遗传组分中显性和累加（多基因）成分都存在，比例约 1:2~1:4，可见本病以多基因遗传为主。

流行病学调查，双胞胎研究和动物实验均表明高血压病有明显的遗传倾向。研究表明：单卵双生的同胞比双卵双生的同胞的血压一致性更明显；流行病学调查结果显示高血压病有明显的家族聚集性，已有研究表明肾素—血管紧张素系统中肾素、血管紧张素转换酶和血管紧张素原基因以及 Na^+、Ca^{2+}、K^+ 等细胞膜离子通道蛋白基因、原癌基因等与高血压病的发病有一定关系，新的与高血压病有关的基因不断地发现，这必将促进高血压病的分型、预测、预防和预后的研究，并开拓了抗高血压基因治疗的前景。

（7）血管内皮功能异常

血管内皮细胞通过代谢、生成、激活和释放各种血管活性物质而在血液循环、心血管功能的调节中起着极为重要的作用。

内皮细胞生成的舒张物质包括前列腺环素（PG12）、内皮依赖舒张因子（EDRF，即一氧化氮，NO）等，具有扩张血管和抑制血小板功能的作用。内皮细胞生成的收缩物质，包括内皮素、TXA2、PGH2 及血管紧张素Ⅱ等，均有收缩血管的作用。

在正常情况下，舒张因子与收缩因子作用保持一定的平衡。

一氧化氮（NO）可激活平滑肌细胞内的鸟苷酸环化酶，使 cGMP 生成增加，引起平滑肌舒张。缓激肽可使内皮细胞释放 NO 增加，用

ACEI 不仅使血管紧张素 Ⅱ 产生减少，还使缓激肽灭活减少，从而增加 NO 的生成，增强扩血管效应。内皮素—Ⅰ（ET—1）是内皮细胞生成的唯一内皮素，ET—Ⅰ 的生成受到一些物质的调控，其中 PGI2 和 NO 可减少 ET—Ⅰ 的生成。正常情况下血液循环中 ET—Ⅰ 的浓度很低。高血压病时，NO 生成减少，而 ET—Ⅰ 增加，血管平滑肌细胞对舒张因子的反应减弱而对收缩因子的反应增强。

（8）胰岛素抵抗在高血压病发病中的作用

胰岛素抵抗系指胰岛素的生物效应低于预计正常水平，胰岛素在促进葡萄糖摄取和转化方面受损，使血糖不能有效地从循环中清除，为此机体代偿性分泌过多的胰岛素，形成高胰岛素血症或胰岛素/血糖比值增高，以使机体内的血糖维持在正常水平。

胰岛素抵抗或高胰岛素血症引起高血压的机制包括：①肾小管钠再吸收增加，水钠潴留。②兴奋交感神经系统。③促进动脉壁脂质沉着。④提高生长因子活力，导致血管壁细胞增生肥大，小动脉管腔狭窄。⑤抑制细胞膜上的 Na^+ —K^+ —AT 酶的活性，使细胞内 Ca^{2+} 增多，血管收缩。

代谢性"X 综合征"，亦称"胰岛素抵抗综合征"或"紊乱综合征"（CHAOS，其中 C：冠心病；H：高血压，高胰岛素血症，高脂血症；A：成年糖尿病；O：肥胖；S：综合征）。胰岛素抵抗是该综合征的共同基础，由遗传因素和环境因素（热量摄入过多）造成。它使外周组织（骨骼肌）的葡萄糖摄取受阻，影响糖原合成，引起胰岛素代偿性分泌增多，导致血胰岛素浓度增高。

胰岛素抵抗患者容易发生动脉粥样硬化。迄今，用高血压病药物治疗的临床试验均显示降压可使脑血管并发症下降，但对冠心病并发症死亡率的影响不明显，可能与所用的降压药未能作用于胰岛素抵抗有关。

2. 高血压病的病理

高血压病病理改变，主要包括血管的病理改变和靶器官的继发性病理变化。

1. 血管的病理变化：高血压病早期全身细、小动脉痉挛，日久管壁缺氧，呈透明样变性。小动脉压力持续增高时，内膜纤维组织和弹力纤维增生，管腔变窄，加重缺血。

2. 靶器官（心、脑、肾）继发性病理变化：随着细、小动脉硬化和持续高血压，各靶器官发生继发性病理改变，其中以心、脑、肾为最重要。

（1）心：血压增高后左心室负荷加重，心肌肥厚与扩大，病情进展可出现心力衰竭。持久的高血压有利于脂质在大、中动脉内膜的沉积而发生动脉粥样硬化，如合并冠状动脉粥样硬化，心肌缺血则加重心脏的上述变化，

（2）脑：脑小动脉硬化常见。如伴有血管痉挛或血栓形成，可造成脑软化，痉挛处远端血管壁可发生营养性坏死而形成微小动脉瘤，如破裂则引起脑出血。普遍而急剧的脑小动脉痉挛与硬化使毛细管壁缺血、通透性增高，致急性脑水肿。

（3）肾：肾细小动脉硬化。肾小球人球细动脉玻璃样变性和纤维化，引起肾单位萎缩、消失，病变重者致肾衰竭。

二、诊断方法

1. 高血压的有关检查与化验

高血压病患者应该做哪些检查，对此医学界一直存在不同的意见。主要争议的焦点在于，究竟在多大程度上去评价继发性高血压的可能性。

许多专家认为，目前临床上可使用的实验室辅助检查的种类繁多，其中有些检查较为繁琐，且价格昂贵，并非每一位病人都需完成所有的检查项目。一般地讲，大多数轻、中度高血压患者的检查相对要简单一些，详尽的实验室检查对这些病人可能是不必要的、多余的，某些检查还可能引起生理不适和危险，同时也给个人和社会带来过多的支出。但对于那些严重的、病情复杂的患者，则需要进行较为详细而深入的检查。通常，病人越年轻、血压越高、病情发展越快，则辅助性检查就应该越细致，以便寻找高血压潜在的可治愈的病因。

通常将实验室检查分为两个部分：一部分是所有高血压患者都应进行的检查项目；另一部分则是适用于：①最初检查已提示继发性高血压的可能性，②基本的降压治疗未能奏效而选择的进一步检查项目。

基本检查项目

（1）化验检查：①尿液及肾功能检查：高血压在无并发症的大多数情况下，尿液检查与肾功能检查一般是没有什么变化的。在并发肾功能损害时，尿液及肾功能检查可显示不同程度的改变。早期因肾脏受累，尿常规能见到少量至"十"的蛋白及少量红细胞，但不出现管型。如果损害进一步加重，到了肾功能失去代偿时，由于肾的排泄功能不好，体内的代谢产物无法及时排出体外，导致血中的氮质升高，医学上称为"氮质血症"。此时尿检可出现大量的蛋白、红细胞和管型。血液化验检查则提示血肌酐、尿素氮均超过正常，血红—微球蛋白升高，尿红—微球蛋白下降。②血糖测定：一方面糖尿病和动脉粥样硬化、肾血管疾病和糖尿病性肾病有关；另一方面，原发性醛固酮增多症、柯兴氏病、嗜铬细胞瘤等也都可以引起高血糖。此外，利尿剂的使用也可引起血糖升高，因此测定其基础值是有意义的。③血钾、血钙测定：血钾的测定有助于筛选盐皮质激素诱发的高血压，并可作为开始使用利尿剂治疗前的基础值。检查血钙可以明确有无高钙血症。④血尿酸：肾性及原发性高血压病患者易伴高尿酸血症，且利尿剂也可使血尿酸升高，因此需要检测患者的血尿酸水平。⑤血脂测定：血浆胆固醇和甘油三酯是判断是否存在冠心病易患因素的重要指标。

（2）心电图检查：高血压病患者应定期进行心电图检查，以评价其心脏功能情况，尤其是判断其左心室有无肥厚。高血压病患者的心电图表现主要是：①左心室负荷增大引起的左室肥厚；②多种心律失常及传导异常。必要时可做心向量图、超声心动图等检查。

（3）X线检查：胸片检查有助于发现主动脉扩张、迂曲延长及发现主动脉缩窄病人肋骨压迹。

（4）眼底检查：眼底检查临床上应属于体格检查范围。眼底的改变与患者年龄、病程、血压、肾功能、心脏改变等基本成正比关系，因此了解眼底小动脉狭窄、动静脉凹痕、出血、渗出或视神经乳头水肿情况，对判断高血压的病期、类型和预后都很有帮助。一般Ⅰ期高血压病患者的眼底检查都是正常的；Ⅱ期高血压病患者眼底会出现小动脉缩小或轻度硬化的表现；Ⅲ期高血压病则出现严重的眼底动脉硬化；而急进型的高血压病除了有Ⅲ期高血压病的表现外，还可出现视神经乳头水肿等征象。

在进行眼底检查前，通常要用阿托品或后马托品眼药水滴眼，以使瞳孔扩大。检查后因为药物的作用，需要几天时间才能使瞳孔复原，所以可能暂时不能看书、看电视，这是正常现象。

筛选继发性高血压的特殊检查

（1）肾血管性高血压。怀疑肾血管性高血压者可借助静脉肾盂造影（1VP）、同位素肾图、Sara1asir 试验、肾动脉造影、肾静脉取血测定肾素等检查。

（2）嗜铬细胞瘤。24 小时尿儿茶酚胺及其代谢产物如 VMA 等、肌酐、血儿茶酚胺检查。

（3）柯兴氏病。24 小时尿 17 — KS、17 — OHCS、血皮质醇地塞米松抑制试验。

（4）原发性醛固酮增多症。24 小时尿钾及血钾、血浆肾素活性及醛固酮水平测定等。

此外，为了全面监测患者的血压变化与波动情况，必要时还可进行 24 小时动态血压监测等检查。

2. 什么情况下需要做动态血压监测

动态血压监测可以提供 24 小时、白天与夜间各时间段血压的情况，能够比较敏感、客观地反映血压的实际水平、血压变异性和血压的昼夜节律，对靶器官损害以及预后的判断比诊所偶测血压更确切。临床上，可用于诊断"性高血压"（这些患者 24 小时动态血压监测结果多正常）、顽固性高血压、发作性高血压或低血压、血压波动异常（同次或不同次）等患者。那么哪些患者应该进行动态血压监测呢？具体的适用情况如下：

（1）最近刚患上"高血压"，且诊室的偶测血压中低压 <1. 4 千帕（105 毫米汞柱），同时无心、脑、肾损害证据；

（2）临界高血压和不稳定的高血压；

（3）经合适的药物治疗后血压仍控制不满意；

（4）诊室血压控制满意，但是靶器官损害仍然加重；

（5）有晕厥史和体位性低血压，可以配合动态血压监测检查来明

确病因;

（6）评估药物疗效。

进行动态血压监测时，受测者可以进行正常的日常生活，并要注意记录自己的活动情况（包括活动的时间、种类、强度、有无不适等），一般监测 24 小时。一般情况下动态血压监测的正常标准：24 小时平均血压 < 17. 33/10. 7 千帕（130/80 毫米汞柱），白昼平均血压 < 18/11. 33 千帕（135/85 毫米汞柱），夜间平均血压 < 16. 67/10 千帕（125/75 毫米汞柱）：正常情况下，夜间血压均值比白天血压均值低 10% ~ 20%。

患者在进行动态血压监测时需注意以下几点：

（1）袖带一般放在左上臂，每次开始测量时左上臂应尽量保持不动，以免袖带松动或脱落；

（2）袖带充气时被测者应保持坐立姿势或保持上臂垂直不动；

（3）睡觉时要尽量避免身体压到上臂，影响血压读数的正确性。

三、处治方案

1. 药物治疗的原则

虽然某些中药及其有效单体的制剂可以列入"降压药物"的清单中，如利血平等，但在通常的情况下，中药和"药物"似乎是两个不同的概念。这里所谓的"药物"，是属于现代医学（俗称"西医"）范畴的概念。

目前临床上使用的降压药物很多。深入、详细地讨论这些药物不是本书的任务，也非作者的专长。然而，作为罹患需要"长期服药"的高血压病的患者，必须懂得一些有关降压药物的使用知识，以便在正确的治疗基础上进行保健康复。

通常来说，高血压病的用药，宜从小剂量开始，按病情需要逐渐（级）增加。对于轻度高血压或在用一级治疗前，在饮食控制、限钠、镇静措施无效时，可选用基础降压药物，如利尿剂或 β—阻滞剂，若降压效果仍不够满意者，则加用或改用另一类药物；而中、重度高血压患者，往往需要联用 2 种或 2 种以上降压药，甚或选用较强烈的降压药，这种逐级使用降压药的方法，乃目前国内外所习用的所谓"阶梯疗法"，具体治疗方案因不同学者的观点不同而不尽相同，但基本指导思想是一致的。

由于所有降压药物都可能产生一些副作用，且各人反应不同，只是一般较轻而易忍受。然而选用药物治疗时应尽量避免使用产生情绪、体力或脑力方面改变而影响病人生活质量的药物。当血压一旦控制在理想水平且较稳定后，即可逐级下阶梯，均不可骤然减量或停药，以免血压骤然反跳或导致"停药综合征"。

2. 非药物治疗

非药物疗法是直接针对高血压危险因素的措施，主要包括限制食盐摄入量，纠正超体重，节制饮酒，提倡经常性运动锻炼等措施。这些措施都有不同程度的降压效果，是降压治疗的重要组成部分。对有轻度高血压患者来说，单靠非药物治疗就可能足以控制血压，而不需加用药物；即使仍需要用药者，也可起到减小剂量或减少副反应的辅助作用。因此，所有高血压患者都应接受非药物治疗。

此外，高血压病与冠心病等心血管病往往是互为因果的，因此，控制其他心血管病危险因素的措施也很重要，如戒烟、限制膳食中总脂肪、饱和脂肪酸和胆固醇摄入量以控制血清胆固醇含量水平等。

四、保健常识

1. 坚持八项守则，严格控制高血压

为了控制高血压病、冠心病、脑卒中，特别是加强自我保健，要做到以下八项守则。

（1）保持血压正常。正常血压标准为收缩压低于18.6千帕（140毫米汞柱），舒张压低于12.0千帕（90毫米汞柱）。中年以后至少每年测量一次血压，高血压病患者应严格遵守医嘱，长期控制血压。

（2）保持体重正常，预防超重。肥胖体重指数是体重的千克数除以身高米数的平方，体重为千克数，身高为米数，如某男，身高1.75米，体重65千克，体重指数为$65 \div 1.75^2 = 21.2$。指数在20~24被认为是理想体重；指数在24—26，被认为超重；大于26，为轻度肥胖；28以上为明显肥胖。如注意调节饮食，增加体力活动，多可逐步自行调整。

（3）保持血脂正常。血清总胆固醇正常值为2.9~6.0毫摩/升（110~230毫克/分升），甘油三酯0.56~1.7毫摩/升（50—150毫克/分升），低密度脂蛋白小于3.36毫摩/升（小于130毫克/分升），高密度脂蛋白大于0.9毫摩/升（大于35毫克/分升），以上指标出现异常时称为血脂异常。饮食调整、增加体育锻炼，一般能自行转为正常。久治无效时可按医嘱服调脂药。同时，少吃脂肪特别是动物脂肪，每人每月摄入食油量少于0.75千克，新鲜蔬菜每日400~500克，水果50~100克，肉类75~100克，蛋类每周3~5个，奶类每日250克，少吃糖类和甜食。

（4）绝对不吸烟，本人直接吸烟和间接被动吸烟均有害。

（5）饮食讲科学。食不过饱，肉食适量，不吃肥肉，少吃内脏，多吃蔬菜水果。减盐（日摄盐总量在6克左右），少食咸菜。做菜少加盐和酱油（推广南方口味），推荐食用低钠保健盐（预防医学科学院配方、北京盐业公司生产的喜康保健盐值得推广）。精糖与含糖饮料尽量少食，酒以少饮为佳。

（6）体育锻炼。每人选择一种不同的运动方式，增加或保持适当的体力活动，只要运动后自我感觉良好，且保持理想体重则表明是合适的。体育锻炼的方式及时间，按个人情况条件而定，忙时可在周末补课。

（7）讲求精神卫生。避免突然发怒或受精神刺激，学会自我精神调控。保持乐观心态，提高应激能力。每个人尤其是老年人要避免过度的喜怒哀乐，锻炼自己的心理承受能力，不要使血压或其他循环功能过度波动，这可能减少或避免在某些情况下心血管病的突然发作。

（8）增强自我保健意识，学会自我保健知识。

以上八项守则要在群众中广为宣传，但都要结合实际，不可机械执行。持之以恒，终身受益。无病者起到预防作用，已病者也可起基础治疗作用。因此，"均衡膳食，适当运动，心胸开朗，戒烟限酒，生活规律，平衡降压"的十六字口诀如能遵照执行，对防治高血压定会有所帮助。

2. 指甲按摩降压术的方法是怎样的？

指甲按摩降压术的方法是：手的拇指指甲根部是血气循环的起始点，沿指甲底部肌肉隆起线状的两端，以另一手的拇指和食指夹住，转动性地揉搓。然后，向指甲边缘朝指根方向慢慢揉搓下去。呼气时施压，吸气时放松。左右的拇指轮流按摩，早、午、晚各做1次，每次约5分钟，有降压作用。

五、饮食疗法

1. 食疗知识

妊娠高血压患者的饮食应注意哪些问题？

患有妊娠高血压的孕妇，应注意进食一些有降压、通便、利尿作用的食物，如黄豆芽、白木耳、绿豆、黑芝麻等。黄豆芽有利尿降压的功效，可预防或治疗妊娠高血压；且黄豆芽能降低血脂胆固醇，防止动脉硬化，增加血管弹性，可做黄豆芽汤。白木耳有软化血管、降低血压的作用，同时又能生津通便，是一味滋补品，与冰糖同炖，对孕妇有益无害。绿豆能通过利尿作用而降低血压；黑芝麻能润肠通便，防止便秘，二者同炒研粉食用，是孕妇常食的营养补品。

2. 食疗食谱

第1天　炒葱头丝

【原料】

洋葱头250克，酱油、白糖、醋、精盐各适量，味精少许，花生油30克。

【做法】

①将洋葱头去老皮，洗净，切成细丝，待用。

②炒勺上火，放油烧至八成热，放入葱头丝煸炒片刻，放酱油、醋、白糖、精盐、味精，翻炒均匀后出勺装盘即成。

【功效】

葱头有温中通阳、散瘀解毒、温肺化痰之功效，适用于冠心病、高血压、糖尿病、高脂血症患者。现代研究证明，葱头有较好的降低血糖的作用，还有降压、降脂、解毒防癌之功效。

第2天 糖醋萝卜丝

【原料】

红萝卜250克，盐、红油、白糖、葱丝、醋适量。

【做法】

①萝卜洗净，去须头，切成粗丝入盆放盐和匀。

②将萝卜丝码盐约5分钟至蔫，轻轻挤干，倒去涩水，抖撒加盐、葱丝、白糖、红油、醋拌匀即成。佐餐常吃。

【功效】

红萝卜健脾，化湿，去痰。

第3天 糖醋藕片

【原料】

鲜藕300克，食醋、白糖、花生油各适量。

【做法】

①鲜藕去皮，洗净，切薄片，在沸水锅中焯一下，捞出后用清水过凉，待用。

②炒勺上火，放油烧热，放入藕片、白糖，煸炒片刻后烹食醋，翻炒均匀，出勺装盘。

【功效】

藕有清热凉血、止血散瘀之功效，适于高血压及便秘者食用。

第4天 洋葱肉片

【原料】

猪瘦肉150克，洋葱250克，盐、料酒、味精、白酱油、鲜汤、水淀粉、混合油适量。

【做法】

①猪肉洗净切片，洋葱去老皮洗净切片，码上点盐。

②将肉片码上盐、料酒、水淀粉，另将料酒、盐、味精、白酱油、鲜汤兑成汁。

③锅热后下混合油，烧至七成热时放入肉片，炒散后下洋葱炒至断生，烹入汁，收汁起锅即成。佐餐常吃。

【功效】

洋葱和胃，下气，化痰湿。猪瘦肉润燥，补阴。本品具有化痰湿而不伤阴的特点。适应头晕目眩、动则加剧，胸闷痰多等症。

第 5 天　菊花肉片

【原料】

鲜菊花瓣 10 克，猪里脊肉 100 克，鸡蛋 1 个，葱末、姜末各 5 克，精盐、料酒、味精、淀粉各适量。

【做法】

①将菊花瓣洗净；猪肉洗净，切片；将鸡蛋液磕入碗内，加入料酒、精盐和淀粉，调成糊，然后放入肉片抓匀浆好。

②炒勺上火，放花生油烧热，放入浆好的肉片，滑熟后出勺，沥油。

③原勺上火，放花生油烧热，用葱末、姜末炝勺，再放入滑熟的肉片和菊花瓣煸炒，用味精调味，翻炒均匀后出勺装盘即成。

【功效】

有清热祛风、平肝明目之功效，适用于高血压病患者食用。

第 6 天　鲜酿番茄

【原料】

番茄 500 克，肥瘦猪肉 200 克，盐、胡椒粉、味精、香油、鸡蛋、慈菇、老姜、葱、火腿、金钩、化猪油、料酒适量。

【做法】

①老姜剁细，葱切花，慈菇去皮剁细，火腿剁细，金钩发胀洗净剁细，鸡蛋清制成蛋清淀粉，猪肉剁细。

②锅烧热放化猪油，加入猪肉一半、料酒，待猪肉烧干水气再放入盐、胡椒粉、味精、金钩、火腿、姜，一起烧出香味放入盆内晾凉，再放入余下的一半生猪肉和葱花、香油一起拌匀，制成生熟混合馅。

③将番茄去皮，在顶部切一刀做成盖，掏去番茄内部的籽，用干净纱布抹干番茄内部的水分，抹上蛋清淀粉，将馅装入盖上盖。再依次放入蒸碗内摆好，上笼蒸熟后取出放盘内。

④锅内放入汤、盐、胡椒粉、味精，烧沸放水淀粉加清茨起锅淋于

盘内番茄上即成。

⑤作菜肴，佐餐食用，宜常食。

【功效】

番茄清热，生津。肥瘦猪肉滋阴润燥。本品具有滋阴清热，生津止渴的特点。适应于头昏目眩，面红耳赤，口干，便秘，潮热心烦等症。

第7天 芦笋炒肉片

【原料】

猪瘦肉150克，芦笋200克，鸡蛋1个，水发木耳5克，豌豆苗10克，芝麻油10克，精盐4克，味精2克，料酒5克，白糖4克，水淀粉适量，葱末5克，花椒2克，花生油400克（约耗40克），鸡汤适量。

【做法】

①将芦笋茎部老段去皮，斜刀切成薄片，在微沸的水里煮约3分钟，捞出用清水过凉；猪瘦肉洗净后切片，放入碗内，加入鸡蛋、水淀粉拌匀上浆。

②炒勺置火上，放入花生油，烧至四成热，下入肉片滑透，捞出沥油。

③原勺留油少许，下入花椒、葱末炝勺，捞出花椒、葱末，下入芦笋片、木耳、肉片、豌豆苗翻炒均匀，加入精盐、味精、白糖、料酒、鸡汤，烧开后用水淀粉勾芡，淋入芝麻油，盛入盘内即成。

【功效】

有凉血止血、益气补血、降低胆固醇之功效，并能起到减肥作用，对高血压、高脂血症患者尤为适宜。

第8天 双丁拌香椿

【原料】

香椿芽100克，五香豆腐干100克，皮蛋2个，麻油、醋、精盐、味精各适量。

【做法】

香椿芽洗净，放沸水中加盖温浸5分钟，取出切碎，五香豆腐干切粒，皮蛋去壳洗净切粒，同放于碗中，加入麻油、醋、精盐和味精，拌匀，腌渍入味。单食或佐餐。

【功效】

适用于高血压患者。

第9天　猪肉焖芹菜

【原料】

猪肉150克，芹菜200克，花生油60克，料酒、精盐、豆豉、白酱油、姜末、蒜茸各适量。

【做法】

①选瘦多肥少猪肉剁碎，盛碗内，撒上少许精盐和料酒。

②芹菜去叶和根茎，洗净，切成3厘米长的段，用少量精盐拌匀，使用时沥干水分。

③将精盐、白酱油、味精、豆豉汁（先用温水浸好）兑成调味汁。

④炒勺上火，放花生油烧至七成热，放入剁碎的猪肉滑散，烹入料酒，放入姜末和蒜茸，炒出香味，再放入芹菜煸炒，待芹菜炒至断生时倒入调味汁，抖匀出勺装盘即成。

【功效】

有平肝清热、祛风利湿、降低血压之功效，适宜高血压病患者食用。

第10天　天麻炖甲鱼

【原料】

甲鱼1只（约500克），天麻片15克，葱、姜、蒜、黄酒、麻油、食盐适量。

【做法】

将甲鱼宰杀，沸水稍烫后刮去泥膜，挖净体内黄油；用甲鱼胆在壳背上涂1周，腹盖向上置器皿中；天麻片、葱、姜覆盖其上，加黄酒适量，加盖后隔水炖1.5～2小时。

【功效】

滋养肝肾，活血散瘀。适用于高血压、肝炎等症。

第11天　韭菜炒猪肝

【原料】

韭菜250克，猪肝150克，花生油60克，精盐2克，酱油5克。

姜末、葱花各5克，味精、淀粉各适量。

【做法】

①将韭菜择洗净，切成4厘米长的段。

②猪肝切成长3厘米、宽2厘米、厚0.2厘米的薄片，用少量淀粉、精盐、酱油拌匀上浆。

③炒勺置武火上，放入花生油，烧至七成热，放入浆好的猪肝片，滑透后放入韭菜煸炒，用姜末、葱花和味精调味，炒匀出勺装盘即成。

【功效】

具有滋肝养肾、生血填精之功效，适于高血压患者食用。

第12天　芹菜拌海蜇

【原料】

芹菜300克，海蜇50克，小虾米3克，精盐、醋、味精、麻油各适量。

【做法】

芹菜除去根、叶，洗净切成小段，放沸水锅烫一下，沥干。小虾米用沸水泡好，海蜇皮漂洗干净，切成细丝，同放于大碗中，加入精盐、醋、味精和麻油，拌匀，腌渍入味。单食或佐餐。

【功效】

适用于高血压患者。

第13天　扒牛肉条

【原料】

熟白煮牛肉200克，芝麻油75克，酱油30克，料酒10克，味精2克，水淀粉30克，葱段、姜片、蒜片共30克，大料2瓣，糖色、鸡汤各适量。

【做法】

①将牛肉洗净，切成6厘米长、2.5厘米宽、0.5厘米厚的肉条，整齐地码放盘内。

②炒勺置火上，放入芝麻油烧热，放入大料，葱段、姜片、蒜片煸出香味，加入料酒、鸡汤烧开，捞出佐料，加入酱油，把牛肉条轻轻推

入，用微火煨焯至透；转用旺火，调入糖色、味精，边晃动炒勺边淋入水淀粉勾芡，待汤汁浓稠时淋入芝麻油，抖匀起勺装盘即成。

【功效】

牛肉中蛋白质含量较高，并含有多种人体必需的氨基酸，是高血压、动脉粥样硬化的理想菜肴。

第 14 天　海带爆木耳

【原料】

水发黑木耳 250 克，水发海带 100 克，蒜 1 瓣，调料适量。

【做法】

①将海带、黑木耳洗净，各切丝备用。

②菜油烧热．爆香蒜、葱花，倒入海带、木耳丝，急速翻炒，加入酱油、精盐、白糖、味精，淋上香油即可。

【功效】

安神降压，活血化瘀。适用于高血压、紫癜等症。

第 15 天　黄焖牛肉

【原料】

白煮牛肉（熟）200 克，芝麻油 50 克，酱油 25 克，味精 3 克，料酒 10 克，水淀粉 30 克，葱段 25 克，姜片 15 克，蒜片 15 克，大料 1 瓣．精盐、高汤各适量。

【做法】

①将熟牛肉切成 5 厘米长、3 厘米宽、1 厘米厚的条。

②炒勺置火上，放入芝麻油烧热，下入大料、葱段、姜片、蒜片煸炒出香味，烹入料酒，加入高汤（或水）、酱油烧开。捞出佐料，把牛肉条整齐地推入，用微火煨烤入味，转用旺火。调入精盐、味精出勺，把牛肉条摊码在汤盘中。原勺上火烧开，撇去浮沫，用水淀粉勾芡，淋入芝麻油，浇在牛肉上即成。

【功效】

牛肉中蛋白质含量较高，是高血压、动脉硬化、冠心病患者的理想佳肴。

第 16 天　奶油黄芽白

【原料】

鲜牛奶（脱脂）100 毫升，黄芽白 500 克，麻油 15 毫升，湿淀粉 10 克，姜末、精盐、味精各适量。

【做法】

①先将牛奶进行脱脂处理。

②黄芽白去根茎部分，留下菜叶，切成约 3 厘米长的碎叶片，洗净沥干水。

③锅内先放入 1500 毫升清水煮沸，放入黄芽白烫沸即捞出沥水。

④将锅烧热，倒入牛奶。文火烧沸后，放入精盐、味精、姜末，用湿淀粉勾上芡，倒入烫熟的黄芽白，均匀搅翻数下，加入麻油，待黄芽白呈青活色即出锅，

【功效】

此菜色泽光亮、甜香爽口，既有含蛋白营养的牛奶，又有高维生素类的鲜蔬。牛奶含丰富的蛋白质和维生素、硫胺素、乳糖及胆固醇和脂肪。

第 17 天　芫爆兔条

【原料】

兔通脊肉 250 克，鸡蛋 1 个，香菜 150 克，芝麻油 5 克，精盐 5 克，味精 2 克，胡椒粉 1.5 克，料酒 10 克，醋 5 克，淀粉适量，葱丝、姜丝、蒜丝各 10 克，鸡汤适量，花生油 500 克（约耗 75 克）。

【做法】

①将兔通脊肉洗净后切成 5 厘米长、0.5 厘米粗细的条，放入碗内，加入精盐、味精、料酒、鸡蛋清及少许水搅匀，腌 15 分钟后用淀粉拌匀上浆，同时加上一点油，使兔条滋润；香菜择洗净，切成 3 厘米长的段。

②炒勺置火上，放入花生油，烧至六成热，下入兔条，用筷子滑散，至九成熟时捞出沥油。

③原勺置火上，放入少许花生油，下入葱丝、姜丝、蒜丝炝勺，加入精盐、味精、胡椒粉、鸡汤，下入香菜煸炒几下，再下入兔条，翻炒

均匀，淋入醋、芝麻油盛入盘内即成。

【功效】

有补中益气、消热止渴、凉血解毒的作用，常食有助于防止冠心病、动脉粥样硬化、高血压病的发生。

第 18 天　海蜇荸荠

【原料】

海蜇 120 克，荸荠 360 克。

【做法】

将海蜇漂净，荸荠洗净连皮用，加水 1000 毫升，熬取 250 毫升。喝汤吃海蜇、荸荠。

【功效】

降压利尿。适用于各种高血压患者。

第 19 天　清炖兔肉

【原料】

净兔肉 600 克，净猪五花肉 150 克，水发香菇 20 克，熟冬笋片 25 克，青菜心适量，芝麻油 5 克，精盐 10 克，料酒 40 克，味精 2 克，白胡椒粉 1 克，葱、姜各 10 克，蒜泥 30 克，花椒 3 克，鸡汤适量。

【做法】

①将兔肉洗净，切成 3 厘米见方的块，用清水浸泡 4 小时（其间换水两次）。捞出沥水后置盆内，加入精盐、料酒、葱、姜、花椒腌渍几小时，再用清水洗净；五花肉洗净，切成小丁。

②将兔肉放入凉水锅内，置火上烧沸后略焖至没有血水，捞出洗净沥水。

③砂锅内放入兔肉块、猪肉丁、鸡汤、葱、姜、料酒及精盐，上火烧沸后撇去浮沫，加盖儿后转小火炖至兔肉酥烂，拣去葱、姜，加入香菇、冬笋片、菜心烧沸，放入味精、白胡椒粉，淋入芝麻油即成。随带一小碟蒜泥上桌，蘸食。

【功效】

营养颇丰，是高血压、高脂肪、高血脂患者的最佳食疗菜肴。

第 20 天　草菇豆腐

【原料】

鲜草菇 20 克，水豆腐 2 块（重约 400 克），蛇油、葱、精盐、水淀粉、麻油各适量。

【做法】

鲜草菇、水豆腐放于砂锅中，加入蛇油、葱段和精盐，煮至熟透。用水淀粉勾芡，淋麻油，单食或佐餐。

【功效】

适用于高血压、高脂血症。

第 21 天　椒盐兔片

【原料】

鲜兔肉 300 克，鸡蛋 2 个，面粉 40 克，芝麻油 5 克，精盐 5 克，味精 1 克，料酒 25 克，水淀粉适量，葱花 5 克，花椒粉 1 克，花生油 500 克（约耗 75 克）。

【做法】

①将鲜兔肉洗净，剔去筋膜，坡刀片成 3 厘米长、2 厘米宽、0.5 厘米厚的薄片，放入碗内，用精盐、味精、料酒拌匀，腌渍几分钟。

②将鸡蛋液磕入碗内，加入面粉、水淀粉，调匀成蛋粉糊。倒入腌好的兔肉片，使兔肉片均匀挂糊。

③炒勺置火上，放入花生油，烧至六成热，把挂糊的兔肉片逐片下入勺内，待表面炸呈淡黄色，捞出沥油。

④原勺留少油置旺火上，下入兔片急炒，撒上葱花、花椒粉，淋入芝麻油，翻炒均匀，盛入盘内即成。

【功效】

有补中益气、凉血解毒的作用，是高血压患者的理想食疗菜肴。

第 22 天　鸭肉煮海带

【原料】

鸭肉 250 克，海带 200 克，姜、精盐、味精各适量。

【做法】

鸭肉洗净切块，海带切碎，同放于砂锅中，加水 500 毫升，烧开后，撇去浮沫，加入姜片和精盐，炖至酥烂，下味精，调匀。分 1～2 次趁热服食。

【功效】

适用于高血压、冠心病、动脉硬化患者。

第 23 天　红枣焖野兔

【原料】

红枣 100 克，白芍药 30 克，野兔肉 750 克，花生油 80 克，芝麻油、鲜红椒、料酒、姜片、蒜瓣、大料、茴香、桂皮、精盐、酱油、葱白、味精各适量。

【做法】

①将红枣洗净，去核，放清水中浸泡好。

②将野兔肉洗净，沥干水，剁成小方块，入沸水锅内烧沸后，放入适量姜片、葱、料酒，撇去浮沫，倒入漏勺内，用清水冲洗，沥干水。

③炒勺上火，放油烧至六成热，放入桂皮、大料、茴香、姜片、野兔、红枣、白芍药翻炒，待兔肉变色时入酱油、精盐、红椒、料酒再翻炒，至兔肉上色后，入葱白、清汤、味精焖至收汁时即成。

【功效】

有补中益气、降低血压和胆固醇作用，是高血压、高胆固醇、高血脂患者的理想食疗菜品。

第 24 天　凉拌马齿苋

【原料】

鲜马齿苋 250 克，蒜末 15 克，麻油 15 毫升，精盐、味精、酱油各适量。

【做法】

①择去马齿苋杂质及老根，洗净，切成约 2 厘米小段，用沸水烫透后沥干水分，置于盆内。

②大蒜捣成蒜泥状。

③将盆中马齿苋摊放，拌匀精盐，加入蒜泥、酱油、味精、麻油，再次拌匀，待马齿苋变软即可。

【功效】

清凉甘酸，健脾开胃，田园野生、采挖方便，适宜各种类型高血压。马齿苋自古为民众所喜食，故称"长寿菜"。主要营养成分含氨基酸、维生素 A、维生素 B_1、维生素 B_2、维生素 C、胡萝卜素和微量元素钾、钙、铁、磷、糖类及纤维素等。

第 25 天　白斩鸡

【原料】

母鸡 1 只（约 1250 克），芝麻油 10 克，酱油 15 克，味精 1 克，料酒 25 克，葱段、姜块各 25 克。

【做法】

①将母鸡宰杀后去毛，剁去爪，去内脏，洗净；葱、姜洗净，均拍松。

②将锅内放清水，烧开，下入母鸡焯透，捞出，洗净血沫；锅内换清水放入母鸡，加入葱、姜、料酒烧开，撇净浮沫，转微火（保持微开）浸煮至鸡肉至七成熟，捞出晾凉；把母鸡的尾尖剁掉，一劈两半，剁去头和脊骨，泡入煮鸡的原汤中。

③将鸡捞出，去胸骨，用抹刀法片成一字形条，把鸡腿剁成一字形条状垫底，鸡脯肉放上面，呈过桥形码入大盆内。

④将酱油、芝麻油放入碗内，加入味精调匀，淋浇在鸡肉上即成。

【功效】

有较强的滋补和食疗作用，是高血压和心血管病患者的理想调治菜品。

第 26 天　香芹醋花生

【原料】

红衣花生仁 500 克，食醋 100 毫升，香芹 100 克，麻油、精盐各适量。

【做法】

①花生仁置于食醋中浸泡 1 周以上（浸泡时间越长越好），食用时适量取出。

②香芹洗净切约 3 厘米长段，晾干水分。

③香芹与食醋花生仁混匀后，放入麻油、精盐调和后片刻即可。

【功效】

本菜鲜脆可口，降压效果肯定；香芹味甘、性湿，所含芹菜素是降压的主要成分，同时还含甘露醇、维生素 C，以及蛋白质和有机酸、生物碱，其降压疗效可达 71.44%。花生仁，性味甘平，内含丰富脂肪油，其次为淀粉、纤维素、蛋白质、维生素 E 等。

第 27 天　盐水鸡

【原料】

嫩母鸡 1 只（约 1000 克），精盐 20 克，味精 5 克，料酒 15 克，花椒 5 克，葱段、姜片各适量。

【做法】

①将鸡宰杀后去头、爪、内脏，洗净；葱、姜洗净，拍松。

②将锅内放清水烧开，把鸡放入锅内，加入葱、姜，转小火慢煮约 1 小时（煮时水不能滚开，以免鸡皮破裂），接近熟时用筷子扎一下鸡腿，如没血水即可捞起，原汤倒盆内。

③将鸡腿、鸡翅拆下，放入盆内，鸡脯肉拆骨后装盆内，加入精盐、味精、料酒、花椒，浸泡 3~4 小时。

④食用时，改刀装盘，鸡翅垫底，鸡腿剁成块装盘，把鸡脯肉顺长切 1 厘米宽的条，摆在上面，即可食用。

【功效】

有较强的滋补和食疗作用，是高血压、心血管病患者较理想的菜肴。

第 28 天　竹笋烧海参

【原料】

鲜嫩竹笋 300 克，海参 150 克，猪瘦肉汤 500 毫升，花生油 60 毫升、黄酒、精盐、酱油、味精、水淀粉各适量。

【做法】

①鲜嫩竹笋切成长条片，置于清水内浸泡待用。

②海参泡发后，切成长条薄片。

③将炒锅置武火上，待油烧热后先入笋略炒即入海参，再炒几遍，

加入猪瘦肉汤煨炖至熟透汁收后，先入黄酒抖几下，继入精盐、黄酒、酱盐、味精，搅炒加入水淀粉，至汤汁透明即可。

【功效】

本菜肴鲜脆香浓、清醇不腻，对肝肾阴虚，痰火盛者适宜。竹笋，味甘、性寒，所含营养成分有蛋白质、钙、磷和糖类物质；海参为海洋参科动物，每100克海参内含蛋白质14.9克，脂肪0.9克，碳水化合物0.4克，钙357毫克，磷12毫克，铁2.4毫克，硫氨素0.01毫克，核黄素0.02毫克，尼克酸0.1毫克，碘的含量每100克干海参含600微克。

三、第3月食谱

一、基础知识

1. 高血压的危害性

一旦患了高血压病（原发性高血压），就应马上看医生，得到及时治疗，否则就会受到意想不到的损害。临床实践表明，轻型高血压如果不给予及时治疗，不是没有危险，在9～10年之后，约计10%的患者会死亡，50%左右的病人并发左室肥大、视网膜病变、脑血管病、心脏及肾功能障碍。重型高血压，即舒张压在14.0千帕（105毫米汞柱）以上者，5年之后发生心血管并发症者占50%以上。

通常轻型高血压并发心血管病者居多，其次为脑血管病变；而重型高血压发生肾脑并发症居多，其次为心血管并发症。这说明高血压的严重程度也会涉及并发症的发生。

血压高低也会影响病程进展速度。当舒张压低于17.3千帕（130毫米汞柱）时，如果治疗及时，血压控制比较理想，就可能会延缓心血管并发症的发生；如果舒张压超过17.3千帕（130毫米汞柱），又得不到合理的医治，特别是合并心、脑、肾等脏器功能障碍时，病情将会很快恶化，出现心、脑、肾等脏器功能衰竭。衰竭的脏器往往又会使血压上升，恶性循环，若再不及时医治，病人往往在6个月左右时间内死亡。这说明将血压控制在理想水平的重要性。

血压高低也会影响寿命，血压程度越高，相对病死率也越高。有资料表明，以男性 30～39 岁组为例，当血压为 17.3/12.00 千帕（130/90 毫米汞柱）时，死亡的危险性比正常人的增加 1.4 倍；如果血压增至 18.7/12.7 千帕（140/95 毫米汞柱）时，增加 2.5 倍；当血压为 20.0/13.3 千帕（150/100 毫米汞柱）死亡的危险性增加 5 倍之多。由此说明，若及时正确地降压治疗会延长患者的生命。

2. 关于心血管系统

高血压是一种心血管系统疾病，心血管系统也就是我们常说的循环系统，它是由心脏和全身的血管（包括动脉和静脉）构成的。心脏、动脉、静脉形成了一个密闭的管道，在这个特殊密闭的管道里，血液总是按照一定的方向有规律地流动着，如同一江春水向东流，这是由心脏特殊的内部结构以及心脏和动脉、静脉的巧妙连接决定的，下面我们将对心脏、动脉和静脉作逐一的介绍。

（1）心脏的大小与结构

心脏是循环系统的中枢，它像水泵一样，通过有节奏地收缩和舒张，将血液泵出，使血液流至全身各个器官，然后又接受各个器官回流的血液，周而复始，不断循环，维持人体的生命活动。

心脏从外观上看，像一个棕红色的歪梨，大小与每个人自己的拳头差不多。有的人（比如运动员）的心脏会略大一些，这与长期锻炼有一定的关系，从一定的意义上说是健康的标志。但是如果超出正常范围过多，就很可能是病态了，需要仔细检查找出引起心脏增大的原因。

心脏的外观简单，内部结构却比较复杂，分为左心和右心两大部分，它们之间是不直接相通的。左心和右心都是由心房和心室构成的，都是心房在上，心室在下。左心房和左心室中间有个门称二尖瓣；右心房和右心室中间也有个门相隔称为三尖瓣。

左心室通过主动脉瓣与主动脉相接，当左心室收缩时，推开主动脉瓣将血液射入主动脉，再流至全身各个器官。右心房与上腔静脉、下腔静脉相通，接受全身其他器官回流的血液。右心室通过肺动脉瓣与肺动脉相接，当右心室收缩时，推开肺动脉瓣将血液射入肺动脉，再流至肺循环。左心房与肺静脉相连，接受肺循环回流的血液。

（2）动脉、静脉和毛细血管

血管是引导血液流向身体各部分的弹性管道，有了血管系统才能使血液在其中按一定的方向不停地流动，就好比自来水厂要把水输送到全市每个地方，仅有水泵是不行的，还要有自来水管道系统。心脏要将血液输送到全身各组织器官，而各个组织器官要将血液回流至心脏，都必须有传送运输血液的管道——血管系统。

血管系统包括动脉血管和静脉血管，使血液离开心脏将其输送到全身各个器官加以利用的血管为动脉血管，动脉血是富含氧气和营养物质的新鲜血，颜色是鲜红色的；静脉血管是使血液返回心脏的血管，静脉血含有较多的二氧化碳和组织代谢废物，颜色是暗红色的。

动脉和静脉之间还有一种极细的毛细血管，它成网状分布于各个组织器官，它的数量非常多，一个成人的毛细血管总数可达300亿根。毛细血管的管壁很薄，这使得血液中的氧气、养料可以从容不迫的透过血管壁，方便地到达组织细胞；同时，组织细胞在新陈代谢的过程中产生的废物、废气也容易被毛细血管带走。

（3）体循环、肺循环

血液在体内的循环过程可以概括为：

左心室—主动脉—全身大、中、小型动脉—全身毛细血管网—全身小、中、大型静脉—上、下腔静脉—右心房—右心室—肺—左心房—左心室

这一循环过程可分为两部分：体循环和肺循环。

随着左心室强有力的收缩，主动脉瓣开放，左心室内氧含量丰富的新鲜动脉血被急速泵入主动脉，再通过大动脉和小动脉流遍全身各部分组织和器官的毛细血管。在毛细血管中，血液中的氧气和营养物质透过毛细血管壁进入组织器官，而组织器官代谢所产生的二氧化碳和废物则进入血管被血液带走，这时鲜红色的动脉血变成暗红色的静脉血，再从全身汇集到上、下腔静脉返回到右心房，此过程称为体循环。

右心房内的血液在心室舒张、收缩时经过开放的三尖瓣进入右心

室，在左心室收缩的同时，右心室也收缩，把富含二氧化碳和废料的静脉血泵入肺动脉，再通过肺动脉的左右分支分别进入左肺和右肺，通过肺毛细血管网，血液中的二氧化碳被释放并进入肺泡，随之被呼出；吸入肺泡中的氧气则进入血液中，使血液再次变为含氧丰富的新鲜血，经肺静脉流到左心房，这个过程称为肺循环。

血液循环的同时伴随着气体的交换过程，吸入氧气，排出二氧化碳，以满足组织器官新陈代谢的需要。所以我们在日常生活中一定要注意经常打开房间的窗户，保持室内空气的流通，使自己尽量呼吸新鲜的空气，因为新鲜空气中含氧量高；而久不通风的房间中二氧化碳就会逐渐蓄积，而氧含量会下降。

（4）心血管系统具有内分泌功能

心血管系统除了具备上述功能外，还具有内分泌功能。可以分泌与血管收缩或舒张有关的一些物质如内皮素、心钠素等参与和调节血压。

二、诊断方法

1. 动脉血压的测定

动脉血压是指主动脉、肱动脉、股动脉等较大动脉血管中的血压而言。测量血压的方法，可分为直接法与间接法两种。在人体通常多选用间接法，但为了更准确并获得连续记录，在特殊心血管功能检查或动物实验中也常采用直接法。

（1）直接测量法：在人体或动物实验中，用一种特殊的小型血压传感器，它是将传感器部分直接装在动脉导管的顶端，称为导管顶端压力传感器。使用时可随导管直接插入动脉血管内，记录出各段血管的血压，也可插入心室记录室内压。从肘静脉或颈静脉还可以插入右心房、右心室和肺动脉处，分别记录各该部位的血压。目前临床上最常用的直接测量法为心导管检查法。所用的心导管，其特点为开口在顶端，尾端装有金属或塑料接头可与注射器衔接。使用时从周围血管腔送入，在 X 线透视下送到心腔和大血管腔，可抽取血液标本，可与压力传感器相接，测量腔内压力。

直接测量法虽然很准确，但它是侵入性的并且须向动脉内插入导管，需要无菌操作，不便于日常多次反复检查。

（2）间接测量法：临床上广泛使用的血压计是一种利用压脉带压迫血管的测压方法，沿用已久。当压脉带内压力高于收缩压时，血液完全被阻断，远端听不到任何声音。当带内压降低到刚刚低于收缩压时，在每一心动周期中可有少量血液冲过压迫区并在远端形成涡流而产生血管音，此时带内压力即代表收缩压。此后随着带内压力逐渐降低，冲过压迫区的血液量越来越多，产生的血管音也随着增大。但当带内压降至舒张压以下时，已不再能阻断血流，血流由断续流动变为持续流动，血管音突然变小，最后消失。通常由变音到声音消失的压力差别虽然不大，但究竟应以哪一种情况代表舒张压的问题，尚有异议。1939 年美国心脏病协会开始采用突然变音作为舒张压的标志，但 1951 年美国心脏病协会高血压标准委员会又建议用声音消失点作为舒张压的标志。目前认为，儿童期以变音标志较为准确，成人则以声音消失为标志较为准确。

听音法测量血压的注意事项：因为血压是可变的，又受到许多外部因素的影响，所以，测得的血压应相当于病人的平时水平。我们推荐以下测量方法：①病人应采取坐位，前臂赤裸，伸直，位于心脏同一水平。测量前 30 分钟内不应吸烟或服用咖啡因。②安静休息 5 分钟后测量血压。③袖带大小应合适，若宽度过窄时，量取的压力值偏高，过宽时则偏低。通常其宽度应比上臂直径宽 20% 左右为宜。以保证测量的准确性。应备有不同尺寸（如儿童、青年和成人）的袖带。④充气压迫时间不能过长，否则易引起全身血管反射性收缩，使血压升高。在减压过程中，有时出现血管音暂时消失随后又重新出现的情况，称为无音间隙，常见于某些高血压病患者。⑤应用近期经过校准的水银血压计或有效的电子血压计测量血压。⑥两个或两个以上的读数应平均，如果首次的两个数据相差0. 667千帕（5 毫米汞柱）以上，应再次测量。⑦左右臂血压值可略有差别，但不应超过 1. 33 千帕（10 毫米汞柱），有人认为双上肢血压平均只差0. 133 千帕（1 毫米汞柱）。通常选用高值作为测量结果。若左右臂血压相差超过 2. 6 千帕（20 毫米汞柱），则提示可能有肱动脉闭塞症。⑧应告诉病人血压值，并劝告病人要定期测量血压。

2. 动脉血压的正常值

人体动脉血压受年龄、性别、生理状态等因素的影响。在年龄方面，新生儿收缩压仅 5.3 千帕（40 毫米汞柱）左右，生后 1 个月为 9.3~10.7 千帕（70~80 毫米汞柱），至青年时期可达 16.0/10.7 千帕（120/80 毫米汞柱）的水平。此后随着年龄的增长，收缩压与舒张压均有逐渐增高的趋势，但以收缩压增高更为显著。一般 50 岁以前，正常值在 18.7/12.0 千帕（140/90 毫米汞柱）以下，50 岁以上时应在 21.3/12.7 千帕（160/95 毫米汞柱）以下。性别方面，50 岁以前男性略高于女性，50 岁以后由于更年期的影响，女略高于男。

三、处治方案

1. 应用抗高血压药物要注意哪些事项

抗高血压的药物治疗大多需要一个比较长时间的治疗过程。因此，选择和使用抗高血压药物时必须十分慎重。

（1）切忌同种药物同时服用：在治疗过程中一定要对自己的病情和所用药物的性能有最基本的认识，如药物的名称和种类。有的药物是同一类药物，如硝苯地平、络活喜、尼莫同都为钙离子拮抗剂，同类药物不应该同时服用；有些药物都是同一种药物，而名称不同，如硫甲丙脯酸、卡托普利、开搏通，虽然名字不同但实际上是同一种药物。有些患者可能会将其当做不同的药物而同时服用，酿成严重后果。对此，一方面要对药物有个最基本的了解，更重要的是一定要按医嘱服药，不要自行服药。

（2）使用某一抗高血压药之前，要注意以下几点：必须慎重考虑该药对患者的危害性及有效性，尤其要考虑药物的危害性。只有在医生的严密监测和病人自己的细心观察下服用抗高血压药物，才能使抗高血压药物安全、有效地发挥其作用。

（3）病人要向医生了解所用的抗高血压药物有没有相互作用，特别是当同时服用几种抗高血压药物的时候，如果发现，应及时向医生提出并请医生及时调整。

（4）病人对于自己服用药物的剂量也要做到心里有数，不仅是平时常规服用的剂量，药物的最大剂量也应向医生询问清楚。切忌在开始服用常规剂量无明显效果后，病人自己擅自加大药物剂量，这无疑是非常危险的。

（5）合理选择药物剂型，通常对比较稳定的高血压患者，最好选用长效口服药，大多安全有效；如果病人起病较急，或血压突然明显升高如突发的高血压危象或高血压脑病等，则应尽快选用静脉注射的药物为佳。病人要知道这些处理原则，积极配合医生的治疗。

（6）老年患者特别要注意，因为药物在老年人体内代谢慢，更容易产生药物的蓄积中毒。因此，老年人服用抗高血压药物要从小剂量开始，根据病人的情况逐渐增加药量。

（7）病人在服用抗高血压药物之前，应及时向医生说明自己有无药物过敏史，对于过敏的药物，在服用之前最好就能够避开，以免出现药物过敏或其他问题使病情复杂化。

2. 理想的降压药

理想的降压药具有以下 6 点：

（1）对卧位、立位和运动时血压均有降压作用。

（2）无反射性心动过速和直立性低血压。

（3）每日 1 次口服的长效降压药物，作用持续 24 小时。

（4）降压的同时维持和增强心、脑、肾等重要脏器血液供应。

（5）改善病人生活质量，副作用小，长期应用对血糖、血脂、尿酸、电解质等代谢无不良影响。

（6）可以逆转因延误治疗所致的脏器病理性损害。

四、保健常识

1. 运动的重要性

对于高血压患者来说，运动膳食、睡眠一样同等重要。古希腊名医希波克拉底就讲过："阳光、空气、水和运动，这是生命和健康的源泉。"他这句话是一句至理名言，精彩的地方在于把运动放在和阳光、空气、水一样重要的地位，每天都不能少。

为什么说运动这样重要呢？因为运动可以预防血压升高，增加心肺功能，降低导致动脉粥样硬化的危险因素，如过高的胆固醇、甘油三酯、血糖和体重等；而且经常运动会使人心情愉快，思维敏捷，改善心理平衡能力，使体内各种功能得到充分发挥。

2. 步行与太极拳有益健康

运动是健康之本，适量的运动可以控制体重，加速全身的血液循环，增强心肌的代谢，增加心输出量，减少心脏病的危险。但要注意的是，应该避免剧烈的运动，要根据自己的年龄、身体状况和体质来选择适合的锻炼项目。应该说所有的运动都有好处，但是以有氧运动方式最好，如步行、慢跑、游泳、爬山、跳舞和打太极拳等。

其中步行是很好的运动，美国科学家专门研究步行运动后，发现它可以使血脂下降、血压下降，动脉硬化斑块部分消退，可以预防冠心病。而且步行运动不受各种条件如气候、温度、场地、经济条件等因素的制约。此外每天走路或爬楼是最简单自然的，不论时间、场地，一年四季都可以，最容易做到。

还有一项很好的运动是太极拳。

五、饮食疗法

1. 食疗知识

高血压病人要少吃动物类食品

因为动物类食品内含有大量脂肪，其中的饱和脂肪酸含量很高。近年来研究发现，膳食中饱和脂肪酸不仅影响血脂，而且也严重地影响血压，尤其是明显地影响高血压病人的血压，其机制可能与饱和脂肪酸增加血液黏滞度引起或者加重动脉粥样硬化有关。已经证明在饮食中饱和脂肪酸摄入量很高的国家，如美国、挪威和芬兰等国，降低饱和脂肪酸的摄入量，增加不饱和脂肪酸食品的摄入量，可使人群中血压平均下降约1.1千帕（8毫米汞柱），轻型高血压患者血压均显著下降，中度高血压患者血压下降更为明显。众所周知，动物脂肪含有较多的饱和脂肪酸，而植物脂肪中不饱和脂肪酸含量较高。我国汉族居住的广大地区在膳食中动物性食物相对较少，食用油基本以植物油为主，因而膳食中饱和脂肪酸含量较低，不饱和脂肪酸相对较高，这可能是我国高血压发病率低于西方的原因之一。我国浙江舟山地区渔民血压水平较低，渔民膳食中以鱼类为主，鱼肉中富含长链不饱和脂肪酸，这可能是当地渔民高血压病（原发性高血压）发病率较低的原因之一。但是近年来随着我国人民生活水平的不断提高，饮食中脂肪含量及动物性脂肪含量不断上升，特别是西方高热能饮食方式的"引进"，使我国人民特别是城市居民膳食中饱和脂肪酸含量逐渐增加，这可能是我国高血压患病率有所上升的原因之一。因此，国人特别是高血压病患者，应食用富含不饱和脂肪酸的植物性食品，少用或不吃富含饱和脂肪酸的动物性食品。

2. 食疗食谱

第1天　三鲜芹菜

【原料】

嫩芹菜500克，鲜蘑菇50克，卷心菜50克，豆腐干2块，芝麻油15克，精盐4克，味精1克，姜末1克。

【做法】

①将芹菜去根、叶，洗净，放入沸水锅内焯一下，捞出沥去水分.切成3厘米长的段，用少许盐拌匀后装盘内。

②将蘑菇洗净.切成丝；卷心菜去老叶，切成丝；豆腐干洗净，切丝。分别将蘑菇丝、卷心菜丝、豆腐丝放入沸水锅内焯一下捞出，沥去水分后撒在芹菜段上，再放入姜末、精盐、味精，淋上芝麻油拌匀即成。

【功效】

可降低胆固醇，对动脉粥样硬化、高血压患者有一定疗效。

第2天　白菜香菇

【原料】

白菜200克，香菇20克，精盐适量。

【做法】

白菜洗净切段，香菇去柄切片。炒锅置旺火上，下油，烧至八成热，倒入大白菜和香菇，翻炒几下，加盐，炒至熟。单食或佐餐。

【功效】

适用于脑血管病，高血压，慢性肾炎，咽干口渴，大、小便不畅等症。

第3天　金针翡翠

【原料】

芹菜300克，罐装金针菇200克，精盐4克，味精1克，水淀粉适量，花生油50克，芝麻油少许。

【做法】

①将金针菇放入清水中漂洗一下，捞出，切成两段；芹菜去叶、根，用清水洗净后切成段。

②炒勺置旺火上烧热，放入花生油（25克），烧至四成热，下入芹菜段滑油，待色泽变深时捞出。

③原勺置火上，放花生油（25克），烧热后放入金针菇煸炒片刻，放入精盐、味精、适量水烧沸，再倒入芹菜段，用水淀粉勾芡，淋入芝麻油，拌匀后盛入盘内即成。

【功效】

对动脉粥样硬化、高血压患者有较好疗效，也是心血管疾病患者的理想保健食品。

第4天　双钩灵芝焖乌鸡

【原料】

双钩藤30克，灵芝30克，仔乌鸡一只，猪骨汤300毫升，菜籽油60毫升，精盐、黄酒、食醋、酱油、鲜红椒、味精、生姜、葱白各适量。

【做法】

①双钩、灵芝洗净，分两次水煮，浓缩汁100毫升。

②仔乌鸡用水焖死，去毛和内杂，切成块状，在油锅内爆炒数遍，倒入黄酒、食醋，放入猪骨汤，武火煨沸，待汤汁浓香时，从锅边倒入药物浓缩汁，再加入红椒丝、生姜、葱白、味精焖至鸡肉烂熟即可。

【功效】

本膳味浓香嫩，具有滋肾养肝，宁心降压作用，适宜于标实本虚的高血压病。双钩藤，味甘、性微寒，是一味传统的常用中药。研究表明：本品以降低收缩压的效果尤为明显。

第5天　芹菜炒香菇

【原料】

芹菜200克，水发香菇50克，花生油50克，精盐、酱油、醋、味精、淀粉各适量。

【做法】

①芹菜去根、叶，洗净，剖开，切成2厘米长的段，用盐腌渍10分钟，用清水漂洗后沥净水分，待用。

②将醋、淀粉、味精放碗中，加少量水兑成芡汁，待用。水发香菇洗净，切片。

③炒勺上火，放入花生油，烧热后下芹菜段，煸炒片刻，放香菇片迅速炒匀，再放酱油煸炒片刻，淋上芡汁速炒后起勺装盘即成。

【功效】

有平肝清热、益气和血的作用，适用于高血压并发高脂血症、阴虚阳亢证患者食用。

第6天　肉丝炒茼蒿

【原料】

茼蒿（蒿子秆）400克，猪肉60克，高汤适量，植物油15克，盐2克，酱油15克，料酒5克，葱5克，姜5克、淀粉5克。

【做法】

①葱去根及干皮，切成葱片。姜洗净，切成末。淀粉用水化开成水淀粉。

②茼蒿洗净，切成3厘米长的段，入沸水焯一下，沥净水分。

③猪肉洗净，切成丝，用少许酱油、料酒、水淀粉抓一下。

④锅内放植物油，油热后，下葱、姜煸出香味。下肉丝炒至变色，下酱油、盐料酒及少许高汤（或清水）翻炒几下，下茼蒿炒匀，下水淀粉勾薄芡即可出锅。

【功效】

茼蒿所含的挥发油，以及胆碱等物质，具有降血压、补脑等作用。高血压患者应经常食用。

第7天　麻油拌菠菜

【原料】

菠菜 250 克，嫩芹菜 250 克，芝麻油 10 克，精盐、味精、醋各适量。

【做法】

将芹菜、菠菜分别择洗干净，芹菜切段，放入沸水锅内，焯至断生；菠菜改刀，放入沸水锅内焯一下，分别捞出，沥净水分，一同放入盆内，加入精盐、味精、醋、芝麻油拌匀即成。

【功效】

有平肝降压、润肠通便的作用，可用于头晕头痛、面赤便秘、心烦易怒的高血压患者的调治。

第8天　山楂红柿蛋

【原料】

山楂 30 克，西红柿 200 克，鸡蛋 4 个，混合油 60 毫升，猪骨汤、鲜红椒、生姜丝、精盐、酱油、味精各适量。

【做法】

①山楂洗净，煎取浓汁 30 毫升。

②西红柿洗净，切成丝状。

③鸡蛋取蛋清，置碗内反复搅匀，放入适量精盐，用武火油锅爆炒八成熟出锅。

④将西红柿和辣椒、生姜丝同时置于油锅内炒至断生时，把蛋清片入锅，倒入山楂汁和猪骨汤稍焖，放入精盐、酱油、味精调味即可。

【功效】

本膳香嫩清淡，具有养胃消积，降脂降压的效果，适宜于高血压并发高脂血症。西红柿，味甘且酸、性微寒，属高钾低钠食物，主要成分含有苹果酸、柠檬酸、葫芦巴碱、胆碱、维生素 B、维生素 C、钾、磷、铁等，具有改善末梢血管循环的功能。山楂，味酸甘、性微温，主消内积，钙质的含量非常丰富，此外还含有齐墩果酸、山楂酸、黄酮类、三萜类化合物、解酯酶等物质，有降低血清胆固醇、舒张血管、加强和调节心肌的功能，蛋清能增加营养成分。

第9天　炒卷心菜丝

【原料】

卷心菜 300 克，青椒 100 克，花生油 20 克，酱油 5 克，精盐 4 克，味精 2 克，葱末、姜末各 3 克。

【做法】

①将卷心菜去老叶，洗净；青椒去蒂洗净，均切成细丝。

②炒勺置火上，放入花生油，烧热后下入葱末、姜末炝勺，放入卷心菜丝、青椒丝煸炒至断生，放入酱油、精盐、味精翻炒均匀，盛入盘内即成。

【功效】

有保护心肌细胞和降压作用。动脉粥样硬化及肥胖症患者常食有益。

第10天　松黄菊花蛋

【原料】

松黄 20 克（为马尾松的花粉），菊花 20 克，鸡蛋 4 个，香油 40 毫升，精盐、酱油、味精各适量。

【做法】

①松黄、菊花洗净，煎取浓汁 200 毫升。

②鸡蛋取蛋清（蛋黄另作处理）置于碗内反复划搅后，以浓汁代水掺入蛋清中，再入精盐，酱油，味精，上笼蒸热即可。

【功效】

本膳清淡香嫩，具有软化血管、平肝潜阳的作用，防治高血压并心脑血管疾病效果好。松黄，味甘，性温，益气养血作用强，其主要功能是通过软化血管，达到防治高血压、中风的目的。

第11天　拌荠菜

【原料】

鲜荠菜 650 克，蒜泥 20 克，芝麻油 15 克，精盐 4 克，味精 2 克，醋 10 克。

【做法】

将荠菜择洗干净，放入沸水锅内焯熟. 捞出晾凉，放入盘内。加入精盐、味精、醋、蒜泥、芝麻油拌匀即成。

注：根据个人爱好，可变换调味品，如麻辣味、糖醋味、芥末味、麻酱味、红油味等，制成不同风味的拌荠菜。

【功效】

有明目、降压、利水之功效，适于高血压、冠心病患者食用。

第12天　山楂炖羊肉

【原料】

山楂30克，胡萝卜200克，羊肉200克，香油50毫升，清汤、黄酒、精盐、姜片、酱油、蒜瓣、味精各适量。

【做法】

①山楂洗净，胡萝卜洗净，切成方块状。

②羊肉洗净后切成小块，用开水烫一遍。

③武火油锅，羊肉炒几遍，放入黄酒，再入清汤、姜片、蒜瓣、山楂和胡萝卜，用文火慢炖至收汁，下精盐、酱油、味精即可。

【功效】

本膳补而不腻，具有补消结合的双向作用。适于肾阳不足且血脂偏高者。

第13天　核桃茼蒿

【原料】

茼蒿500克，核桃仁100克，姜1片，芝麻油10克，精盐4克，味精1克，花生油300克（约耗15克）。

【做法】

①将核桃仁洗净，沥干水分。

②炒勺置火上，放花生油烧至四成热，下入核桃仁，炸至金黄色捞出。

③茼蒿择洗干净，切4厘米长的段待用。

④将炒勺置火上，加水，放入姜片煮沸，放入茼蒿段，稍烫即捞出沥水，放入盘内，用精盐、味精、芝麻油拌匀，将核桃仁撒在茼蒿上即成。

【功效】

有和脾胃、清痰、利二便作用，并有降压补脑之功效。

第 14 天　芜蔚煎猪肝

【原料】

芜蔚子 10 克，红枣 10 枚，猪肝 200 克，花生油 50 毫升，食醋、精盐、葱白、红曲、味精、酱油各适量。

【做法】

①芜蔚子，洗净，红枣（去核）洗净，分两次煮煎，取浓缩汁 100 毫升。

②猪肝，切成薄片状，放入少许食醋、精盐、酱油拌腌片刻，于油锅内快爆至变色，放入浓缩药汁、葱白、红曲炒匀即可。

【功效】

本膳清香嫩细，具有清肝明目，调经降压的作用，适于高血压病。

第 15 天　酸辣萝卜丝

【原料】

胡萝卜丝 300 克，干辣椒 10 克，花生油 60 克，蒜瓣 20 克，芝麻油、精盐、味精各适量。

【做法】

①将胡萝卜丝洗净，晾干，放入装酸菜汤的缸内，盖上盖儿，腌渍 2 天；干辣椒切碎；蒜瓣洗净切片。

②炒勺置武火上，放油烧至七成热，放干辣椒炸香，再放蒜片煸出香味，倒入酸萝卜丝，加盐、味精炒匀，淋上芝麻油，装盘即成。

【功效】

适宜于各类型高血压，尤以肝肾阴虚者为佳。是高血压、糖尿病患者的首选菜品。

第 16 天　糖醋带鱼

【原料】

带鱼 600 克，花生油 100 克。酱油 10 克，料酒 10 克，醋 40 克，白糖 80 克，盐 3 克，淀粉 30 克，葱 10 克，姜 5 克，蒜 10 克。

【做法】

①将葱去根及干皮，切成丝。姜洗净切成末。蒜去皮切成小块。淀粉用水搅成较稠厚的水淀粉。

②将带鱼剪去头及鳍，去掉内脏，刮去鱼身上的银色细鳞，洗净沥干，切成 5 厘米长的段。

③炒锅内放入花生油，油热后，将带鱼段滚上稠水淀粉，入锅中炸成鱼身两面焦黄，捞出。

④炒锅内放入少许油，下葱丝、姜末及蒜块煸出香味，下醋、料酒、酱油、白糖、盐及少许水，汤汁沸后，下水淀粉勾成较浓的芡，下炸好的带鱼段及少许油，急火翻炒一下即可出锅。

【功效】

带鱼含丰富的蛋白质、无机盐、维生素 A，高血压患者常食用，对身体有益。

第 17 天　红烧土豆

【原料】

土豆 500 克，鸡蛋 1 个，酱油 20 克，精盐 2 克，味精 1 克，葱、姜末共 15 克，淀粉、面粉各适量，花生油 500 克（约耗 60 克）。

【做法】

①将土豆去皮洗净，切成手指粗细的条，放入清水内捞一下，用净布蘸干，放盆内，撒盐少许腌十几分钟，沥去水分，待用。

②将鸡蛋液磕入碗内，用水调匀，放入淀粉、面粉、酱油少许搅成糊。

③炒勺置火上，放入花生油烧至六成热，把土豆挂糊，逐条下勺炸呈金黄色、皮发焦时捞出，沥油。

④原勺留油少许，下入葱、姜炝勺，放入适量鲜汤（或水），加入酱油、精盐、味精，汁沸时撇净浮沫，用水淀粉勾芡，下入炸好的土豆条，翻炒均匀后盛入盘内即成。

【功效】

有降低血压作用。

第18天 腐竹瘦肉丝

【原料】

腐竹100克，精瘦肉250克，葫芦壳50克，冬瓜皮30克，西瓜皮30克，植物油50毫升，黄酒、精盐、酱油、胡椒粉、葱花、味精适量。

【做法】

①腐竹洗净，切断，用清水浸发。

②精瘦肉洗净，切片状，用少许精盐、酱油、黄酒腌5分钟。

③将葫芦壳、冬瓜皮、西瓜皮武火煎取浓汁100毫升。

④植物油在锅内烧至七成热，将猪瘦肉爆炒几遍铲出，入腐竹，用文火慢炒半熟时，将葫芦汁倒入，待汁浓缩时，再入肉片和精盐、酱油、胡椒粉、葱花、黄酒，稍焖即可。

【功效】

本膳嫩脆简便，具有清利排泄，保护血管的作用，对肾性高血压患者较为适宜。腐竹为大豆制品，传统上称为"植物肉"，其钾、钠比值相当高，所含丰富的蛋白质和脂肪为不饱和脂肪酸，易于吸收，可促进体内胆固醇的排泄，降低血液中胆固醇的含量，是高血压、糖尿病、动脉硬化的最佳保健食品。葫芦壳、冬瓜皮、西瓜皮，三者有很好的利尿作用，能促进体内的排泄，适合于肾性高血压和心脏病所致的浮肿。

第19天 炸洋葱盒

【原料】

洋葱100克，牛肉末100克，鸡蛋1个，芝麻油15克，淀粉10克，面粉5克，精盐3克，味精1克，花生油400克（约耗50克）。

【做法】

①将洋葱剥去老皮，切成直径3厘米的圆弧块；牛肉末放入碗内，加入精盐、味精、芝麻油、鸡蛋（少半个）调成馅，分成15等份，放入15个葱头块上，再把另外15个葱头块扣在肉馅上按实即为"洋葱盒"生坯。

②将剩余鸡蛋加入淀粉、面粉调成蛋粉糊。

③炒勺置火上，放油，烧至七成热，把做好的洋葱盒坯蘸匀蛋粉糊，下入油勺内炸制，待呈金黄色时捞出，沥净油，放入盘内即成。

【功效】

有降低胆固醇作用，对高血压、高脂血症颇有益。常食还有食疗保健之功效。

第20天　野鸭蒸蒜杞

【原料】

野鸭1只，大蒜头100克，枸杞50克，香油50毫升，黄酒、精盐、酱油、红辣椒、大茴粉、味精、姜、葱各适量。

【做法】

①将野鸭开膛，取出内脏，洗净，用少量精盐和酱油、黄酒擦抹鸭全体。

②大蒜头分瓣，洗净和枸杞同置于鸭胸脯内，合好用牙签作联合，置于碗盆内，上笼，蒸熟烂。

③在油锅上将辣椒丝、姜、葱和盐、酱油、大茴粉搅炒成油汁。将出笼鸭肉（蒜、杞去掉）撕成条状拌匀即可。

【功效】

本膳清香适味，具有补益中气，宣窍降压作用，适宜于肾性高血压。野鸭为鸭科动物，其肉所含蛋白、脂肪、热量均，比家养的丰富。同时还含有钙、磷、铁等，利水消肿功能强。

第21天　拌茄子

【原料】

嫩茄子500克，蒜泥10克，芝麻油10克，酱油5克，精盐3克，味精2克，白糖5克。

【做法】

①将茄子去蒂洗净，顺长切成两瓣，在茄皮上纵横剞十字刀纹，深度为原料的2/3。

②将酱油、精盐、味精、白糖、蒜泥、芝麻油放入碗内，兑成调味汁。

③将茄子装盘内（或盆内），放蒸笼（或饭锅内）蒸熟取出，滗出汤水，用手撕散放盘内，淋入兑好的调味汁拌匀即可食用。

【功效】

具有清热、消肿、止血之功效，高血压及心脑血管病患者常食有益。

第22天 首乌焖水鱼

【原料】

何首乌50克，山茱萸30克，活水鱼750克，香油60毫升，清汤、黄酒、食醋、胡椒粉、姜片、蒜瓣、精盐、酱油、葱白、味精各适量。

【做法】

①何首乌、山茱萸洗净，煎熬30分钟。保留药汁100毫升许。

②取活水鱼宰杀后，开水烫泡，清除鱼背杂物，除内杂，剁成块状。

③砂锅内放入适量清汤和水鱼，武火煮至半熟，将药汁、黄酒、食醋、姜片、蒜瓣一并放入，文火慢焖至水鱼香熟时，再入精盐、胡椒粉、酱油、葱白、味精，煮至收汁即可。

【功效】

本膳香酥味浓，具有滋养肝肾、降压降脂双重作用，适宜于阴、阳俱虚型高血压和高脂血症。

第23天 西红柿炒鸡蛋

【原料】

西红柿2个，鸡蛋3个，花生油80克，精盐、味精各适量。

【做法】

①西红柿去蒂，洗净，切小片放盆内。

②将鸡蛋液磕入碗内，放少许精盐调匀。

③炒勺上火，放花生油（50克），烧至七成热时将鸡蛋液倒入，炒熟装盘。

④勺内放花生油（30克）烧热，煸炒西红柿，再放入炒熟的鸡蛋，用精盐、味精调味，炒匀装盘即可。

【功效】

对高血压病、高脂血症、肥胖症患者有一定的食疗作用。

第 24 天　天麻焖鸡块

【原料】

母鸡 1 只，天麻 15 克，水发冬菇 50 克，清汤 500 毫升，料酒、盐、味精、白糖、淀粉、葱、姜、鸡油、菜油适量。

【做法】

①将天麻洗净，切片，入碗上笼蒸熟。

②将鸡宰杀后，除毛去内脏，洗净，去骨，切成小方块，入油锅氽一下，再将葱、姜用油煸出香味，加入清汤和调料，再倒入鸡块，用文火焖 40 分钟，加入天麻片，再焖 5 分钟，用淀粉勾汁，淋上鸡油即成。本品可供佐餐食用，宜常吃。

【功效】

天麻平肝，祛风。母鸡补气益精。本品特点为补虚益精，平肝祛风。适于头晕头痛，眼花耳鸣，心悸神疲，腰膝酸软，食欲不振，记忆减退等症。

第 25 天　荷花西红柿

【原料】

西红柿 5 个（约 500 克），山药 25 克，白糖适量。

【做法】

①将西红柿去蒂，洗净，从上边往下分瓣切开，不要切透，然后用手掰成荷花形状，放在盘内，在盘中央摆 1 个，周围摆 4 个。

②将山药洗净，放开水锅内煮熟，捞出晾凉，揭去外皮，做成 12 个黄豆大小的颗粒，表示"莲子"，每个西红柿里放入 4 粒。要摆放均匀，摆好后将每个荷花西红柿均匀地撒上白糖即成。

【功效】

具有生津止渴、凉血平肝、清热解毒之功效，是高血压病、高脂血症、肥胖症患者的食疗佳品。

第 26 天　焖豆角

【原料】

豆角 400 克，香菇 50 克，植物油 15 克，酱油 10 克，盐 3 克，料酒 5 克，葱 5 克，姜 5 克，味精 2 克，高汤适量。

【做法】

①将豆角洗净，掐去两端尖角；掐时顺便将两侧的筋撕去，掰成3厘米长的段（掰的比切断的更容易进味）。

②葱切成薄片；姜洗净切成末。

③香菇用温水发泡（约需两小时），泡开后洗净泥沙，切成1厘米宽的条。

④炒锅内放入植物油，油热后下葱、姜炝锅，入料酒、高汤（或清水）少许；入豆角段及香菇条，入酱油、盐翻炒均匀，盖上锅盖，用小火焖烧，至豆角绵软，即可入味精出锅装盘。

【功效】

豆角含钠量低，适于高血压患者食用。

第27天　酸辣黄瓜条

【原料】

黄瓜500克，芝麻油10克，白糖80克，白醋适量，精盐8克，干红辣椒2个，姜丝15克，花椒数粒。

【做法】

①将黄瓜洗净，切去两头，改刀切成竹筷粗细的长条，放入盆内，加入精盐腌渍40分钟，待用。

②将白糖放入碗内，加入适量开水，待白糖化开凉透后再加入适量白醋（量的多少可根据个人口味而定），酸甜味要浓一点。

③将腌好的黄瓜略挤去水分，整齐地放入碗内，浇上糖醋汁。

④炒勺置火上，放入芝麻油，把干辣椒切成丝放入勺内，略煸出辣味，再放入姜丝略炒，捞出姜丝、辣椒丝放在黄瓜上；勺内再放入数粒花椒，炒出香味连同芝麻油一起浇在黄瓜上，食用时拌匀即可。

【功效】

有降血压、降血脂之疗效。

第28天　天麻墨豆腐

【原料】

天麻10克，豆腐250克，鲜汤适量。

【做法】

天麻打碎，加水煮沸，放入豆腐及鲜汤即成。

【功效】

天麻平肝、潜阳、熄风；豆腐宽中、和脾、清热。本品具有平肝、潜阳、清热的特点。

第29天 琥珀冬瓜

【原料】

冬瓜 1000 克，山楂糕 50 克，冰糖 50 克，白糖 25 克，糖色 5 克，熟猪油 10 克。

【做法】

①将冬瓜削皮，去瓤后洗净，切成 4 厘米长、1 厘米厚的菱形片；山楂糕切成薄片。

②炒勺置火上，放入熟猪油，烧至三成热，加入适量清水、冰糖、白糖、糖色烧沸，下入冬瓜片，用旺火烧约 10 分钟，撇净浮沫，转小火慢慢收稠汤汁，待冬瓜片呈琥珀色时，撒入山楂糕片，装入汤盘内即成。

【功效】

有清热、利水、解毒之功能，常食可减肥。

第30天 菊茉鸡片

【原料】

菊花 3 朵，茉莉花 70 朵，花茶叶 15 克，鸡脯肉 300 克，小白菜 500 克，清汤 750 毫升。

【做法】

①将鸡脯肉去筋膜，片成大小合适的板薄片用凉水漂上；小白菜心削去帮，抽去筋洗净，用水烫熟后，捞出放在凉水内透凉，再用凉水泡上；用鸡蛋清 2 个兑淀粉，调成稀糊（以能抹在鸡片上不流为度）；取茉莉花 50 朵，每 5 朵用细丝穿成一串。

②捞出鸡片沥去水，用食盐、味精拌匀，加入蛋糊浆好，另用锅加入清汤烧沸后离火，把鸡片逐片下入沸水内，置火上氽熟，捞出放入 250 毫升清汤内。另外泡上茉莉花，用碟装上，玻璃盖盖上，放在盘

中央。

③食用时，把茶叶用沸水泡上，在锅内注入清汤，下入小白菜（挤净水分）、食盐、胡椒粉、味精，烧入味，捞出放在盘子周围，同时将茶水滗去，另冲沸水。

④在锅内注入清汤，加入食盐、味精、胡椒粉，把菊花和20朵茉莉花下入汤内烫一下，捞出，再下入鸡片（原汤不用），待汤沸后，下入少许茶水（汤约2/3，茶水约1/3），浇在小白菜上面（汤不要流入茉莉花内）即成。

⑤本品可供佐餐食用。

【功效】

菊花疏风清热；茉莉花疏肝理气；花茶叶生津、清热、利湿、解毒；鸡脯肉补中益气、益肾精；小白菜清热除烦。本品具有祛风清热，补中益贤的特点。适用于头胀头痛，眩晕时作，面红耳赤，口干心烦，腰膝酸软等症。

第31天　榨菜炒茭白

【原料】

茭白250克，榨菜100克，泡辣椒10克，酱油10克，料酒15克，花生油25克，芝麻油5克，葱丝10克，水淀粉5克。

【做法】

①将茭白剥皮、去根，洗净后切成长5厘米、宽0.5厘米的细丝；榨菜切成与茭白同样粗细的丝，用清水浸泡一会儿，沥干水分。

②将茭白放入沸水锅内焯一下，捞出沥水。

③炒勺置火上，放入花生油烧热，放入葱丝、泡辣椒（切碎）炝勺，再放入茭白丝，加入酱油、料酒翻炒几下，再放入榨菜丝翻炒几下，用水淀粉勾芡，淋入芝麻油，盛入盘内即成。

【功效】

有清热除烦、通利二便之功效，常食对高血压病、糖尿病有食疗作用。

四、第4月食谱

一、基础知识

1. 收缩压与舒张压

心脏通过不停地收缩和舒张来推动血液流动，这种由心脏收缩和舒张所产生的压力，通过血液作用到了血管壁上，就形成了血压。心脏跳动的时相分为收缩和舒张两个时相，其中心脏收缩时，动脉内的压力最大，其压力的顶峰称为收缩压，即我们通常所说的高压；心脏舒张时，动脉处于一种松弛状态，动脉内压力下降，称为舒张压，即我们通常所说的低压。虽然血压有一定的波动范围，但过高或过低都会使人感到不舒服，甚至造成严重的后果。

2. 高血压的"三高"与"三低"

高血压是当今世界上流行最广泛的疾病，已影响到全球 10 亿人，中国患者近 1．3 亿。我国高血压的流行具有"三高"、"三低"的特点。

"三高"是指患病率高、致残率高、死亡率高：

（1）患病率高：新近的调查表明，在我国 35～74 岁的人群中，高血压患病率已经上升为 27．2%，也就是说此年龄段就有 1．3 亿高血压患者。

（2）致残率高：目前我国由高血压所导致的脑中风患者有 600 万左右，其中有 75% 的人有不同程度的劳动力丧失，40% 的人重度致残。

（3）死亡率高：我国城市人口死因的 41% 是心脑血管病，其中北京已达 51%。

"三低"是指知晓率低、服药率低、控制率低：

（1）知晓率低：由调查表明，我国人群中仅有 53% 的人曾测过血压，44% 的人知道自己的血压水平。1991 年，通过对全国 30 个省市 95 万人的调查发现，高血压的知晓率在城市为 36．3%，而农村仅为 13．7%。

（2）服药率低：城市为 17.4%，农村为 5.4%。但最近的一项调查发现高血压患者的服药率已上升至 28.2%。

（3）控制率低：血压控制到 18.7/12.kPa（140/90 毫米汞）柱以下者，城市为 4.2%，农村 0.9%，全国 2.9%。

二、诊断方法

1. 何谓临界性高血压

世界卫生组织规定，随测血压 >21.3/12.7 千帕（160/95 毫米汞柱）为高血压；随测血压 <18.7/12.0 千帕（140/90 毫米汞柱）为正常血压；随测血压处在上下两界限之间，为临界性高血压。临界性高血压是指血压超过正常范围，但又未明显地达到高血压范围。如果某人在 1 年内 3 次偶尔测坐位血压值有 2 次为高血压而 1 次为正常血压，就可称为临界性高血压。

临界性高血压是一种常见的情况。格拉克曾发现，接受 3 周以上检测的人群中，23% 有临界性高血压。通常认为，在所有 20 岁以上的人群中，临界性收缩期高血压占 10% 或更多。临界性舒张期高血压比收缩期高血压少见。临界性高血压的发生似乎随年龄增长而增加，但在 50 岁以下的妇女比同龄男性少见。

临界性高血压在临床上有其重要性，因为它常见而且是高血压的重要预报因子。大量研究表明，有临界性高血压者，以后成为确定性高血压的人数至少是正常血压者以后成为确定性高血压人数的 2 倍。大量研究表明，临界性高血压者的病死率大大超过所报道的正常血压者的病死率。在所有年龄组中，临界性高血压者的死亡危险性是正常血压者的 2 倍或 2 倍以上。临界性高血压者心血管疾病的发病率是正常血压者的 1.5～4 倍。然而，大多数临界性高血压者将不形成确定性高血压。因此，一般不主张对临界性高血压作药物治疗，而应着重于适当降低体重，盐的摄入量宜减少到约每日 4 克，有规律地参加体育锻炼，并定期请医生检查血压。

2. 何谓体位性低血压

直立位时收缩压下降超过 1.33 千帕（10 毫米汞柱），伴有头晕或晕厥即为体位性低血压。常见于老年人收缩期高血压、合并糖尿病，以及服用利尿剂、静脉扩张剂、抗精神病药物时，这些患者应监测直立位血压，并注意避免血容量不足和快速点滴降压药物。

三、处治方案

1. 通常所讲的短、中、长效降压药物

短效降压药物指药物进入体内后，起效迅速，有效浓度维持时间相对较短，药效消失快，不易产生蓄积。通常短效钙离子拮抗剂，如心痛定（硝苯地乎）片，口服10分钟起效，作用维持6~7小时，每日3次服药。短效药物有起效快的优点，但维持疗效需多次服药，同时体内药物浓度波动大是其缺点。中效降压药物如伲福达（长效心痛定片），药物进入体内后，药效能维持12小时，此类药物服药次数较短效降压药物少（一般每日2次），体内药物浓度波动较短效降压药物小。长效降压药物指一次用药，药效能维持18小时以上，体内药物有效浓度维持时间长，治疗、预防效果好。如氨氯地平（络活喜），体内生物半衰期约为30小时，药效持续时间长，采用每日服药1次，即可获得满意的疗效。

2. 缓释制剂与控释制剂

缓释制剂指口服药物在规定溶剂中，按要求缓慢地非恒速释放，且每日用药次数与相应普通制剂比较至少减少1次或用药间隔时间有所延长的制剂。控释制剂指口服药物在规定溶剂中，按要求缓慢地恒速或接近恒速释放，且每日用药次数与相应普通制剂比较至少减少1次或用药间隔时间有所延长的制剂。这两类制剂有以下特点：①对半衰期短的或需要频繁给药的药物，可以减少服药次数。如普通制剂每日3次，制成缓释或控释制剂改为每日1次，可以大大提高病人服药的顺应性，使用方便，特别适用于需要长期服药的高血压患者。②使血药浓度平稳，避免峰谷现象，有利于降低药物的毒副作用。如硝苯地平的普通制剂，体内消除半衰期约2小时，需每日3次用药；缓释片体内消除半衰期延长，每日需用药2次；控释片拜心通GITS（Ada1atGITS）是渗透泵控释片，可恒速释放药物，使血中药物浓度稳定地保持有效水平，平稳控制血压，服用1次，药效可维持24小时以上，疗效满意。

缓释、控释制剂主要有以下几种：①骨架片有亲水凝胶骨架片（含胃内滞留漂浮片）、蜡质骨架片、不溶性骨架片。②缓释或控释颗粒（或微囊）压制片。③缓释或控释胶囊（内含小丸或颗粒或小片）。④渗透泵控释片。⑤透皮给药系统。⑥避孕给药系统、植入剂、眼用控释膜剂。⑦脉冲式给药系统与自调式给药系统。缓释、控释制剂一般适用于半衰期短的药物。

四、保健常识

1. 运动原则和注意事项

运动中应坚持3个原则：第一是有恒，是指运动应该是经常的、规律的、持久的，而不能"三天打鱼，两天晒网"；第二是有序，有序是指循序渐进。第三是有度，有度是适度。

另外运动中还要注意以下几点：

运动前不宜饱餐。因为进食后，机体为了充分消化和吸收各种营养物质，血液大量流向胃肠道，从而使心脏的供血减少，容易诱发心绞痛。

运动前后要避免情绪激动。因为精神紧张、情绪激动都可以增加血液中儿茶酚胺的浓度，增加心室颤动的危险。

运动后避免马上洗热水澡。因为全身浸泡在热水中，会造成全身血管的广泛扩张而导致心脏供血相对减少。

2. 运动强度的简单衡量方法

任何事情都是有度的，运动也不例外，尤其是中老年人，运动更要适度，以免发生意外。那么什么样的运动强度最合适呢？一般主张中等量的运动，也就是说维持运动时每分钟的心跳次数在170－年龄的数字左右。例如，您的年龄是50岁，那么您的心率在运动时达到每分钟120次左右比较合适。

有些人有每天运动的好习惯，但也要注意适度，如果一天工作紧张，应先休息；歇一歇，避免过于疲劳，停二次运动是必要的。例如某知名企业家就是一个很好的例子：2004年4月的一天，在外地出席商务会议后，于傍晚回到北京，还没有调整好出差的劳顿就到健身房做跑步运动，结果猝死在跑步机上，年仅53岁。这就是由于连日的超负荷工作，疲劳过度，心脏不能承受如此剧烈的运动，再加之对防病知识的缺乏，忽略了早已存在的疾病隐患，经常超负荷运转，影响了健康，导致了英年早逝。正如英国科学家贝弗里奇所说："疲劳过度的人是在追逐死亡。"因此要劳逸结合，有张有弛，学习是无止境的，工作是永远也干不完的，但生命是有限的。珍惜自己，追逐健康。

五、饮食疗法

1. 食疗知识

马兰、豌豆有益于降血压

（1）马兰：南方民间俗称鸡儿肠，四川叫泥鳅半，为菊科植物。茎直立，有时略带红色，叶脉通常离茎长出，表面粗糙；两面均生有短毛，春天摘其嫩茎做菜吃，称为马兰头。味甘、性平、微寒，无毒。全草含蛋白质、维生素C、有机酸等。具有清凉、去火、止血、抗菌、消炎的功效。高血压、眼底出血、眼球胀痛，用马兰头30克，生地15克，煎水服，每日2次，10日为1个疗程。如无不适等副作用出现，可持续服用一个时期，以观后效。

（2）豌豆：属豆科植物。嫩苗色青，摘其梢头，可作蔬菜，种子可食，磨成粉可作面。我国许多地区均有栽培，农家房前屋后均可栽培。其味甘，性平，无毒。豌豆含蛋白质、脂肪、糖类以及钙、磷、铁等。豌豆素有食药同源之说，它的主要药效在于利尿、益中、解毒、消肿、止痢等。心脏病、高血压病患者，取豌豆苗一把，洗净捣烂，用卫生纱布包好榨汁饮，每次半茶杯，略加温服。每日2次，10日为1个疗程，可持续服用一个时期。

2. 食疗食谱

第1天　煮炸豆腐

【原料】

豆腐500克，香菜75克，辣椒油25克，芝麻酱100克，酱豆腐25克，精盐12克，桂皮5克，花生油500克（约耗65克）。

【做法】

①将豆腐切成2.5厘米见方的块，用花生油炸呈浅黄色时捞出沥

油，待用。

②将芝麻酱放碗内，用少许精盐，陆续加入适量开水调匀；酱豆腐用凉开水调稀；香菜择洗干净，切成小段。

③将炸豆腐、桂皮和精盐放入锅内，加入清水用旺火烧沸，再改用文火煮约20分钟，待豆腐入味即可。

④食用时将炸豆腐连汤盛在碗内，浇上芝麻酱、酱豆腐汁、辣椒油，再撒上香菜段即成。

【功效】

有益气和中、生津润燥、祛热解毒的作用，对高血压、高血脂、动脉粥样硬化、冠心病患者有较理想的食疗功效。

第2天　夏枯草煲猪肉

【原料】

夏枯草20克，瘦猪肉50克。

【做法】

将夏枯草、瘦猪肉（切薄片），文火共煲汤。

【功效】

清肝热，散郁结，降血压。适用于高血压症，肺结核低热者久服也有效。

第3天　砂锅豆腐

【原料】

豆腐500克，水发香菇、冬笋、火腿、熟白鸡肉各50克，菜花100克，口蘑、豌豆苗、葱段、姜片各25克，熟鸡油5克，花生油50克，精盐3克，味精、料酒、鲜汤各适量。

【做法】

①将豆腐上屉蒸15分钟，取出晾凉后切成3厘米长、1厘米宽的条；菜花洗净，入沸水锅中焯一下，捞出过凉，改切成小块：豌豆苗择洗干净；冬笋、火腿切成骨牌片；口蘑切成薄片；水发香菇洗干净；熟白鸡肉切成斜刀片。将以上各料分别放入开水锅中焯一下，捞出。

②炒勺上火，放花生油烧热，下葱段、姜片炝勺，煸炒出香味后加入鲜汤，开锅后捞出葱段、姜片，再放入香菇、冬笋片、火腿片、口蘑

片、熟白鸡肉片、菜花、料酒、精盐，烧开后下入豆腐条略煮一下，起勺倒入砂锅内，加盖炖至入味，转文火炖 15 分钟后放入味精，撒上豌豆苗，淋入熟鸡油即成。

【功效】

有补中益气、和胃等作用，是高血压、冠心病患者的食疗佳品。

第 4 天　绿豆灌藕

【原料】

绿豆 300 克。鲜藕 4 节，白糖适量。

【做法】

①将绿豆去杂洗净. 用清水浸泡半小时，捞出沥水。

②将鲜藕洗净，去表皮，在每节藕的 1/5 处切断，将绿豆灌入藕孔内，灌满后用竹扦穿牢切断处。

③将藕平放于锅内，加入冷水浸没，用中火煮至藕、豆酥熟，出锅晾凉蘸糖吃即可。

【功效】

有消热利水的作用，具有健脾开胃、清热利水的功效，对高血压等症有辅助食疗作用。

第 5 天　蕨菜烩五丝

【原料】

鲜蕨菜 150 克，火腿肉、香菇、柿子椒、冬笋各 50 克，姜、黄酒、精盐、味精、胡椒粉、麻油各适量。

【做法】

鲜蕨菜洗净，切小段，入沸水锅汆一下，再放冷水中过凉，沥干。火腿肉、香菇、柿子椒、冬笋均切成丝。炒锅置旺火上，下猪油，烧至七成热，先投入冬笋，炒匀后加盖焖片刻，然后加入蕨菜、香菇、火腿肉、柿子椒，混炒均匀后，下姜丝、黄酒和少量清水，烩炒至熟，调入精盐、味精、胡椒粉，淋麻油，勾薄芡。单食或佐餐。

【功效】

适用于高血压、冠心病患者。

第6天 焖豆腐盒

【原料】

豆腐250克，虾肉150克，鸡蛋1个，豆腐皮、冬笋、水发香菇、海米各30克，葱花、姜末、芝麻油、酱油、精盐、味精、白糖、水淀粉、料酒、鲜汤各适量，花生油500克（约耗100克）。

【做法】

①将豆腐切成长3厘米、宽2厘米、厚1.5厘米的长方块，再从中间切一刀（不要切断）；虾肉剁成茸，放碗内，用鸡蛋清、精盐、味精搅拌上劲，夹入豆腐中，用豆腐皮包住封口处用水淀粉粘好。

②炒勺烧热放入花生油，烧至六成热，将包好的豆腐放入，炸透捞出。

③另起勺放适量花生油，上火烧热，下入葱花、姜末、海米煸炒几下，再放入料酒、冬笋片、香菇和鲜汤，烧开后下入炸好的豆腐盒和精盐、酱油、白糖、料酒，烧至豆腐入味，用水淀粉勾薄芡，淋入芝麻油即成。

【功效】

有健脾益气、润燥消水等作用. 可减少人体内胆固醇的含量，对防治高血压、动脉粥样硬化有理想的食疗功效。

第7天 豌豆茭白

【原料】

豌豆250克，茭白300克，花生油500克（约耗35克），精盐5克，味精2克，料酒5克，水淀粉、鸡汤各适量。

【做法】

①将豌豆洗净沥水；茭白去皮壳，削去老根及皮衣，洗净切滚刀块。

②炒勺置火上，放入花生油，烧至五成热，下入豌豆、茭白滑油，待豌豆熟时捞出沥油。

③原勺留底油，舀入鸡汤，倒入豌豆、茭白块，加入精盐、味精、料酒烧沸，撇净浮沫，用水淀粉勾薄芡，盛入盘内即成。

【功效】

有利于防止动脉硬化，对高血压、冠心病、高血脂、高胆固醇病患者有较好的食疗作用。

第8天　萝卜拌香菜

【原料】

萝卜300克（红、白均可），香菜25克，红辣椒、青辣椒各20克，麻油20毫升，精盐、陈醋、胡椒粉各适量。

【做法】

①香菜除杂质，连根洗净沥干。

②萝卜洗净（不去皮），切成细丝，加入精盐腌浸约10分钟，用手挤干水分，放入盆中。

③辣椒去蒂、去籽切丝，加入少量精盐腌3分钟后与萝卜丝混匀，再放入沥干的香菜和精盐、醋、胡椒粉、麻油拌搅数遍即可。

【功效】

酸辣相兼，醒脾开胃，对高血压患者和食滞不消、腹胀者很适宜。本菜除萝卜所具有的多种营养外，尤以辣椒所含丰富维生素C而有利于动脉粥样硬化、冠心病、脑溢血的防治，控制血压的上升趋势。

第9天　炸荸荠豆腐

【原料】

大荸荠10个，豆腐750克，鸡蛋清2个，花生油500克（约耗100克），葱花、姜末、精盐、味精、料酒、花椒盐、面粉、水淀粉、芝麻油各适量。

【做法】

①将荸荠去皮洗净，切成片；豆腐洗净后放入碗中碾压成泥，加入1个鸡蛋清，放葱花、姜末、精盐、味精、料酒，用筷子搅成馅料。把剩余鸡蛋清中加面粉、水淀粉、芝麻油搅成糊，将淀粉撒在荸荠片上，放上豆腐馅，制成荸荠豆腐生坯。

②炒勺上火，放花生油烧热，将豆腐生坯抹匀蛋糊，下入油勺中炸至表面呈金黄色时捞出，沥油后装盘，撒上花椒盐即成。

【功效】

有清肺润燥、养胃生津等作用，是高血压、高胆固醇、冠心病患者的食疗佳品。

第10天 翡翠豆腐

【原料】

绿豆500克，青蒜50克，胡萝卜50克，芝麻酱100克，酱油150克，醋150克，精盐10克，芥末面5克，辣椒油10克，蒜25克，碱面1克，

【做法】

①将绿豆拣去杂质，磨成碎豆瓣，簸去皮，放在清水中浸泡24小时，泡透后加水磨成稀糊（以500克绿豆出2000克为宜）；把稀糊舀入锅内，加入碱面，用旺火烧沸，转微火熬，约熬30分钟，糊已熟透，舀入大瓷方盘内晾凉，待凝固后即成翡翠豆腐，再切成5厘米见方的块，放在凉开水内浸凉。

②将芝麻酱放入碗内，加入精盐，陆续加入适量凉开水调匀；酱油、醋各加入适量凉开水调稀；芥末面用少许开水搅成糊晾凉；胡萝卜去皮，洗净后切成细丝；青蒜洗净，切成1厘米长的段；蒜去皮，洗净砸烂，用凉开水调匀。

③将翡翠豆腐切成细条，放入盘内，用芝麻酱、酱油、醋、芥末糊、辣椒油、蒜汁拌匀，再撒上青蒜段、胡萝卜丝即成。

【功效】

有健脾消食、清热解毒、利水消肿、养肝明目的作用，对肥胖症、高血压、冠心病、高脂血症等病患者有较好的食疗功效。

第11天 灵芝牛肉干

【原料】

灵芝150克，牛肉1000克，八角、茴香、桂皮、花椒、豆蔻、砂仁、精盐、酱油、葱花、姜末、红糖、味精等少量。

【做法】

①选纯正灵芝洗净，晒干或烘干，研成细末待用。

②将鲜嫩牛肉切成条状，放入灵芝末与上述佐料，加入适量净水煨煮牛肉至九成熟，待汤汁浓稠时，将牛肉捞出，晾干片刻，上炉烤烘干即成。

【功效】

补中益气，滋养脾胃，强健筋骨，化痰息风，止渴止涎之功效。

第 12 天　肉末炒蚕豆

【原料】

猪肉 50 克，鲜嫩蚕豆 150 克，豆油、酱油、精盐、葱末、姜末、鲜汤各适量。

【做法】

①将猪肉洗净后剁成肉末；蚕豆剥皮，洗净。

②炒勺上火，放花生油烧热，先煸葱末、姜末和肉末，炒至断生时放入精盐和酱油，炒匀后再将蚕豆放入一同煸炒，加鲜汤适量，待蚕豆炒熟出勺装盘即成。

【功效】

有健脾利湿、补益气血等作用，适宜于防治高血压疾病。

第 13 天　香炸豆腐卷

【原料】

豆腐 250 克，牛肉 100 克，鸡蛋 1 个，酱油 10 克，精盐 2 克，味精 1 克，料酒 5 克，芝麻油 10 克，面粉 15 克，水淀粉 20 克，葱末 5 克，姜末 5 克，椒盐 1 小碟，花生油 500 克（约耗 70 克）。

【做法】

①将豆腐用沸水焯透后，捞出，沥净水，从侧面片成两片，然后再将每片片成相连的两片，平放在菜板上。鸡蛋液磕入碗内，打匀。

②将牛肉去筋膜，洗净，切碎剁成泥，放入碗内，用葱末、姜末、酱油、精盐、味精、料酒、芝麻油和一半蛋液搅匀成馅。

③将另一半蛋液放入碗内，用水淀粉调成浆；把肉馅逐个摊在豆腐片上，然后从一侧卷起，卷成卷。

④炒勺置火上．放入花生油，烧至六成热，把豆腐卷两头粘上面粉，再挂好浆下入油勺内，炸呈浅黄色时捞出，待油温升至八成热时再把豆腐卷放入油勺内，炸呈金黄色时，捞出沥油，码入平盘即成。上桌时随带 1 小碟椒盐。

【功效】

含有丰富的人体必需的氨基酸，有较高的营养价值，是高血压、动脉粥样硬化、冠心病患者的理想食疗佳品。

第 14 天　兰头拌海带

【原料】

马兰头250克，海带50克，麻油25毫升，红糖（或白糖）15克，精盐、醋、味精各适量。

【做法】

①将马兰头拣杂洗净，入沸水锅内焯烫至色泽泛青，质软柔嫩，取出沥水。

②海带先用温水浸泡2小时，洗净泥沙杂质，入沸水锅内焯烫10分钟后，切成小块片状或丝状。

③海带与马兰头同置于碗盘内，先将精盐和醋放入搅匀2～3分钟后，再入麻油、味精和红糖搅几遍即可供食。

【功效】

清淡嫩脆、爽口开胃，具有滋养肝肾、清泻虚热的功效。

第 15 天　鸡片烩蚕豆

【原料】

鸡脯肉、鲜蚕豆各100克，鸡蛋1个，味精、芝麻油、精盐、水淀粉、葱末、姜末、鲜汤各适量。

【做法】

①将鸡脯肉洗净，切成薄片装碗内，用料酒、精盐拌好，再将鸡蛋清打好，倒入鸡片里；鲜蚕豆剥皮，洗净。

②炒勺上火。加鲜汤煮开，放入鸡片、蚕豆、姜末、精盐、味精，用文火煮熟，然后再放芝麻油，用水淀粉勾薄芡，推匀出勺装盘即成。

【功效】

有健脾利湿、补精填髓、补益气血等作用。对防治高血压有疗效。

第 16 天　蚕豆炒腰花

【原料】

猪腰250克，蚕豆500克，鸡蛋1个，料酒10克，芝麻油40克，花生油180克，葱、姜、蒜、胡椒面、酱油、精盐、淀粉、水淀粉、姜汁各适量。

【做法】

①将猪腰剖开，片去腰臊，洗净后切成剖花刀，放碗内，放姜汁和料酒，然后蘸淀粉入沸水锅焯一下捞出；蚕豆剥去豆荚取其豆，再剥去豆衣，放入锅中，加水煮熟，捞出晾凉；鸡蛋液磕入碗内打匀。

②炒勺上火放油（90克），烧热后倒入鸡蛋液，边搅边炒，取出。

③勺内再放油，烧热后放入少量的葱、姜、蒜炝勺，放入腰花和蚕豆瓣，与鸡蛋一起翻炒，加入胡椒面、酱油、料酒、精盐，用水淀粉勾芡，淋上芝麻油即成。

【功效】

有补肾、健脾利湿、补益气血等作用，适宜于防治高血压疾病。

第 17 天　木耳烩面筋

【原料】

面筋（油炸后）200克，木耳15克，香油5克，酱油10克，盐2克，料酒10克，味精2克，淀粉10克。

【做法】

①木耳预先用温水泡2小时，洗净泥沙，太大的撕开。淀粉用约5克水化开。

②面筋撕成不大的块，入沸水中多焯一会儿，捞上沥干水

③锅内加入高汤（或水）约200克，下酱油、盐、料酒、味精、木耳及面筋块。汤开后转小火炖，待汤快吸于时，下水淀粉勾芡，淋上香油即可出锅装盘。

【功效】

木耳是上好的保健食品，含有抗凝血的物质，能防止血栓形成。对高血压和动脉硬化也有一定疗效。

第 18 天　核桃仁豆腐

【原料】

核桃仁50克，豆腐400克，虾仁10克，鸡脯肉50克，鸡蛋清4个，淀粉、料酒、精盐、味精各适量，花生油500克（约耗100克）。

【做法】

①将核桃仁用温开水浸泡，捞出剥去外衣，然后放入五成热的油勺中

炸至呈淡黄色，捞出剁成末放入碗内；将豆腐洗净，切去老皮，碾压成泥，用洁布包起，挤去水分，然后放入盛核桃仁的碗内；虾仁、鸡肉分别剁成茸，也放入核桃仁碗中，再加入味精、料酒、精盐和鸡蛋清（1个）调匀成糊状。将核桃仁糊放入抹上油的盘中，上屉蒸熟后取出，切成长方块，即为核桃仁豆腐生坯。将鸡蛋清放入碗中，加入淀粉，搅成蛋清糊。

②炒勺上火，加入油烧热，将生坯逐块裹上蛋清糊，入油勺中炸至轻浮油面时捞起，待油温升至七成热时，再下勺炸至呈淡黄色时捞出，装入盘内。

【功效】

有补肾固精、温肺润肠、润燥消水等作用，是高血压、动脉粥样硬化、冠心病患者的食疗佳品。

第 19 天　豌豆熘鱼片

【原料】

鲜豌豆 200 克，净鱼肉 200 克，火腿 10 克，鸡蛋清 2 个，抖酒、花椒油、葱、姜、蒜、精盐、水淀粉、鲜汤各适量，花生油 500 克（约耗 50 克）。

【做法】

①将净鱼肉洗净切成片，装碗内，用鸡蛋清抓拌均匀；火腿切片；葱切段；姜切末；蒜切片。

②炒勺上火，放油烧至五成热时将鱼片逐片投入油勺中，轻轻翻动，待鱼片浮起时捞出，控净油，待用。

③勺内留余油烧热，用葱、姜、蒜炝勺，下入豌豆和火腿片，加入精盐、料酒、鲜汤翻炒，待汤沸时用水淀粉勾芡，再将鱼片下勺，轻轻晃勺，放入味精，淋入花椒油推匀即成。

【功效】

有健脾利湿、利水消肿、清热解毒、止咳平喘等作用，对防治高血压、冠心病、糖尿病有一定的疗效。

第 20 天　醋蕴大蒜头

【原料】

新鲜大蒜头 50 个，食醋适量，精盐适量。

【做法】

①取新鲜大蒜头（南方土蒜），剥去外表粗皮。

②根据大蒜的多少取用食醋和适量精盐存放于砂罐内，外封加盖。

③存蕴时间7天以上。

【功效】

经济简便，每日三餐应坚持食用。适宜于高血压并高脂血症和动脉硬化者。

第21天　酿馅豆腐

【原料】

嫩豆腐500克，猪肥瘦肉100克，虾仁25克，鸡蛋清4个，精盐、白糖、醋、淀粉、水淀粉各适量，葱10克，姜10克，味精少许，熟猪油500克（约耗75克）。

【做法】

①将豆腐切成0.2厘米厚的片；猪肉、虾仁均洗净，分别剁成泥；葱、姜切末，均放入碗内，用精盐、味精、适量清水，搅上劲成馅，待用。

②取两片豆腐加一份馅心，即成酿馅豆腐生坯；鸡蛋清放盘内，抽打成蛋泡糊，加淀粉调匀，待用。

③炒勺上火，放油，烧至六成热，将酿馅豆腐生坯挂蛋泡糊下勺内，炸至发泡浮起且呈浅黄色时捞出，全部炸完后，使油温升至七成热再下勺重炸至呈金黄色，倒入漏勺内沥油装盘。

4。原勺留底油烧热，葱、姜末炝勺后倒入适量清水，放白糖，水淀粉勾芡，淋入少许醋，浇在豆腐上即成。

【功效】

豆腐有益气宽中、润燥利水、清热解毒等作用。黄豆中含胆固醇较少，经过黄豆加工制作的豆制品对高血压、动脉粥样硬化、心脏病有辅助食疗作用。

第22天　烩豌豆三丁

【原料】

鲜豌豆、冬瓜各150克，黄瓜100克，猪里脊肉200克，花生油20

克，鲜汤、水淀粉、精盐、味精各适量。

【做法】

①将猪肉、冬瓜、黄瓜洗净均切成方丁。

②炒勺上火，加入油，烧热后倒入肉丁煸炒，然后倒入豌豆和冬瓜丁，稍炒后加入鲜汤，至快熟时放精盐和黄瓜丁，用水淀粉勾芡，加味精，起勺装盘。

【功效】

有健脾和胃、滋阴润燥、清热利水等作用，可防治高血压、冠心病。

第 23 天　山楂洋葱肉

【原料】

山楂片 100 克，洋葱 200 克，猪瘦肉 250 克，花生油 60 毫升，清汤、黄酒、食醋、精盐、酱油、味精各适量。

【做法】

①山楂片洗净，分两次煮煎，取浓缩液 100 毫升。

②洋葱洗净，切丝，浇上少许精盐稍腌。

③猪瘦肉洗净，切丝，浇上黄酒、食醋、酱油拌匀。

④热锅下油，烧至七成热时放入肉丝炒散，下洋葱炒至断生，将山楂汁从锅边四周淋入，再放少许清汤及精盐、酱油、食醋、味精，稍焖收汁即可。

【功效】

本膳香嫩，具有清痰化湿、健胃醒脾作用，对痰湿内阻的高血压效果明显。山楂，味酸甘、性微温、钙质丰富，含山楂酸、齐墩果酸，能舒张血管，调节心肌功能；解酯酶可降低血清胆固醇。洋葱，味甘、微辛、性微温，含有前列腺素和能激活血溶纤维蛋白活性的成分，有较强的舒张血管的作用，可减少外围血管的冠状动脉阻力，同时还有一定的利尿作用，促进钠盐的排泄，从而达到降压的目的。

第 24 天　银芽拌鸡丝

【原料】

绿豆芽 200 克，鸡脯肉 250 克，白醋、水淀粉、鸡蛋清、精盐、味精、芝麻油各适量。

【做法】

①将鸡脯肉洗净后改刀切成丝，放碗内，用少许水淀粉、鸡蛋清拌匀浆好，放入沸水锅内氽熟，捞出；将绿豆芽去根须，也放沸水锅中焯至断生，捞出沥干水分。

②将鸡丝、豆芽同放入盆内，加适量精盐、味精、芝麻油、白醋拌匀装盘即成。

【功效】

有温中益气、补精填髓等作用，常食可减肥。

第25天 鲜蘑扁豆

【原料】

扁豆250克，鲜蘑菇200克，鸡汤、料酒、白糖各适量，味精少许，花生油50克，芝麻油少许。

【做法】

①扁豆掐去两头，去筋，洗净后切1厘米宽的条；鲜蘑去蒂把、洗净后挤净水分，切丝，待用。

②炒勺上火，放油烧热，下扁豆煸熟后出勺；炒勺复上火，烧热后放香菇、扁豆、鸡汤、料酒、白糖、精盐，烧至汤汁不多时用味精调味，水淀粉勾芡，淋入芝麻油，抖匀出勺装盘。

【功效】

常食香菇可提高人体免疫功能，延缓衰老，抗病毒，防癌抗瘤，降血压、降血脂、降胆固醇. 防治高血压、冠心病等疾病。扁豆有健脾和胃、消暑化湿之功效。

第26天 天麻鸭掌

【原料】

天麻30克，鸭掌10只，植物油60毫升，黄酒、食醋、蒜泥、酱油、胡椒粉、清汤、葱花、味精各适量。

【做法】

①天麻（选择大个）洗净，干蒸，切成大小相等薄片。

②鸭掌洗净，上锅蒸至半熟，取出，置油锅走油后放入黄酒、食

醋、精盐、蒜泥、天麻片，清汤文火慢焖至收汁时，放入胡椒粉、葱花、味精即可，食用时鸭掌与天麻可同食。

【功效】

本菜香烂味浓，具有消肝潜阳、利水滋阴的作用。适宜于阴虚阳亢型高血压。天麻，主要成分为天麻素和赤箭甙。鸭掌为鸭科动物家鸭的脚板，性偏凉，胆固醇含量极低，每100克中只有75毫克，与天麻为膳，清上祛头风，利下退水肿。

第27天　炸西瓜

【原料】

西瓜1个（约2000克），鸡蛋2个，淀粉、面粉各适量，白糖100克，花生油500克（约耗100克）。

【做法】

①将西瓜洗净切开，去皮、去籽，取西瓜瓤，切成菱角块，放入面粉中滚匀，待用。

②将鸡蛋清放入碗内，加入淀粉及适量清水调成蛋清糊，待用。

③炒勺置火上，放入花生油，烧至五成热，把蘸匀面粉的西瓜挂匀蛋清糊，逐块下勺炸制，视外皮略硬时撤火，进行浸炸，待呈淡黄色时捞出沥油，装入盘内，撒入白糖即成。

第28天　玉环虾仁豆腐

【原料】

豆腐250克，虾仁50克，冬瓜100克，鸡蛋1个，花生油、精盐、味精、淀粉、水淀粉、鲜汤各适量。

【做法】

①将豆腐碾压成泥，放碗内加入精盐、味精及鸡蛋清，拌匀成馅；冬瓜去皮，用刀修成直径5厘米、厚2厘米的圆块，将中间挖空，放入开水中烫一下，捞出沥水；将虾仁洗净沥干水分，装碗内，用精盐、鸡蛋清、味精、淀粉上浆。将烫过的冬瓜蘸上适量淀粉，里面装满豆腐馅并抹平，上面放两粒浆好的虾仁，然后上屉蒸15分钟取出。

②炒勺上火放油烧热，加入鲜汤、精盐、味精，烧开后用水淀粉勾芡，浇在蒸好的豆腐上即成。

【功效】

有健脾益气、润燥消水、减肥美容等作用，适宜于高血压、高血脂、肥胖症患者食用。

第 29 天　苦瓜炒豆芽

【原料】

苦瓜 200 克，绿豆芽 200 克，植物油 10 克，盐 3 克，白醋 5 ～ 10 克。

【做法】

①将苦瓜洗净，用刷子冲水刷洗，以除去瓜皮凹处的污物。纵向一剖为二，挖去瓜瓤及籽，横向切成 3 毫米厚的片，再改刀成丝，用少许盐洒在瓜丝上略腌一下。

②绿豆芽用清水泡两遍，务必洗净，沥干水分。

③炒锅内放入植物油，油热后先倒入苦瓜略加翻炒后，再倒绿豆芽，炒至豆芽稍变软，即可倒入白醋，炒匀即可出锅装盘。

④还可酌加些白糖，成糖醋味，对喜食甜品的人较适合。

【功效】

此菜味清爽、微苦，去火开胃。肝火亢盛型高血压患者，常吃此菜甚为有益。苦瓜所含的纤维素和果胶可加速胆固醇在肠道的代谢，以排泄、降低血中的胆固醇。

第 30 天　水晶梨

【原料】

大鸭梨 3 个，白糖 100 克，鸡蛋清 1 个，京糕 50 克，清水适量。

【做法】

①将梨切去两头、去掉核，面朝上放在盘内，上笼蒸熟去掉皮，倒去汁晾凉；京糕切成小丁。

②炒勺洗净，置火上，放入适量清水，下入鸡蛋清、白糖用勺搅匀，汤沸时撇去浮沫，倒在海碗内晾凉，把梨放入糖汁内，撒上京糕丁即成。

【功效】

能促进胃酸分泌，帮助消化，增进食欲，有降低血压、镇静作用。

五、第5月食谱

一、基础知识

1. 动脉血压的生理变异

在不同生理情况下，血压可发生一些变动。在兴奋、恐惧、忧虑等情绪因素影响下，血压特别是收缩压可明显增高，主要与交感神经活动增强有关。睡眠时，血压急剧下降，以后随着不同睡眠时相而有波动，一般在第Ⅲ和第Ⅳ相时最低；在异相睡眠时，血压可发生短暂升高。运动时，动脉血压特别是收缩压可明显增高；从事激烈运动时，收缩压可高达 24.0~26.7 千帕（180~200 毫米汞柱），舒张压也可达到 13.3 千帕（100 毫米汞柱）的程度。运动停止时血压急剧下降，这是由于腹肌、内脏血管舒张所致，以后又出现血压的二次上升。环境温度降低时，末梢血管收缩常使血压升高；环境温度升高时，则皮肤血管扩张等散热机制而使血压降低，在温浴时也有同样变化，但以舒张压降低更为明显。

在动脉系统内，不同动脉段的血压数值也不一样，并不是动脉血管愈大，血压愈高。若用带有顶端压力传感器的导管入各段血管测量其血压值，则可发现与主动脉内的血压相比外周动脉的收缩压较高，舒张压较低，因而脉压差较大。这由于：①血压压力波从远端阻力较大的血管床返折回来，造成叠加，故血压反而升高。②射出的血液团作用于弹性血管壁起共振现象。

2. 心脏搏出量与血压的关系

在循环系统内有适量血液充盈前提下，动脉血压是由心脏射血和外周阻力两个主要因素的相互作用而形成的。这个因素既是形成血压的因素，又是影响血压变化的主要因素。当心室收缩加强而搏出量增加时，射入主动脉的血量增加，脉血压升高，血流速度加快。在心率和外周阻力不变的情况下，血液向外周流走的量增多，因而动脉系统舒张末期总量虽有所增加，但增加程度不大。因此，收缩压的升高要大于舒张压的升高，从而使脉压加大。总之，当心脏搏出量增加时，要是使收缩压增高，舒张压增高不多，故脉压增大。反之，当出量减少时，则主要使收缩压降低，脉压减小。

二、诊断方法

1. 什么是高血压危象

高血压危象是指在高血压的病程中，由于周围血管阻力的突然升高，导致血压明显上升，收缩压可达 26.7 千帕（200 毫米汞柱）。患者常会出现头痛、烦躁、心悸、气急、恶心、呕吐、视力模糊等症状。这种发作一般历时短暂，血压控制后病情可迅速好转。但如果救治不及时将会导致严重的后果，甚至死亡。

高血压危象的发生往往与精神创伤、情绪变化、寒冷刺激和过度疲劳等因素有关。

2. 什么是高血压脑病

高血压脑病是指在血压显著升高的情况下，由于脑小动脉发生持久而严重的痉挛，导致脑血液循环障碍，引起脑水肿和颅内压增高的临床征象。患者会出现严重的头痛、呕吐，有时还会出现意识丧失和抽搐。如果尽快采取紧急措施降低血压，情况可望好转，否则，可因颅内压升高造成不可逆转的脑损害而死亡。

三、处治方案

1. 用何种饮料送服降压药

用葡萄汁送服降压药物效果好。加拿大西安大略大学的研究者在英国医学刊物《柳叶刀》上说，研究发现，人们用葡萄汁代替开水送服降压药后，血液中药物含量比用开水送服时明显增加，但用柑橘汁送服则没有这种效果。研究人员说，这是证明柑橘属果汁与药物之间的药物动力相互作用的第一个例子。葡萄汁可能是通过帮助消化系统吸收药物来使血液中的药物含量增加的。他们认为应该对这种相互作用进行研究，因为它可能影响许多药物的功效以及药物引起的有害的副作用的程度。

2. 针刺等疗法也能治疗高血压

针灸治疗高血压的报道较多，多有较好的疗效，近期降压效果可达82.5%。实验证明，针刺疗法可调节神经系统，改善心肌代谢，扩张小动脉，使血压下降。①针刺疗法，主要以平肝潜阳为主，佐以对症加减。常用穴如风池、曲池、足三里、太冲。备用穴如行间、太阳、翳风、神门、三阴交、太溪、阳陵泉、阴陵泉、丰隆、内关、关元、气海。中、强度刺激，留针10～15分钟。此外，酌情使用曲池透少海、内关透外关的针法。②耳针疗法。常用穴如皮质下、降压沟、神门、心区、交感。方法，一般留针1～2小时。③水针疗法。常用穴如足三里、内关、合谷、三阴交、太冲、曲池。穴位分组交替使用，每穴注射0.25%盐酸普鲁卡因1毫升，每日1次或利血平0.1毫克，隔日1次；注射10次为1个疗程。④穴位埋线。常用穴如血压点、心俞、曲池、足三里。每次埋一组穴，埋线时间为15～20日，两组交替使用。⑤皮肤针疗法。常用穴有脊椎两侧，以腰骶椎为重点叩打部位，并可兼叩刺颈椎、前额、后脑及眼区。在四肢末端、掌心、脚底也可配合叩打，方法是采用轻刺激。叩刺先从脊椎部叩起，一般自上而下，先内侧后外侧，然后再叩刺颈、头等部。⑥拔罐疗法。常用穴有背部第一侧线的穴位，以及肩髃、曲池、合谷、承扶、委中、承筋、承山、昆仑、涌泉、申脉、足三里。可根据具体症状选择拔罐部位。除头部外，可用中型或大型罐。一般拔10次左右，每次时间10～15分钟。⑦头针疗法。常用穴如双足运动区、胸腔区、血管舒缩区。可根据临床症状灵活应用。⑧耳穴压豆法。亦有一定疗效。

采用针刺法时应注意：精神放松，避免晕针、断针，发现滞针情况应及时排除。血压过高者，在26.6/15.9千帕（200/120毫米汞柱）以上，应避免强刺激。多吃素菜，低盐、低脂，戒烟酒及刺激辛辣食物。针刺对原发性高血压的症状改善有一定疗效，对继发性高血压者应积极治疗病因。高血压病少用灸法。临床也有用灸足三里、绝骨、内关见效的。

四、保健常识

1. 早上不宜剧烈运动

清晨是心血管危险事件（如冠心病）的高发时间，这是因为早晨人体的交感神经兴奋性比较高，而交感神经兴奋时会引起小血管的收缩，导致血压升高，严重时就会引起心肌缺血；此外，上午人体内的血液黏稠度也比较高，容易导致血栓形成。如果此时运动过于剧烈的话，会加速上述事件的进程，从而促进冠心病等心脑血管并发症的发生。

2. 中年人如何利用有限的时间健身

青少年朋友的时间大部分是在学校里度过的，每周的体育课可以保证基本的体育活动；老年人退休在家，也有充分的时间进行锻炼；而那些正在工作的中的青年人就不同了，他们每天忙于工作，几乎没有时间进行锻炼。其实，进行健身也是可以见缝插针的，既不需要花费很多的时间，也能达到基本的健身目的。

（1）早晨醒来，先揉一揉眼睛，搓一搓脸，随意屈伸上肢各关节，伸几次懒腰，双足离床做模拟骑车动作。然后，做几次仰卧起坐，这些动作只需要 5 分钟，就能促进头、面及全身的血液循环，锻炼了全身的肌肉和关节。

（2）上班步行 1 公里左右，时间为 10～15 分钟，心率在每分钟 110～120 次。在住宅和办公地有意识地上下楼梯，这些运动既锻炼了下肢肌肉，又增强了心肺功能，还能消耗身体多余的热量，减轻体重。

（3）上班时，见缝插针地做些举手之劳的活动，如扩胸运动，深呼吸，原地踏步，屈伸颈部和四肢关节，旋转腰部，压腿踢腿，下蹲起立，脚尖站立等。

（4）饭后不要马上坐下来或卧床，应做 10～15 分钟的散步，既有助于消化，又锻炼了下肢肌肉。

（5）晚上入睡前，用温热毛巾擦拭全身，能活跃皮肤的血液循环，消除疲劳，助于睡眠。

这些活动简便易行，有很好的健身作用，坚持不懈地做下去必定有明显的好处。

五、饮食疗法

1. 食疗知识

高血压患者为什么要多喝牛奶？

牛奶含钙丰富，又易于为机体吸收。据国外研究，高血压病的原因之一是饮食中缺钙、钾。缺钙是世界性问题。我国居民以植物性食物为主，植物中的钙难以被人体吸收，所以缺钙的人相当多。加上吃盐过多，造成机体内钠钙交换受抑制，致使钠在血管中积聚、血管外周阻力增高而得病。

牛奶中富含钙和钾，可直接为机体吸收，对防治高血压病可以起到重要作用；牛奶中的蛋白质富含蛋氨酸，可抑制交感神经，而血压增高往往由于交感神经兴奋；牛奶中的蛋白质能清除血中的钙，防止血管硬化，有助于保持血管的弹性。

2. 食疗食谱

第 1 天　酸辣海参

【原料】

水发海参 250 克，水发玉兰片 50 克，鸡汤适量，熟鸡油 10 克，精盐 5 克，味精 3 克，醋 15 克，胡椒粉 2 克，料酒 5 克，葱丝 5 克，姜汁10 克，芝麻油 10 克。

【做法】

①将水发海参放入清水中，抠掉肚内黑膜，洗净；水发玉兰片冲洗干净，分别切成 1 厘米见方的块。

②汤锅置火上，倒入适量鸡汤，分别将海参和玉兰片焯一下，把汤倒出，待用。

③将原汤锅再置火上，倒入鸡汤，加入精盐、味精、料酒，投入焯过的海参、玉兰片，开锅后撇去浮物，起锅倒入装有葱丝、醋、胡椒粉、芝麻油的汤碗内即成。

【功效】

有滋补、健身、强体作用，对高血压、肥胖病有一定的食疗效果。

第2天　葱油双脆

【原料】

海蜇200克，白萝卜150克，芝麻油15克，精盐4克，味精2克，葱末20克。

【做法】

①将海蜇漂洗去咸味，洗净泥沙，切成细丝，用清水浸泡4小时，挤去水分；白萝卜洗净，切成细丝，用少许精盐拌匀腌一会儿，挤去水分，待用。

②将海蜇丝、萝卜丝用精盐、味精拌匀，放入盘内，把葱末放在海蜇丝、萝卜丝上，将芝麻油上勺烧热，浇在葱末上，食用时拌匀即成。

【功效】

有清热解毒、除湿祛痰、止咳润肠之功效，对高血压病患者非常适用。

第3天　陈皮炒兔肉

【原料】

净兔肉500克，陈皮20~25克，酱油、精盐、料酒、淀粉、葱丝、姜丝各适量。

【做法】

①将陈皮剪成粗颗粒，加适量水文火煎煮约半小时，纱布滤取药液，再加水煎煮约20分钟，滤取药液，两次煎液合并，浓缩至约30毫升备用。

②兔肉洗净，切大块投入沸水中烫一下，切成小长条，置锅中加适量水及葱段、姜片、精盐煮熟备用。

③将陈皮浓缩液和酱油、淀粉兑成汁；锅内加花生油少许，烹入葱丝、料酒，加入兔肉翻炒，倒入已兑好的汁液拌炒均匀即成。

【功效】

防治脑血栓形成。高血压和动脉硬化患者如能经常食用，可预防脑血栓形成。

第4天　烧淡菜

【原料】

水发淡菜400克，水发香菇片50克，水发玉兰片50克，熟猪油75

270

克，精盐 5 克，味精 3 克，料酒 25 克，酱油 10 克，水淀粉 20 克，鸡汤适量。

【做法】

①将水发淡菜用温水洗净，放入碗内，加入鸡汤，上屉蒸透取出，用清水过凉。

②炒勺置火上，放入熟猪油，烧至八成热，下入香菇片、玉兰片煸炒几下，加入鸡汤、酱油、精盐、味精、料酒，下入蒸熟的淡菜烧制，水淀粉勾薄芡，收浓汤汁，盛入盘内即成。

【功效】

有滋补强身、降低血压之功效。

第 5 天　烧酿淡菜

【原料】

水发淡菜 250 克，鸡茸 100 克，火腿末 15 克，水发香菇片、水发玉兰片各 25 克，花生油 100 克，精盐 7 克，味精 3 克，水淀粉少许，料酒 15 克，鸡汤适量。

【做法】

①将水发淡菜择洗净，擦干，将鸡茸填入淡菜肚中，撒上火腿末，放入盘内，上屉蒸透。

②炒勺置火上，放入花生油，烧热后放香菇片、玉兰片煸炒儿下，加入精盐、味精、料酒、鸡汤，烧沸后放入蒸好的淡菜，烧制一会儿，用水淀粉勾薄芡，溜入盘内即成。

【功效】

有滋补健身、降低血压的作用。

第 6 天　芹菜香菇丝

【原料】

芹菜 200 克，水发香菇 100 克，精盐、味精、麻油、水淀粉各适量。

【做法】

芹菜切段，水发香菇切丝，置旺火上下油起锅，放入芹菜，煸炒几下，再放香菇丝，加盐，炒匀，注入清汤，转用小火焖片刻，下味精，淋麻油，用水淀粉勾芡。单食或佐餐。

【功效】

适用于高血压、高血脂症、神经衰弱患者。

第7天　油爆淡菜

【原料】

鲜淡菜肉 500 克，蘑菇片 30 克，熟青豆 20 克，熟火腿 20 克，芝麻油 2 克，精盐 3 克，味精 2 克，料酒 5 克，胡椒粉 1 克，葱末、姜末、蒜末各 15 克，水淀粉适量，鸡汤适量，花生油 500 克（约耗 75克）。

【做法】

①将淡菜肉去毛边，洗净；火腿切成菱形小片。

②将精盐、味精、料酒、胡椒粉、鸡汤、水淀粉放入碗内，兑成调味芡汁。

③先将淡菜入沸水锅中焯至五成熟捞出，沥干水，然后转入七成热油勺内炸至八成熟捞出，沥去油。

④炒勺内留底油置火上，放入葱末、姜末、蒜末炝勺，放蘑菇片、青豆、火腿片稍炒，放入淡菜，倒入调味汁，翻炒抖匀．淋上芝麻油即成。

【功效】

有滋补强身、降低血压之功效。

第8天　马兰头拌海带

【原料】

马兰头 250 克，海带 50 克，芝麻油 25 克，白糖 15 克，精盐、醋、味精各适量。

【做法】

①将马兰头择洗干净，入沸水锅内焯至色泽泛青，质软柔嫩，取出沥水。

②海带先用温水浸泡 2 小时，洗净泥沙杂质后，入沸水锅内焯熟，切成小块（或丝）。

③将海带块与马兰头同放碗内，先将精盐和醋放入拌匀，再淋入芝

麻油，放味精和糖拌匀后即可食用。

【功效】

有滋补肝肾、清热解毒、凉血止血、消肿利湿之功效，对高血压及眼底出血患者有较好的食疗效果。

第9天　茼蒿炒笋丝

【原料】

茼蒿150克，冬笋100克，精盐、味精少许。

【做法】

茼蒿去须根，切段。冬笋切丝，将炒锅置旺火上，下油，烧至八成热，倒入笋丝，翻炒片刻，加水稍焖至熟，再入茼蒿同炒，下盐炒匀，起锅时调入味精。单食或用于佐餐。

【功效】

适用于高血压患者。

第10天　淡菜炒韭菜

【原料】

韭菜350克，淡菜25克，花生油25克，芝麻油5克，精盐3克，料酒5克，姜丝5克，肉汤适量。

【做法】

①将淡菜择洗净后切碎放碗内，加肉汤用文火焖煮10分钟左右；韭菜洗净，切成3厘米长的段。

②炒勺置火上，放入花生油，烧至五成热，下入姜丝炝勺，把煮过的淡菜倒入勺内，随即放韭菜段，翻炒几下，烹入料酒，加入精盐翻炒一会儿，淋上芝麻油即成。

【功效】

有滋补强身、降低血压的作用。

第11天　炸平菇

【原料】

平菇400克，鸡蛋2个，面粉适量，精盐5克，味精2克，胡椒粉1克，花生油500克（约耗75克）。

【做法】

①将平菇去根洗净，切成菱形块；面粉盛入碗内，用清水搅成面糊，再用精盐、味精、鸡蛋搅匀。

②将平菇与搅好的面糊拌匀。

③炒勺置火上，放入花生油，烧至七成热，分几次把平菇放入油勺中，炸至呈杏黄色时捞出，沥油，装入盘内，撒上胡椒粉，拌匀后即可食用。

【功效】

有舒筋活血作用，对降低血压和血液中胆固醇有一定的疗效。

第 12 天　蚌肉炒丝瓜

【原料】

蚌肉 180 克，鲜嫩丝瓜 300 克，花生油 60 毫升，酱油、味精、陈醋、精盐、生姜、葱白各适量，猪骨汤 100 毫升。

【做法】

①蚌肉用清水揉搓净白，以无浊液为度，沥干水分待炒。

②丝瓜去皮用水冲净，切成薄片。

③用武火将蚌肉爆炒至半熟时，放入陈醋再加丝瓜，文火炒至丝瓜变青绿色添上拌料，即可出锅。

【功效】

本菜色、香、味俱全。清淡而不腻，滋养而不燥，适宜各种类型高血压患者。

第 13 天　酿香菇

【原料】

水发香菇（直径约 4 厘米）24 个，鸡脯肉 100 克，瘦火腿肉 25 克，时令菜心 100 克，葱 10 克，肉汤（或鸡汤）适量，花生油 75 克，芝麻油 5 克，精盐 4 克，味精 1 克，淀粉、水淀粉各适量。

【做法】

①将水发香菇去蒂洗净；鸡脯肉剁成茸放碗内，用少许精盐、味精、淀粉和清水调成鸡茸糊；锅内放入肉汤，加入少许精盐烧开，再放入香菇煮 2 分钟，捞出，挤去水；把瘦火腿肉和葱洗净，分别切成边长

1厘米的菱形薄片；菜心择洗干净。

②将香菇正面朝下，铺放在案板上，用刀背逐个拍一拍，使香菇平展，再用汤匙舀鸡茸糊放在每个香菇上，抹平后按对角摆放两片火腿片和葱片，逐个儿平放在大瓷盘内，上笼蒸15分钟取出，正反两面交错码入碗中，入笼保温，待用。

③炒勺置火上，放入花生油（25克），烧至六成热时下入菜心煸炒，加入少许精盐煸熟；把香菇翻扣在盘中，菜心拼在冬菇的两侧。

④原勺上火，放入花生油，烧至六成热，倒入适量肉汤，下精盐、味精烧开，用水淀粉勾薄芡，浇在香菇上，淋入芝麻油即成。

【功效】

对动脉粥样硬化、高血压患者有较好疗效，是高血压、冠心病患者理想的菜肴。

第14天　牡丹银耳

【原料】

银耳15克，嫩豆腐250克，香菜叶10克，素火腿适量，精盐6克，味精3克，水淀粉适量，黄豆芽汤适量。

【做法】

①将银耳用温水泡发，除去根、杂质，洗干净，均匀地摆在盘子里；豆腐捣碎碾压成泥，放碗内，用精盐、味精调拌均匀，加入适量水淀粉搅成糊，上边再撒上火腿末、香菜叶，上屉蒸5分钟取出，均匀地摆在装银耳的盘子里，即为"牡丹银耳"。

②炒勺置火上，倒入黄豆芽汤，放精盐烧开，加入味精调味，再用水淀粉勾薄芡，淋浇在牡丹银耳上即可食用。

【功效】

有健脾益气、润燥、消水之功效，是高血压、动脉粥样硬化、冠心病、肥胖病患者的理想佳肴。

第15天　天麻蒸鱼头

【原料】

鳊鱼头500克，天麻20克，花生油35毫升，盐、黄酒、葱、姜、胡椒粉、味精各适量。

【做法】

①取鲜活鳊鱼一条,从头部向鱼肚部斜切,去鱼鳃洗净、削开,均匀撒上适量食盐微擦,洒上黄酒约腌 20 分钟左右。

②天麻(切成薄片)用清水先蒸至半熟,再与鱼头共置于砂锅内加盖蒸至上气 10 分钟(见鱼眼暴出为度),出锅时放入胡椒粉、姜葱、味精。

【功效】

本菜肴味醇鲜淡、清香可口。常食能起到调养肝脾、熄风镇痛的作用。鳊鱼每 100 克含优质蛋白 18 克、脂肪 3.8 克,同时还含有钙、磷、铁等人体必需物质。

第 16 天 鲜果银耳

【原料】

银耳 10 克,苹果(或鸭梨等鲜果)200 克,白糖 150 克,糖桂花少许。

【做法】

①将银耳放入碗内,加入温水泡发好,择去根蒂,洗净。

②将苹果去皮,切成滚刀块,待用。

③将锅置火上,加入适量清水,下入银耳,烧沸后转用小火炖 20 分钟,加入白糖、苹果片,再沸时起锅装碗,用糖桂花搅匀即成。

【功效】

有较好的滋补作用,对病后体虚者以及高血压、心血管等病患者有较好的疗效。

第 17 天 炸素丸子

【原料】

水发口蘑 100 克,荸荠 20 克,水发金针菜 20 克,水发玉兰片 25 克,面粉 15 克,淀粉 50 克,花生油 75 克,芝麻油 25 克,精盐 3 克,味精 2 克,料酒 15 克,花椒盐适量。

【做法】

①将水发口蘑、水发金针菜、水发玉兰片均择洗净,切成末;荸荠洗净,去皮,拍成泥;把以上原料放入碗内,加入面粉、淀粉、精盐、

味精、料酒、芝麻油调匀。

②炒勺置火上，放入花生油，烧至五成热，把碗内的原料挤成丸子，放入油勺内炸至呈金黄色、熟透时捞出放入漏勺内，沥油后放盘内，撒上花椒盐即成。

【功效】

有滋补、强身、健体之作用，常食可减肥、降血脂，对高血压症、血液中胆固醇含量较高有一定的食疗效果。

第 18 天　芹菜炒香干

【原料】

芹菜 250 克，香干 3 块，菜油 50 毫升，精盐、味精、各适量。

【做法】

①择除芹菜的枯老叶片及根须，洗净，剖开茎部切成约 3 厘米长的段。

②香干切片状，与芹菜等长。

③武火上锅内待油七分热时，放入香干，稍炒片刻，即下芹菜，至芹菜溢出清香味时，加入食盐和味精即可。

【功效】

本菜醇正，具有很强的降脂、降糖作用。对易致高血压并发症的动脉硬化、高脂血症、糖尿病以及高血压的肝阳上亢型，均有食疗功效。

第 19 天　木耳炒虾仁

【原料】

水发木耳 100 克，虾仁 50 克，青豆 50 克，胡萝卜 25 克，青椒 25 克，花生油 30 克，精盐 4 克，味精 2 克，葱末 10 克，姜丝 3 克，鸡汤适量。

【做法】

①将水发木耳择洗干净；虾仁用水泡发好（余水留用）；青豆用清水泡发；青椒去蒂、籽，切成丝；胡萝卜洗净，切成丝。

②炒勺置火上，放入花生油烧至六成热，下入葱末、姜丝炝勺，煸出香味，放入木耳、青豆、胡萝卜丝、青椒丝、虾仁，翻炒后倒入鸡汤，放精盐翻炒至虾仁熟，放入味精调味，翻炒均匀，盛入盘内即成。

【功效】

有补肾壮阳、祛风痰、凉血止血作用，还可减轻或延缓动脉粥样硬化的形成，高血压、冠心病、高脂血症患者常食有较好的食疗效果。

第 20 天　冬菇扒茼蒿

【原料】

茼蒿 500 克，水发冬菇 20 克，花生油 30 克，熟鸡油 10 克，精盐 5 克，料酒 5 克，水淀粉适量，葱片、蒜片各 10 克，鸡汤适量。

【做法】

①将茼蒿洗净，切成长 4 厘米的段，放入沸水锅内焯一下，捞出沥水。

②炒勺置中火上，放入花生油，烧至七成热，下入葱片、蒜片炝勺，放入冬菇，烹入料酒、鸡汤，放入焯过的茼蒿段，加入精盐，开锅后转小火炖至茼蒿段软烂汤汁将尽时，用水淀粉勾薄芡，淋入鸡油，盛入盘内即成。

【功效】

有和脾胃、利二便之功效，对降低胆固醇、防治高血压、心血管病有较理想的食疗作用。

第 21 天　核桃拌芹菜

【原料】

核桃仁 50 克，芹菜 300 克，精盐 2 克，味精 1 克，香油 5 克。

【做法】

①先将芹菜洗净切成丝，用沸水焯片刻，再用凉水冲一下，沥干后加精盐、味精、香油入盘备用。

②将核桃仁用开水泡后剥去外皮，用开水再泡 5 分钟后取出放在芹菜上，吃时拌匀。

【功效】

本品具有降低胆固醇及血压和润肠通便的功效。适宜于高血压、冠心病、便秘等症。

第22天　香菇烧白菜

【原料】

白菜心 200 克，水发香菇 75 克，火腿 50 克，花生油 25 克，精盐 5 克，味精 2 克，料酒 3 克。

【做法】

①将火腿切成片；香菇洗净去蒂；白菜心切成 3 厘米长的段。

②炒勺置火上，放入花生油，烧热，倒入白菜段，翻炒几下，加入精盐并略加些水（或鸡汤），烧至六成熟，下入火腿片及香菇同烧，烹入料酒. 加入味精调味，翻炒均匀后装盘即成。

【功效】

有降血脂、降血液中胆固醇之功效，对防治动脉粥样硬化、高血压有较理想的疗效。

第23天　双菇银耳

【原料】

鲜金针菇 150 克，鲜香菇 150 克，水发银耳 100 克，葱花、姜末各 10 克，精盐、鸡汤、花生油各适量，芝麻油、味精各少许。

【做法】

①金针菇去老根，洗净；香菇去蒂，洗净，挤净水分；水发银耳去蒂，撕成小朵，待用。

②炒勺上火，放花生油烧热，用葱花、姜末炝勺，放入银耳、金针菇、香菇翻炒片刻，点汤，放精盐、味精，炒至入味，淋入芝麻油，抖匀出勺装盘。

【功效】

金针菇可益气、补虚、抗癌，适宜高脂血症、高血压、动脉粥样硬化、肥胖症、糖尿病患者。香菇有益气补虚，健脾养胃之功效，与金针菇、银耳配菜，可降脂、降压、降胆固醇，预防和治疗高血压、冠心病等。

第24天　荸荠炒肉片

【原料】

荸荠 150 克，精瘦肉 150 克，花生油 50 毫升，洋葱 30 克，精盐、味精、豆豉各适量。

【做法】

①荸荠去皮洗净，切成薄片。

②猪瘦肉切成小薄片。

③洋葱洗净，切成丝。

④将油置锅中烧至六成热，瘦肉与荸荠同时倒入，用武火翻炒数遍，放入洋葱，待洋葱放出香味后，即将盐、味精投入，豆豉先用少许清水磨几下后即放入锅内，待豆豉水沸透几遍即可。

【功效】

本菜甜脆爽口，滋生津液，具有清泄肝热，利导小便的功效。是高血压并糖尿病患者的佳肴。

第 25 天　鲜蘑里脊片

【原料】

鲜蘑 300 克，猪里脊肉 250 克，鸡蛋清 1 个，芝麻油 20 克，精盐 5 克，味精 3 克，料酒 15 克，葱末、姜末各 3 克，水淀粉适量，花生油 500 克（约耗 50 克），鸡汤适量。

【做法】

①将猪里脊肉洗净后切成长 5 厘米、宽 1 厘米的薄片，放入碗内，用鸡蛋清、精盐、水淀粉拌匀上浆，鲜蘑洗净后切成 0.5 厘米厚的片。

②炒勺置火上烧热，放入花生油，烧至六成热，放入鲜蘑滑透，用漏勺捞出沥油，再放入里脊片滑熟，倒入漏勺内沥油。

③原勺留油少许，下入葱末、姜末炝勺，烹入料酒，加入鸡汤、精盐、味精，放入里脊片、蘑菇片翻炒片刻，淋入芝麻油，盛入盘内即成。

【功效】

有溶解血液中的胆固醇和降血脂作用，对高血压、冠心病、高血脂、肥胖病患者有一定的治疗效果。

第 26 天　什锦豆腐

【原料】

豆腐 200 克，竹笋 50 克，猪瘦肉、火腿各 20 克，虾子 5 克，鸡肉

50克，香菇5克，虾米10克，花生油5克，葱花、姜末、料酒各3克，酱油15克，肉汤、味精各适量。

【做法】

①将水发去蒂的香菇和虾米、火腿、竹笋、鸡肉、猪肉均切成片；豆腐蒸过之后切成方块。

②炒勺上火，放花生油烧热，先炝姜末、虾子，再立即放入蒸好的豆腐和切好的肉片、鸡片、火腿片、笋片、虾米，略炒一会儿，倒入酱油、料酒略炒，放入肉汤，待烧开后倒入砂锅内，放在小火煮约15分钟，再放入味精调味即成。

【功效】

有健脾益气、润燥消水等作用，是高血压、动脉粥样硬化、冠心病患者的食疗佳品。

第27天 草鱼冬瓜汤

【原料】

草鱼250克，冬瓜500克，鸡汤200毫升，香油25毫升，精盐、姜片、葱白、味精各适量。

【做法】

①草鱼去鳞和内脏，洗净，切成方块状，置入锅中。

②冬瓜刨尽表层皮和瓜内籽瓤部分，切成方块，与盐、姜、葱一块置入鱼锅中，加入鸡汤和适量清汤，用武火煮至鱼味渗香再入香油搅调即可。

【功效】

本汤清香甜嫩，具有开胃健脾，利水消肿功能。对高血压患者兼食欲不振、下肢浮肿者适宜。

第28天 石榴豆腐

【原料】

豆腐250克，水发香菇、冬笋各20克，荸荠50克，鸡脯肉50克，鸡蛋3个（只用蛋清），咸鸭蛋1个，香菜梗、葱、姜、精盐、白糖、胡椒面、蚝油、水淀粉、料酒、芝麻油、味精、花生油、鲜汤各适量。

【做法】

①将豆腐、冬笋用开水焯过，同水发香菇、荸荠一起切成小丁；鸡脯肉切成丁，放碗内，用水淀粉、精盐、半个鸡蛋清拌匀上浆；葱、姜洗净后均切成片；香菜梗用开水焯一下，捞出沥水。

②炒勺放适量花生油烧热，下入葱片、姜片和鸡脯肉丁煸炒几下，然后放入香菇丁、冬笋丁、豆腐丁、荸荠丁和适量鲜汤。再加精盐、白糖、蚝油、味精、料酒、胡椒面煮开，用水淀粉勾芡，淋适量芝麻油，即成炒好的馅料。取半个鸡蛋清放碗内，加适量精盐及水淀粉搅匀。

③另起勺烧热，勺内涂适量花生油，将搅匀的鸡蛋清摊成鸡蛋皮。将炒好的馅放在鸡蛋皮中间包起，用香菜梗系好成石榴状，将切碎的咸鸭蛋黄放在中间，上屉蒸5分钟取出。勺中放适量鲜汤，加精盐、味精、胡椒面调好味，用水淀粉勾薄芡，淋在蒸好的"石榴"上即成。

【功效】

有健脾益气、润燥消水等作用，对防治高血压、动脉粥样硬化和冠心病有理想的食疗效果。

第29天 烧豆腐

【原料】

嫩豆腐250克，金针菇20克，水发木耳35克，蘑菇15克，青蒜段10克，花生油40克，芝麻油3克，酱油10克，精盐3克，白糖5克，味精2克，料酒5克，水淀粉适量。

【做法】

①将豆腐切成3厘米长、1.5厘米宽的长方片；金针菇用温水泡发，摘去硬梗，洗净，切成1.5厘米长的段；蘑菇洗净后去蒂切成片；木耳洗净，待用。

②炒勺置火上，放入花生油，烧至六成热，下入豆腐片，待两面煎至呈浅黄色时捞出，倒入漏勺内沥油。

③原勺置火上，放入少许花生油，放入煎好的豆腐片、木耳、蘑菇、金针菇、精盐、白糖、味精和少许清水，用文火烧至豆腐片入味。

用水淀粉勾薄芡，撒入青蒜段，淋入芝麻油，装入汤盘内即成。

【功效】

有益气和中、生津润燥、清热解毒、凉血止血作用，是高血压、冠心病、高脂血症患者的理想保健食品，且对高血压伴中风先兆病患者有预防作用。

第30天　冰糖炖海参

【原料】

水发海参50克，冰糖适量。

【做法】

将海参炖烂后，加入冰糖，再炖片刻即成。

【功效】

补肾益精，养血润燥。适用于高血压患者。

第31天　肉末豆腐

【原料】

嫩豆腐300克，猪瘦肉50克，水发香菇25克，蒜15克，豆瓣酱50克，花生油100克，料酒、酱油、精盐、水淀粉、葱花、鲜汤各适量，芝麻油少许。

【做法】

①将嫩豆腐切成1.5厘米见方的丁，放开水锅中焯一下，捞出沥水；猪瘦肉、水发香菇、蒜均洗净后切成小丁；豆瓣酱剁碎。

②炒勺置火上，放花生油烧热，放肉末滑熟，加入香菇末、蒜末、豆瓣炒出香味，放入豆腐丁，再将精盐、料酒、酱油放入，加鲜汤，盖上锅盖儿焖烧至豆腐丁入味，用水淀粉勾薄芡，撒上葱花，淋入芝麻油即成。

【功效】

可有效地降低血脂和血液中胆固醇的含量，有利水消肿、祛热解毒的作用，对高胆固醇、高血脂、高血压、冠心病患者有较理想的食疗效果。

六、第 6 月食谱

一、基础知识

1. 外周阻力与血压的关系

外周阻力增加而心输出量不变时，由于血液向外周流的速度减慢，致使舒张末期主动脉内存留的血量增多，舒张压增高。心缩期时，在此基础上加上搏出量，总血量也要增多，缩压也将相应地增高。但是动脉血压升高使血流速度加快，此收缩压升高不如舒张压升高明显，脉压变小。反之，外周阻力减小时，舒张压降低要比收缩压的降低更明显，故脉压加大。

外周阻力的改变主要是由于阻力血管口径的变化，而后者又是由血管平滑肌的活动所决定的。近年来关于血管平滑肌的研究进展较快，这对于分析血压的生理与病理变化，特别是高血压的发生机制有重要意义。目前研究较多的是 Ca^{2+}、Mg^{2+}、Na^+、K^+ 等离子对血管平滑肌活动的影响。

（1）Ca^{2+} 的作用：血管平滑肌细胞内 Ca^{2+} 浓度的增加，能促进肌动蛋白与肌球蛋白的叠合，引起平滑肌收缩，管径缩小，外周阻力增大，血压升高。细胞内的 Ca^{2+} 浓度是由细胞膜上的 Ca^{2+} 通道与细胞膜和肌浆网膜结合 Ca^{2+} 的功能所决定的。膜上的钠—钾通道（钠—钾泵）与钠—钙通道（钠—钙泵），也与细胞内 Ca^{2+} 浓度的调节有关。细胞外 Ca^{2+} 通过 Ca^{2+} 通道进入细胞内，以及细胞膜与肌浆网膜上的结合钙向细胞内的释出，均可使细胞内 Ca^{2+} 浓度增加，引起血管平滑肌收缩。Ca^{2+} 拮抗剂可阻止细胞外 Ca^{2+} 的流入和膜结合 Ca^{2+} 向细胞内的释放，使细胞内 Ca^{2+} 浓度降低，抑制平滑肌的收缩。

（2）Mg^{2+} 的作用：Mg^{2+} 能直接作用于血管平滑肌的细胞膜，与 Ca^{2+} 竞争 Ca^{2+} 通道，减少 Ca^{2+} 的流失，并能促进肌浆网膜与 Ca^{2+} 的结合，从而减少肌细胞内的 Ca^{2+} 浓度。因此，Mg^{2+} 能抑制或减弱平滑肌的收缩。

（3）Na$^+$ 的作用：血管平滑肌的细胞膜上有 Na$^+$—K$^+$ 泵与 Na$^+$—Ca^{2+} 泵，前者能泵出 3 个 Na$^+$，摄入 2 个 K$^+$，使细胞内维持低钠浓度，后者使 3 个 Na$^+$ 的流入与 1 个 Ca^{2+} 的流出相耦联，可促进 Ca^{2+} 的流出。当肌细胞内 Na$^+$ 增多时，一方面可通过 Na$^+$—K$^+$ 泵促进 Na$^+$ 的流出，另一方面抑制 Na$^+$—Ca^{2+} 泵，减少 Na$^+$ 的流入，因而阻碍了 Ca^{2+} 的流出，使细胞内 Ca^{2+} 浓度增加，肌肉收缩加强。近年来的研究已证实，高 Na$^+$ 膳食与高血压的发生有重要关系。

（4）K$^+$ 的作用：细胞外 K$^+$ 浓度的增加能刺激 Na$^+$—K$^+$ 泵，促进细胞内 Na$^+$ 的流出，进而增强 Na$^+$—Ca^{2+} 交换，使细胞内 Ca^{2+} 减少，降低平滑肌的张力。

2. 血液黏滞度与血压的关系

除了血管口径外，血液黏滞度也是构成外周阻力的一个因素。由泊肃叶定律可知，血流阻力与血液黏滞度成正比。凡使血液黏滞度增加的因素，都有可能加大外周阻力，升高血压，而增加心脏负担。红细胞的数量和性质的变化是影响血液黏滞度的主要因素。红细胞比容的增大，例如在多血症和失水患者中均可使血液黏滞度增大，引起血压升高。在某些病理情况下，红细胞聚集性的增加，也是使血液黏滞度增高的重要因素。血浆中纤维蛋白原浓度的异常增加，可通过血黏滞度的增高，引起血液度增高。这些因素都能改变外周阻力而影响血压。因此，血液黏滞度的状况与血压有一定的关系。

二、诊断方法

1. 血管紧张素 I 的作用

血管紧张素 I（AT1）是由肾素作用于血浆中的血管紧张素原而生成的一种 10 肽。血管紧张素原是由肝脏产生的一种多肽，属于球蛋白。血管紧张素 I 除作为血管紧张素 II（AT II）的前身物质外，其本身也有某些生物效应。实验证明，在灌流肾脏中加入血管紧张素 I 可选择性减少肾皮质内层和髓质的血流量，而不影响皮质外层血流量。此效应不受血管紧张素转换酶（CE）抑制剂的影响。与此相反，血管紧张素 II 以减少肾皮质外层血流为主，对内层和髓质血流量的影响则不恒定，这主要取决于前列腺素的合成情况。血管紧张素 I 促使前列腺素合成的作用很弱，故血管紧张素 I 本身可能是影响肾内血流分布的一个因素；血管紧张素 I 还具有抑制肾素分泌的作用。

另外，血管紧张素 I 还刺激肾上腺髓质分泌儿茶酚胺，也能促进交感神经末梢释放去甲肾上腺素，血管紧张素 I 作用于中枢神经系统可引起加压反应。

2. 血管紧张素 II、III 有什么作用

血管紧张素（AT）II 在氨基肽酶作用下，可从 N—末端分解出天门冬氨酸酶（ASP）残基而生成一种活性较弱的 7 肽，称为血管紧张素 III（AT III）。肾上腺中含大量氨基肽酶，可使血管紧张素 II 转变为血管紧张素 III。氨基肽酶还可能作用于血管紧张素 I，生成 9 肽，即去—天氨酸血管紧张素 I，后者在血管紧张素转换酶作用下，直接转变成血管紧张素 III，故血管紧张素 III 经上述两条途径生成。

血管紧张素 II、血管紧张素 III 的作用包括：

（1）心血管系统。在压力感受器反射存在的条件下，血管紧张素 II 由于其升压效应可反射性减慢心率。当抑制压力感受器反射或去除迷走神经影响时，血管紧张素 II 则加快心率。这一作用是促进窦房结内交感神经末梢释放去甲肾上腺素（NA）所致。血管紧张素 II、血管紧张素 III 都能直接加强心肌收缩，前者作用比后者强 5 倍。这一作用可被血管紧张素拮抗剂阻断。增强心肌收缩力的作用主要是因其能促进钙离子内流及增强心交感神经活动所致。血管紧张素 II 还能促进心肌细胞蛋白质合成，增加心肌重量，这可能是导致肾性高血压心肌肥厚的主要原因。虽然血管紧张素 II、血管紧张素 III 能增加心率和心肌收缩性，但对完整动物却不增加心输出量，反而常使心输出量减少，这可能是血管紧张素 II 的升压作用反射性减慢心率所致。静脉注入血管紧张素 II、血管紧张素 II 后，10～15 秒即可使收缩压和舒张压明显增高，持续 3～5 分钟。小剂量时该作用重复出现，但大剂量时则出现快速耐受现象。小剂量静滴时，血压常缓慢地逐渐上升，大剂量静滴时，血压虽快速上升，但很快出现快速耐受现象，需增加剂量方能维持其升压作用。血管紧张素 II、血管紧张素 III 的加压效应分别是相同剂量去甲肾上腺素的 40 和

10倍。血管紧张素Ⅱ的外周作用为缩血管效应，其引起血管平滑肌收缩，可能与其促进细胞内贮存钙的释放有关。另外血管紧张素Ⅱ也可间接促进交感神经释放去甲肾上腺素。血管紧张素Ⅲ的缩血管强度为血管紧张素Ⅱ的1/5。血管紧张素Ⅱ对各器官和血流影响不同。它使肠系膜、皮肤血管收缩，血流量减少，对骨骼肌血流影响不大。血管紧张素Ⅱ使冠状动脉收缩，能显著减少肾皮质外周血流量，但对皮质内层和髓质血流无影响。血管紧张素Ⅱ能减少脑血流，对肾血流无调节作用。肺血管床对血管紧张素Ⅱ不敏感。血管紧张素Ⅱ对微循环静脉端收缩作用较弱，但使动脉强烈收缩。血管紧张素Ⅱ还使毛细血管内皮细胞收缩，细胞间隙加宽，从而增加管壁通透性，组织液生成增多，这一作用可能是局部刺激前列腺素合成的结果。

（2）神经系统。血管紧张素Ⅱ能刺激神经系统引起加压反应。另外还有刺激抗利尿激素（ADH）合成和释放的作用，血管紧张素Ⅱ对交感神经系统的影响主要在于调节交感神经的活动。血管紧张素Ⅱ也能直接刺激肾上腺髓质释放儿茶酚胺，并能增加血管平滑肌对儿茶酚胺的反应性。

（3）肾上腺皮质。血管紧张素Ⅱ有直接刺激肾上腺皮质球状带合成和释放醛固酮的作用，血管紧张素Ⅲ也能刺激醛固酮分泌，作用比血管紧张素Ⅱ更强。故血管紧张素Ⅲ可能是控制醛固酮分泌的主要物质。血管紧张素Ⅱ则是调节血压的主要物质。

三、处治方案

1. 婚姻关系紧张可使血压升高

家庭不和睦，夫妻经常吵架，是发生情绪波动、紧张的原因之一。一位加拿大医师对250人及其配偶观察随访了3年，得出了不愉快的婚姻可能是高血压病危险因素的结论。多伦多大学的Baker博士发现，婚姻方面有问题者，常常是夜间收缩压高的原因，同时亦观察到舒张压常持续升高。

众所周知，工作环境紧张、情绪波动常致高血压。家庭环境对血压的影响研究得不多。瑞士学者Suter博士说，社会及生活环境会从各个方面给人施加压力，有些来自工作方面，有些来自家庭影响，这些压力都可能对血压产生影响，最终导致高血压。因此，为预防高血压病的发生，处理好个人与周围人的关系，处理好家庭成员之间的关系，特别是夫妻之间的关系是非常重要的。

2. 高血压病病人补钙

高血压病病人能不能补钙，关键在于机体是否缺钙。如果高血压病病人伴有骨质疏松，明显缺钙，服用钙剂和维生素 D 对机体是有益处的，同时对保持病人血压稳定，减少降压药的剂量和种类也有益处。部分早期、轻型高血压病人甚至停用了降压药，经过一段时间补钙，病人的骨质疏松、肌肉疼挛等症状亦可减轻，骨关节症状亦有不同程度的缓解。为什么服用钙剂对降血压有好处呢？现在认为钙可以调节中枢神经及交感神经系统，增加血管内皮依赖舒张因子的生成，减少胰岛素抵抗所致的钙泵活性下降的作用，亦能减轻高钠的升压效用，因此补钙对降压有好处。

甲状旁腺激素对高血压也有影响，如果体内缺钙，甲状旁腺素分泌增多，使骨质里的钙释放出来，以维持血清钙正常浓度。另一方面，甲状旁腺素可使细胞膜对钙离子通透性增加，促使细胞外液钙内流入细胞内，使血管平滑肌紧张度增加，引起血压升高。补充足够的钙之后，血中甲状旁腺素浓度下降，细胞外液钙离子不易进入到细胞内，减轻外周小动脉紧张度，使血压下降。因此，高血压病病人伴甲状旁腺素升高，在用降压药基础上加服钙剂，对降血压有协同作用。有文献报道，补钙摄入可调节中枢神经及交感神经系统，使血管内皮依赖舒张因子生成量增加，减少胰岛素抵抗所致的钙泵活性下降效应，使细胞内钙浓度维持在正常水平，有益于维持正常血压水平。

应该指出的是，补充适量钙和维生素 D 不会引起或加重动脉粥样硬化和钙化。因为补钙后，血液中胆固醇可减少 6%，低密度脂蛋白胆固醇减少 11%，而高密度脂蛋白的量保持不变，所以对预防动脉硬化有帮助。补充钙剂的同时加服维生素 D 会不会导致肾结石？回答是不会导致肾结石，还有预防发生肾结石的作用。这是因为维生素 D 可增加肾脏对钙的重吸收，也就减少了产生肾结石的危险。美国哈佛大学公共卫生学院对 45510 例男子追踪调查了 4 年，发现补钙者患肾结石的危险性可减少 1/3。所以，完全不必忧虑补钙加服维生素 D 会引起肾结石的危险。

应该注意的是不要认为补钙有好处，就不加限制地补钙。过量补钙会引起中毒，有些骨粉制剂含有重金属，长期服用中毒危险性更大。因此一定要了解身体确实缺钙，在医生指导下适量补钙不仅对身体健康有益，而且对治疗高血压也有帮助。

对高血压病病人，适量补充钙和维生素 D 有一定降压效果，但补充钙剂决不能代替降压药，因为高血压病发生机制是复杂的，绝不是单一因素。在使用降压药的同时，联合应用钙剂，可能会有利于控制血压稳定。

四、保健常识

1. 宽容忍让是秘诀

在这竞争的年代里，生活节奏紧张，工作、精神压力倍增。特别是三四十岁的中年人，上有老下有小，房子车子票子妻子孩子，一个都不能少。怎样能笑迎挑战，宽容忍让，真是一门学问。美国某前职业棒球明星，40 岁时因体力不济而告别体坛另谋出路，他想凭借自己的知名度去保险公司应聘推销员不会有问题，可结果却出乎所料，人事经理拒绝了，理由是"吃保险这碗饭必须笑容可掬，但您做不到，无法录用"。面对冷遇，他没有打退堂鼓，决定首先学会"笑"。他天天在客厅里放声大笑，邻居分析："失业受刺激太大，神经出了问题。"他不管别人怎么看，仍然练"笑"。一段时间过后，他到人事经理办公室应聘，露出笑容，经理说；"你的笑吸引力不大。"他没有悲观失望，也并不把它当成压力，回到家里仍苦练。一次，他在路上遇见一位朋友，非常自然地笑着打招呼，他的朋友说："您的变化真大，和以前判若两人。"以前那种犟脾气没了，微笑可亲了。他不气馁，终于露出真正的发自内心的"笑"，得到保险公司人事经理的认可，得到了顾客的喜欢，他成为全美推销保险的高手。他感慨道："人是可以自我完善的，关键在于你有没有热情，任何人都会有热情，所不同的是，有的人只有30 分钟，有的人可以持续 30 天，而一个成功者却能让热情持续 3 年乃至终生。"热情激发我们的潜能，把压力变成动力。否则使人悲观失望，产生的压力皆可致病。这是因为紧张的心理和不良的心理刺激影响人体下丘脑的分泌功能，造成机体免疫功能的下降，应激能力差。历史上有周瑜受气而死，范进中举而疯。多一份幽默，多一份健康。列宁说："幽默是一种优美的健康品质。"幽默的特点温和、含蓄和机智，是浪漫的滑稽，使人的精神充分放松，缓解矛盾。

长期精神压力过大和心情忧郁是引起高血压和其他慢性疾病的重要原因之一。我们常常听说：某某最近由于工作压力大，休息不好，血压升高了；某某单位分房了，或长工资了，没有他的份儿，心情不好，不平衡，血压又高了；某某昨天和家里人吵架，突然摔倒，脑出血了，等等。

我们知道中年以后将逐渐发生动脉硬化，一般平均每年管腔狭窄 1%～3%，几年、十几年甚至几十年才堵塞，可是，暴怒、着急、生气，可以因为冠状动脉痉挛而在 1 分钟内完全闭塞。平时需几十年才形成的，这 1 分钟就彻底痉挛堵塞了，由此可见心理因素的重要性。心理学家告诉我们：自觉保持永远快乐的心境既是一门健康的科学，又是一门生活的艺术。所以说人的心境非常重要，一个人心境好，他会感到阳光格外明媚，蓝天更蓝，空气都是清新的，看见谁都很高兴。有句古语形容说："宠辱不惊，闲看庭前花开花落；去留无意，漫观天外云卷云舒。"就是说人要善于在不同场合保持心态平衡，去也好，留也好，都处在一种淡泊从容的心境中。这种情况不经过修养锻炼还真做不到，心理平衡最重要，但需要在实践中不断地自我完善。

人总是有苦有乐，人人都想从苦难中走出来，这就得学会休闲。英国著名的戏剧学家萧伯纳说得好："真正的休闲并不是什么也不做，而是能够自由地做自己感兴趣的事情。"徐悲鸿在书房内观赏雨花石，老舍在庭院内养花草……他们在休闲的乐趣中让心灵得到放松。一个人如果对自己的工作达到娴熟执迷的程度，也就产生了乐趣，如医务人员能把病人治好就是他们最大的乐趣。

2. 安静让你健康长寿

2004 年日本高龄社会白皮书报道：过去 5 年百岁老人数量翻了一

番，现已突破 2 万，为 20561 人，居世界第一，其平均寿命达 81．98岁，而中国医学最发达的城市北京平均寿命仅 75．85 岁，明显低于日本，而且老年健康状况也不如日本，我国仅高血压造成脑卒中而致残的人数就达 260 万。长寿并不等于健康，如果一个人很长寿，但由于罹患脑卒中生活不能自理，这样的长寿不但成为本人及家庭的痛苦，而且也造成了社会经济负担。日本人不仅长寿，而且十分注重提高生活质量，他们是如何做到的呢？其中一点就是我们现在最缺少的——安静。日本新闻报道，安静的生活居住环境是日本人长寿的秘诀，他们在商店、机场、饭店等这些人群集中的场所没有喧哗声，而在我国，稍有交通堵塞的现象驾驶员就拼命地按喇叭，大声谩骂，为自己和他人造成了浮躁喧哗的不利环境。"安静使人多活 10 年"，那么我们也应该尽量克服急躁情绪，努力营造安静的环境，爱护自己，爱护他人，健康长寿。

五、饮食疗法

1. 食疗知识

海菜、木耳对降血压有好处

（1）海菜：原名浒菜，山东一带称为海青菜，浙江则叫苔条，为石莼科植物。盛产于我国沿海中的石沼中，四季可采，洗净，晒干，既供食用，也可入药。味咸，性寒。全草含藻胶及较多的糖类、维生素和氨基酸，无机盐含量高达 38．9%。据观察，具有降低胆固醇的作用。高血压病、冠心病患者，用海藻 15 克，夏枯草 20 克，煎水服，每日 2次，可持续服用一个时期。

（2）木耳：木耳，又称桑耳，寄生于桑、槐、榆、楮等树上。古称"五木耳"。淡褐色，质柔软，形似人耳，故名之。有的地方称为木蛾。另有白色者，多生丁栗树上，即通常所说的白木耳或白银耳。近些年来，不少地方逐渐以人工培植，产量显增。无论黑木耳或白木耳，均为公认的高级营养滋补品，既可人肴，也可药用。其味甘，性平，无毒。黑木耳或白木耳，所含成分大致相同。据分析，二者均含有蛋白质、脂肪、糖、灰分、磷、铁、钙、胡萝卜素、硫胺素、核黄素、尼克酸等。糖中含甘露聚糖、甘露糖、葡萄糖、木糖、葡萄糖醛酸及少量戊糖和甲基貮糖。干木耳还含磷脂、甾醇等。木耳滋胃益气，和中凉血，降压利便，滋补强壮。高血压、血管硬化、眼底出血者，取黑木耳或白木耳 3 克，清水浸泡一夜，于饭锅上蒸 1~2 小时，加入适量冰糖，睡前服用，每日 1 次，10 日为 1 个疗程，可持续服用，无任何副作用。

2. 食疗食谱

第 1 天　炒南北

【原料】

水发玉兰片 250 克，水发口蘑 100 克，花生油 50 克，精盐 5 克，味精 2 克，料酒 5 克，白醋、白胡椒粉各少许，葱丝、姜丝各 10 克，水淀粉适量。

【做法】

①将玉兰片洗净后切成薄片；口蘑去根，片成薄片，分别放入沸水锅内焯一下，捞出，待用。

②炒勺置火上，放入花生油烧热，下入葱丝、姜丝炝勺，溢出香味后放入玉兰片、口蘑片，加入精盐、味精、料酒、白胡椒粉翻炒均匀，点汤，用水淀粉勾芡，淋入少许白醋，抖匀后盛入盘内即成。

【功效】

有降低胆固醇、降血脂作用，适宜于高血脂、高胆固醇、高血压、冠心病患者食用。

第 2 天　天麻焖海参

【原料】

天麻 20 克，海参 250 克，木耳 250 克，混合油 100 毫升，大蒜头 2 个，清汤、精盐、酱油、黄酒、味精各适量。

【做法】

①天麻蒸后切片。

②黑木耳置于净水中发泡后洗净，切片状。

③大蒜去外表皮、洗净，切成片状。

④海参水发后切片，置油锅爆炒后放入黄酒，入天麻、黑木耳、大蒜片、清汤，文火慢焖至香熟时放入精盐、酱油、味精调味即成。

【功效】

本膳清中宜补，适宜于肾精亏虚、肝风上扰型高血压。天麻的主要成分为天麻素及其甙元，善熄肝风、止头痛。黑木耳，性味甘平，含有蛋白质、精纤维、磷、钙、烟酸、胡萝卜素及多种维生素与麦角甾醇、卵醇脂糖类等物质。海参味咸，每100克含有蛋白质14.9克，脂肪0.9克，特别是钙的含量很高，为357毫克，其次的成分为磷、铁、硫胺素、核黄素、尼克酸和碘。

第3天 烧香菇

【原料】

水发香菇150克，冬笋150克，芝麻油70克，酱油20克，精盐2克，味精2克，白糖8克，水淀粉适量。

【做法】

①将水发香菇去蒂、冬笋去壳，用清水洗净后均切成长3厘米、宽1厘米的片。

②炒勺置火上，加入芝麻油（50克）烧热，放入冬笋片、香菇片、酱油、精盐、味精、白糖翻炒均匀，再加入适量清水烧几分钟，煮开后用水淀粉勾薄芡，翻炒均匀，淋入芝麻油，盛入盘内即成。

【功效】

可有效地减少脂肪，防止肥胖；对动脉粥样硬化、高血压病患者有较好疗效，是心血管疾病患者的理想保健食品。

第4天 番茄炒虾仁

【原料】

活虾去壳虾仁300克，红番茄250克，青辣椒50克，鸡蛋1个，植物油750毫升（耗100毫升），香油、葱、盐、味精、胡椒粉、湿淀粉、干淀粉各适量。

【做法】

①虾仁放加盐的清水中，用筷子搅动，使虾肉上残存的薄膜脱落，再用清水反复冲洗几遍，直至薄膜、虾脚冲洗净成白的虾仁，沥干水，用洁白纱布吸净水，用鸡蛋清加于淀粉、味精、盐调成浆，入虾仁抓匀上浆。

②红番茄用开水稍烫，撕皮、去蒂去籽，切1厘米见方的丁；青椒洗净、去蒂去籽，切指甲片，葱切段。

③净锅置旺火上，放油烧到五成热，下已浆好的虾仁，用筷子拨散滑熟，倒入漏勺沥油；锅内留油约60毫升，下青椒片、盐煸炒，再加番茄丁、滑熟的虾仁、葱段、鲜汤，用湿淀粉调稀勾芡，加胡椒粉、香油翻炒均匀，装盘即成。

【功效】

本菜色泽鲜亮，滑嫩味香，具有柔肝凉血、滋肾壮阳的功能。对肝肾阴虚、肾精不足等疗效好。番茄味甘酸，性微寒，是高钾低钠食品。所含番茄碱能使血压急骤、短暂性下降，同时还含有丰富的胡萝卜素、维生素B等成分。虾仁是含钙极高的营养佳品，每100克中含钙高达991毫克，钙有除"钠"作用，可使血压保持稳定。

第5天　口蘑鸡丁

【原料】

鸡脯肉300克，口蘑150克，冬笋100克，红辣椒50克，鸡蛋清1个，酱油15克，精盐3克，味精2克，白糖5克，料酒15克，水淀粉适量，葱末、姜末各5克，花生油500克（约耗50克）。

【做法】

①将鸡脯肉、口蘑、冬笋、红辣椒均择洗净，均切成1.5厘米见方的丁。

②将鸡丁放入碗内，用精盐、鸡蛋清、水淀粉搅匀上浆。

③炒勺置火上放入花生油，烧至六成热，下入鸡丁滑至八成熟，捞出沥油；再把口蘑、红辣椒、冬笋丁一起入油勺内，滑透后捞出沥去油。

④原勺留底油，下入葱末、姜末炝勺，放料酒、精盐、适量清水、酱油、白糖、味精，并把鸡丁、红辣椒丁、冬笋丁、口蘑丁倒入勺内，翻炒至熟，用水淀粉勾薄芡，淋入芝麻油，盛入盘内即成。

【功效】

有强身、补气之功效，常食可有降低血压及胆固醇的作用。

第6天 风通木耳肉

【原料】

青风藤50克，关木通30克，黑木耳100克，猪瘦肉250克，植物油60毫升，精盐、酱油、黄酒、大蒜瓣、味精、香油各适量。

【做法】

①青风藤及关木通洗净，武火煮沸，取浓缩汁100毫升。

②黑木耳用清水浸发、洗净，撕成小片。

③精瘦肉切小片，抹上少许精盐、黄酒、酱油稍腌片刻。

④猪瘦肉用油煸炒后，即入黑木耳共炒，再将浓缩药汁、蒜瓣掺入，文火慢焖至香熟时，放入精盐、酱油、味精、香油调味即成。

【功效】

本膳补而不涩，通而不滑，适宜于高血压患者四肢麻木或中风后肢体不举者。

第7天 扒酿竹荪

【原料】

水发竹荪（大小要均匀）150克，水发香菇100克，熟鲜笋尖150克，青菜心100克，熟鸡油50克，芝麻油1.5克，精盐4克，味精4克，白糖3克，胡椒粉1克，料酒5克，水淀粉、鸡汤各适量。

【做法】

①将水发竹荪切去头尾，取最软嫩部分使之保持筒状（每条长5厘米），共24条；笋尖、青菜心均切24条（每条长5厘米）；香菇切成粗丝，分24份。

②取青菜心1条、笋尖1条、香菇丝1份酿进竹荪筒内，全部酿好后，放入沸水锅内焯一下，捞出后用洁净的毛巾吸干水分。

③炒勺置火上，放入少许鸡油烧热，烹入料酒，放入适量鸡汤、味精、精盐、白糖，撒上胡椒粉后放入竹荪筒，煮一会儿倒入漏勺内沥去水分，取出分两行排在盘中，每行12条。

④原勺置火上烧热，放入少许鸡油，烹入料酒，加入适量鸡汤、味

精、精盐、白糖调好口味，用水淀粉勾薄芡，淋入芝麻油，浇在竹荪筒上即成。

【功效】

对胆固醇有溶解作用，可有效地降低血压及脂肪，是高血压、高脂血症、冠心病及肥胖症患者的理想食疗佳品。

第8天　天麻蒸全鱼

【原料】

天麻20克，川芎10克，茯苓20克，鲜鲤鱼1尾，花生油50毫升，精盐、酱油、味精、鲜红椒丝、姜、葱各适量。

【做法】

①天麻、川芎、茯苓一同放入第2次米泔水中浸泡5小时许，捞出天麻，置米饭上蒸透，切成薄片（透明度高者为佳）。

②鲜鲤鱼去鳞、抽筋、剖开，去肚杂，将天麻置鱼腹中，再置盆内，加入少量姜、葱、清水，上笼蒸约30分钟，取出。

③将油烧热，放入红椒丝、精盐、酱油、姜、葱炸成浓汁，趁热浇鱼上即成。

【功效】

本膳鲜香甜嫩，对肝阳上亢型高血压具有祛风宁神、活血止痛的效果。

第9天　绿叶口蘑

【原料】

水发口蘑200克，绿叶蔬菜100克，熟花生油50克，精盐4克，味精2克，料酒5克，姜片5克，口蘑汤、鲜汤各适量。

【做法】

①将水发口蘑去泥沙，洗净，切去老根，用刀片成薄片。

②取炖盅一只，放入口蘑汤、适量鲜汤烧沸，再下入口蘑片，加入熟花生油、精盐、味精、料酒、姜片，炖30分钟左右，再放入熟绿叶菜，倒入大汤碗内即成。

【功效】

有强身补虚之功效，经常食用有降低血压及血液中胆固醇作用。

第10天 落参炙龟板

【原料】

海参200克，炙龟板30克，胡桃肉60克，混合油60毫升，猪骨汤500毫升，精盐、黄酒、食醋、胡椒粉、蒜泥、葱白、味精各适量。

【做法】

①炙龟板研末，用食醋浸养，备用。

②海参水发后切片，抹上少许精盐、酱油。

③胡桃肉开水烫后，去衣。

④将海参置油锅内爆炒几遍后，放入猪骨汤、胡桃肉、龟板粉、蒜泥用文火慢焖至浓汁时，再入胡椒粉、精盐、味精、黄酒、葱白调味即可。

【功效】

本膳补而不腻，滑而不泄，具有滋养肝肾、润肠通结的作用。以老年性高血压肝肾阴虚型并大便经常燥结者为佳。龟甲为龟科动物乌龟的背甲，腹甲壳主要含骨胶原，其中为天门冬酸、苏氨酸、蛋氨酸、苯丙氨酸、亮氨酸等多种氨基酸，其次还含有钙、磷角质、蛋白质及脂肪等物质，对高血压的作用主要是滋阴潜阳。海参除蛋白、脂肪外，主要成分是钙和碘均高于其他水产类动物。胡桃仁性温、味甘、质润，脂肪油的含量极为丰富，同时还含有蛋白质、糖类、胡萝卜素以及钙、磷、铁与维生素等，滋润肠燥的作用较强。

第11天 鲜蘑烧笋

【原料】

鲜蘑菇200克，笋片300克，花生油30克，芝麻油3克，精盐4克，味精2克，料酒15克，水淀粉适量，葱15克，姜3克，鸡汤适量。

【做法】

①将鲜蘑菇去根蒂，洗净泥沙，切片；将蘑菇片和冬笋片分别用开水焯一下，再用清水过凉，待用；葱切段，姜切片。

②炒勺置旺火上，放入花生油，下入葱段、姜片炝勺，烹入料酒，加入鸡汤，烧沸后去掉葱段、姜片，加入笋片、蘑菇片，再烧沸，用水

淀粉勾薄芡，待汁浓稠后淋入芝麻油，盛入盘内即成。

【功效】

有降低胆固醇的作用，可有效地减少脂肪，预防肥胖；高血压、冠心病患者常食有益。

第 12 天　天麻炖乳鸽

【原料】

天麻 20 克，乳鸽 1 只（约 250 克），精盐、味精、生姜片、葱白各适量，清汤 100 毫升。

【做法】

①将天麻用淘米水浸泡 2 小时左右，洗净，切成薄片状，备用。

②活乳鸽宰杀后，去内杂，洗净，用黄酒及少许精盐遍体抹一层，片刻后用清水略冲一遍，放入蒸碗内，加入葱白、姜片及清汤，再入天麻，上笼，武火蒸约 30 分钟取出，再放适量精盐、味精、拌匀即成。

【功效】

本菜肴清香味淡，适宜于肝阳上亢型高血压，具有平肝息风，定惊潜阳的作用。天麻即是药物又是食物，含天麻素及多种微量元素。

第 13 天　鲜蘑虾仁

【原料】

鲜河虾 500 克，鲜蘑菇 300 克，鸡蛋 1 个，精盐 4 克，味精 3 克，料酒 10 克，淀粉 10 克，葱末、姜末各 3 克，花生油 500 克（约耗 50克）。

【做法】

①将鲜蘑菇洗净，去根，切成与虾仁大小相同的块；河虾洗净后剥去外壳，放入碗内，用精盐、味精、淀粉拌匀上浆。

②炒勺置火上，烧热，放入花生油，烧至五成热，倒入鲜蘑菇块滑透，立即捞出；然后再把虾仁放入油勺内，滑至八成熟时倒入漏勺内沥油。

③原勺留油少许，下入葱末、姜末炝勺，烹入料酒，加入精盐、味精，放蘑菇丁、虾仁翻炒均匀，盛入盘内即成。

【功效】

有补肾壮阳、降血脂、降胆固醇之作用，常食对高血脂、高血压、肥胖病患者有益。

第 14 天　醋熘土豆丝

【原料】

土豆 400 克，植物油 15 克，盐 3 克，醋 50 克，葱 3 克，花椒 10 粒。

【做法】

①土豆削去皮，先切成薄片，再改刀切成细丝，愈细愈好（如能用擦子擦成丝更好）。用冷水泡上，约 20 分钟后将水控净。

②葱切成细丝。

③锅内放植物油，下花椒粒，炸至出香味，将其盛出，再下葱丝稍煸，即下土豆丝快速翻炒几下，待土豆丝稍变软，下盐及醋，炒匀即迅速出锅装盘。注意土豆丝要炒熟，但应保持脆嫩，不要炒得软绵。

【功效】

此菜脆嫩爽口，味道独特，制作简便。土豆含有泛酸，有降低血压的作用，并能防止动脉硬化的发生。

第 15 天　木耳烩鱼片

【原料】

鲜鲤鱼肉 250 克，水发木耳 100 克，精盐 5 克，味精 2 克，胡椒粉 1 克，料酒 30 克，水淀粉适量，葱 50 克，姜 5 克，鸡汤适量，花生油 500 克（约耗 75 克）。

【做法】

①将水发木耳择洗净；鱼肉片成长 3 厘米、宽 2.5 厘米的薄片，放入盘内；葱、姜洗净，切碎；用料酒（15 克）、精盐（1 克）把鱼片腌渍片刻，取出鱼片，用水淀粉拌匀上浆，待用。

②炒勺置火上，放入花生油烧至六成热，下入浆好的鱼片，略炸片刻，捞出沥油。

③原勺留油少许，把葱、姜、木耳、料酒、味精放入勺内，用旺火煸炒片刻，加入鸡汤烧沸，用水淀粉勾芡，加入精盐调味，翻炒几下，

撒上胡椒粉，盛入盘内即成。

【功效】

有利水、消肿、清热解毒、止咳平喘作用，是高血压、高血脂、心血管疾病、肥胖病患者较理想的保健食品。

第16天　绞股蓝炖乌龟

【原料】

乌龟1只（约750克），绞股蓝30克，花生油50毫升，精盐、黄酒、酱油、味精、姜片、葱花各适量。

【做法】

①将乌龟（最佳者为金钱龟）宰杀，去头、爪和内脏。

②绞股蓝拣除杂质，洗净、切断，用纱布袋包扎。

③清汤800毫升置砂锅内，绞股蓝与乌龟入内，武火煮沸，加入黄酒、姜片，改用文火煨炖1小时，待龟肉熟烂，捞出绞股蓝，放入精盐、酱油、味精、葱花，再炖5分钟即可。

【功效】

本膳味鲜汁浓，具有滋阴补阳，降脂降压功效，适宜于阴阳两虚型高血压病。乌龟，性味、甘、咸平，含有胶质、蛋白质、脂肪、钙盐、维生素 B_1、维生素 B_2，是大补阴虚之佳肴。绞股蓝为葫芦科植物，味苦、性寒，含有皂甙达80多种，氨基酸和微量元素达18种之多，其中胶股蓝总甙有显著降压效果，绞股蓝皂苷 C、I、J、K 和原绞股蓝皂甙都有肯定的降脂作用。对高血压和动脉硬化、冠心病、糖尿病、肥胖症以及中风后遗症均有预防和治疗功用。

第17天　云片鹌鹑蛋

【原料】

水发银耳50克，鹌鹑蛋12个，胡萝卜15克，香菜叶10克，鸡肉茸50克，熟鸡油5克，酱油10克，精盐3克，味精3克，料酒5克，鸡汤、姜汁各适量。

【做法】

①银耳去蒂，洗净；胡萝卜洗净，去皮，切成小丁；把银耳和胡萝卜丁分别用开水焯一下，捞出沥水，待用。

②取 12 个小酒盅，均在里面抹上一层鸡油，把 12 个鹌鹑蛋液分别磕入小酒盅内，加入适量的清水，搅拌均匀；把香菜叶、胡萝卜丁分别码入小酒盅内，成花形图案，然后将小酒盅上屉蒸透，取出后去掉酒盅，摆入汤碗内。

③将锅置火上，加入鸡汤烧开；把鸡肉茸放入碗内，加入适量的清水搅匀，倒入汤锅内，待鸡肉茸受热浮起时捞出（另做它用）。

④将锅内的汤倒出过箩后再倒回原锅内，加入味精、料酒、精盐、姜汁、银耳，待烧沸后，撇去浮沫，淋入鸡油，起锅盛入汤碗内即成。

【功效】

适用于营养不良、高血压、血管粥样硬化等病症，高血压、高血脂、高胆固醇患者常食有一定的食疗效果。

第 18 天　地竹老鸭

【原料】

生地黄 40 克、玉竹 30 克，红枣 6 枚，老鸭一只，猪骨汤 300 毫升，花生油 50 毫升，黄酒、食醋、姜片、精盐、胡椒粉、葱花、味精各适量。

【做法】

①生地黄洗净，切片，玉竹洗净，切成寸长许，红枣（去核）洗净。

②老鸭宰杀后，去内杂，切成块状，放入少许黄酒、食醋、精盐、酱油同腌 10 分钟。

③将腌好的鸭块在油锅走油后，再入生地黄、玉竹、姜片、红枣、猪骨汤，文火慢炖 2 小时左右，用胡椒粉、酱油、精盐、葱花、味精调味即可。

【功效】

本膳清香味浓，具有滋阴养液，清补结合的双向作用。对老年人肝肾阴虚者最为适宜。生地黄，味甘、性清润，既能滋阴养血又能清热凉血，故高血压外感时，也可食用。老鸭滋阴力强，优于新嫩仔鸭，每 100 克鸭肉中含蛋白质 16.5 克，脂肪 7.5 克，热量居中，同时还含钙、磷、铁及多种维生素。

第 19 天　平菇氽鲫鱼

【原料】

鲫鱼 500 克，平菇 250 克，熟鸡油 100 克，味精 5 克，料酒 25 克，鸡汤适量，葱丝、姜丝各 5 克，精盐、香菜末各适量。

【做法】

①将平菇去蒂，洗净，切成长条块；鲫鱼去鳞及内脏，洗净，沥水。

②炒勺烧热，下入熟鸡油，投入葱丝、姜丝炝勺，煸出香味后下入鲫鱼翻动几下，烹入料酒，加入鸡汤（或清水），烧沸后放入平菇，转小火炖 10 分钟左右，待汤成乳白色时，加入精盐、味精，盛入汤盆内，撒上香菜末即成。

【功效】

有益气健脾、利尿消肿、清热解毒之作用，对降低血压、血液黏稠度效果较好，心血管疾病、肥胖病患者经常食用也有较好的食疗效果。

第 20 天　二天焖鲤鱼

【原料】

天麻 20 克、制天南星 10 克，鲤鱼 500 克，混合油 60 毫升，红辣椒丝、食醋、精盐、酱油、姜片、葱花、味精各适量。

【做法】

①将制天南星洗净，用一纱袋扎包好。

②将鲤鱼先抽出背面上的银丝筋，再去鳞、去内杂，切成长条形块状，用少许精盐、酱油、食醋抹上一层。

③天麻与制天南星煮沸 30 分钟，将制天南星拣出不用。

④鲤鱼在油锅内走油后，放入天麻汤、姜片、红辣椒丝，文火慢炖至熟香，再入精盐、酱油、葱花、味精调味即可。

【功效】

本膳香嫩味劲，具有清瘀痰浊、止熄头风的作用。适宜于痰浊中阻型高血压。天麻为祛头风、潜肝阳的中药，其主要成分为赤箭甙和天麻素，天南星主要含安息香酸、三萜皂甙、多种氨基酸，此外，还有掌叶半夏碱乙以及强心甙和甾醇类成分。鲤鱼的蛋白质、脂肪、氨基酸类成分均较其他科类为高，主要作用于肝肾两脏，对高血压合并肾性水肿和肝硬化有利于疾病的恢复。

第 21 天　平菇焖鸡块

【原料】

净膛母鸡 1 只，平菇 200 克，芝麻油 5 克，酱油 25 克，精盐 15 克，味精 5 克，料酒 15 克，葱 10 克，姜 5 克，花生油 500 克（约耗 100 克）。

【做法】

①将母鸡洗净，剁成 3 厘米见方的块，装盆内用料酒、酱油腌渍；平菇洗净切块；葱切段；姜切片。

②炒勺置火上，放入花生油，烧至八成热，放入鸡块，炸至呈红色时捞出，沥油。

③原勺留油少许，下入葱段、姜片、精盐、鸡块，加入适量清水，烧沸后放入平菇块，焖至鸡肉熟烂，用旺火收汁，淋入芝麻油，放味精翻勺装盘即成。

【功效】

有温中益气、补精填髓、降低血压和胆固醇之作用，可用于防治心血管疾病和肥胖症。

第 22 天　山楂焖蛎黄

【原料】

山楂 30 克，荸荠 100 克，蛎黄肉 200 克，猪骨汤 500 毫升，花生油 30 毫升，精盐、酱油、黄酒、味精、蒜酱各适量。

【做法】

①山楂切片，洗净，用水煎煮，两次浓缩至 100 毫升药汁。

②荸荠剥皮，切块状。

③蛎黄（牡蛎）肉，在清水中洗净浊汁，用黄酒、少许精盐腌 3 ~5 分钟，在油锅上爆炒铲出。

④锅内放入猪骨汤与荸荠，武火烧沸，放入蛎黄、蒜酱，文火焖至香溢时，加入精盐、酱油、味精，待锅中汁浓时即可。

【功效】

本膳香脆味鲜，具有平肝潜阳，滋肾养阴的作用。对防治高脂血症和高血压脑病发生都有良好作用。

第 23 天　香菇焖鸡肫

【原料】

水发香菇 200 克，鸡肫 400 克，芝麻油 50 克，酱油 5 克，白糖 35 克，料酒 20 克，精盐 20 克，味精 3 克，糖色 2 克，葱末、姜末各 5 克，鸡汤适量。

【做法】

①将香菇去蒂，洗净泥沙，挤出水分；将鸡肫收拾干净，放入汤锅内，煮熟后捞出。

②炒勺置火上，放入芝麻油烧热，下入葱末、姜末炝勺，放入香菇、鸡肫煸炒．烹入料酒，加入酱油、精盐、白糖、味精、糖色、鸡汤，烧沸后撇去浮沫，转微火焖约 15 分钟。待汁浓稠时转旺火收汁，淋入芝麻油翻炒均匀即成。

【功效】

有防治动脉粥样硬化、降血脂、降血压之功效，是心血管病患者的理想食疗佳肴。

第 24 天　杞枣焖虾仁

【原料】

枸杞 30 克，虾仁 200 克，红枣 10 枚，花生油 50 毫升，猪骨汤 300 毫升，黄酒、香油、精盐、酱油、胡椒粉、味精、姜末、葱花各适量。

【做法】

①枸杞、红枣（去核）分别洗净，用温水泡湿透后，捞出沥干。

②虾仁洗净沥干，将油置锅内烧至七成热，倒入虾仁，加黄酒、姜末、葱花，反复翻炒，待虾仁喷香，放入少许精盐、味精，再入枸杞、红枣、猪骨汤焖熟即可。

【功效】

本膳香味浓溢，其有阴阳双补作用。适宜于阴阳俱虚的高血压患者。虾仁为毛虾的干制品，是含钙量最高的水产品，每100克虾仁中的含钙量为991毫克，钙有"除钠"的作用，能起到稳定血压，控制血压升高的功效。枸杞含有多种氨基酸、维生素C、维生素B$_1$。及甜菜碱等物质，可滋补肝肾。红枣健脾益气。以猪骨汤为汤汁，可增加热量。

第25天 鲜蘑烧明珠

【原料】

净冬瓜400克，鲜蘑菇200克，精盐4克，料酒30克，白糖4克，葱花10克，水淀粉5克，花生油400克（约耗25克）。

【做法】

①将冬瓜切成2厘米粗细的条，再修成圆球形，待用。

②炒勺置火上，放入花生油，烧至五成热，下入冬瓜球，略炸后捞出沥油。

③原勺留油，下入冬瓜球、鲜蘑菇，加入料酒、精盐、白糖和适量汤，烧几分钟后用水淀粉勾芡，淋明油，撒入葱花即成。

【功效】

有利水、消肿、祛热解毒之功效，并能降血脂、防治动脉粥样硬化，对高血压、心血管病患者有较好的食疗作用。

第26天 菊花煲鸡丝

【原料】

菊花30克，鸡肉丝300克，鸡蛋2个，淀粉20克，猪骨汤500毫升，植物油50毫升，麻油30毫升，黄酒、精盐、味精、酱油、姜、葱各适量。

【做法】

①将菊花洗净，选出完整的菊花，用沸水稍泡片刻，捞出备用。

②余下的菊花入砂锅，加净水浓煎20分钟，过滤取汁浓缩至50毫升。

③将鸡肉切成丝状，取鸡蛋清、淀粉，调成糊状，抹匀于鸡丝上。

④植物油置锅内加至六成热，将糊状鸡丝和黄酒搅匀爆炒片刻，加水适量，倒入菊花汁，文火焖30分钟，待鸡丝香热时，加入完整的菊

花、精盐、酱油、麻油、味精、姜末、葱白拌和均匀即可。

【功效】

本膳香甜嫩脆，具有滋养肝肾、泻火降压的作用。适宜于肝火上升、肝肾阴虚型的高血压患者。菊花是菊花科植物，菊花的头状花序又称甘菊、药菊。味微辛甘、苦、性微寒，主要成分为菊甙，能明显扩张冠状动脉，增加血流量，增加毛细血管抵抗力，有降压、扩冠功能。鸡肉、猪骨汤的多种营养成分供给，能增强体质，供足热量，

第27天　鲜蘑烧菜花

【原料】

鲜蘑菇300克，菜花500克，花生油40克，芝麻油3克，精盐6克，味精3克，水淀粉适量，葱10克，姜2克，鸡汤适量。

【做法】

①将鲜蘑择洗净，切成片，用沸水焯一下，捞出用清水过凉；菜花择洗净掰成小朵，用沸水焯至断生，再用清水过凉，葱、姜洗净后切丝。

②炒勺置中火，放入花生油，烧至八成热，下入葱丝、姜丝炝勺，放入鲜蘑、菜花，加入精盐、味精、鸡汤，烧沸后用水淀粉勾薄芡，淋入芝麻油，翻炒几下，盛入盘内即成。

【功效】

有降胆固醇、降血脂之作用，是高血压，心血管病患者的理想食疗菜品。

第28天　葱爆牛肉

【原料】

牛肉（里脊肉）400克，大葱300克，花生油60克，料酒15克，酱油15克，醋2克，白糖5克，胡椒粉2克，姜10克。

【做法】

①将大葱去根及干皮，切成斜刀稍厚的片。姜洗净切成细丝。

②牛里脊肉洗净，顶刀切成薄片，放入碗中，加入料酒、酱油、糖、姜丝及胡椒粉抓匀，稍腌一下。

③炒锅置旺火上，下花生油，油热后，下牛肉片及葱片快速翻炒，

牛肉片变色后，滴入醋再炒一下即可出锅装盘。

【功效】

牛肉含有丰富的蛋白质，脂肪含量较低，是公认的"安全"肉类之一。尤其是所含蛋白质为完全蛋白质，含人体所需的氨基酸，是动脉硬化、高血压等患者的保健食品。

第29天 香菇丝瓜熘肉片

【原料】

鲜香菇150克，猪肉100克，嫩丝瓜100克，枸杞子10克，清汤、精盐、姜汁、淀粉各适量，味精、芝麻油各少许，花生油60克。

【做法】

①香菇去蒂，洗净后挤净水分，一切为二；猪肉去筋膜，洗净后切薄片，放碗内用精盐、味精、淀粉抓匀上浆；丝瓜去籽、洗净，切条块；枸杞子择洗净，用水浸软，待用。

②炒勺上火，放油（30克）烧热，下肉片滑熟后，出勺，沥油。

③原勺复上火，放油烧热，放入香菇、丝瓜、枸杞子煸炒片刻，放精盐、清汤、姜汁，烧至汤汁不多时用味精调味，淋入芝麻油，翻勺抖匀，出勺装盘即成。

【功效】

枸杞子有降低胆固醇，扩张血管，降低血压，防治动脉粥样硬化，降低血糖等作用。与香菇、猪肉配菜常用于防治高血压、高脂血症及冠心病。

第30天 紫菜萸肉黄花鱼

【原料】

紫菜50克，山萸肉30克，黄花鱼150克，花生油60毫升，猪骨汤200毫升，姜片、精盐、酱油、葱白、胡椒粉、葱白、味精各适量。

【做法】

①紫菜洗净后烘干搅成细末，山萸肉去核，洗净。

②黄花鱼剖开去内杂，切成长块条，抹上少许精盐、酱油，在油锅内翻炸至半熟，放入紫菜末、山萸肉、猪骨汤、姜片，文火慢焖30分钟，再入胡椒粉、精盐、酱油、胡椒粉、葱白、味精调味即成。

【功效】

本膳鲜嫩清淡，具有滋阴清热，健脾补肾的功效。在降压的同时还可以预防心、脑、肾动脉血管硬化。

七、第7月食谱

一、基础知识

1. 何谓收缩期高血压

一般认为，这种高血压表现为收缩压高于正常，但舒张压正常或低于正常，因而脉压增大。收缩期高血压常见于老年人，但同样也见于年轻人。当病人患主动脉硬化、甲状腺功能亢进、主动脉瓣关闭不全（以上主要由于心搏量增加，后者尚有主动脉血液返流）、体循环动静脉瘘、动脉导管未闭、主动脉的肺动脉间隔缺损（以上主要由于心搏量增加，且由左至右分流）、原因不明的高动力循环状态等，也属于常伴收缩期高血压范畴之内。收缩期高血压在发生心血管并发症及充血性心力衰竭中有其特殊的不利作用。抗高血压治疗措施能降低这类病人的血压。对于动脉粥样硬化的老年病人应注意其舒张压不能降得过低，否则易引起重要器官血液灌注量的不足。

2. 何谓波动性高血压

每个人的血压随时随地在变，在24小时监测下，即使血压正常者的收缩压和舒张压也有6.6千帕（50毫米汞柱）以上的变化。病人血压波动于正常血压、临界高血压以及高血压值之间是常见的。由于这种波动，常常假设由正常血压通过"波动性"高血压发展成"固定性"高血压。血压波动程度（波动性）不限于临界性高血压。血压愈高，变异性愈大。成年人"基础"血压或静息血压较随机血压与心血管患病率相关显著；测量儿童血压时，周围环境的影响可能具有重要意义。

另外，在身体的不同部位或身体处于不同体位时，因地心引力关系而血压互异。通过对机体功能及外来刺激的反应，血压在昼夜之间变异甚大。因血压的这种变异性，故难以凭一次随测的间接血压读数来确定个体的血压水平。即便如此，在舒适、休息、安静的环境和恰当的操作技术等条件下，病人就诊测得的血压值也会有波动性，因此重复检测血压是非常必要的。

二、诊断方法

1. 前列腺素与血压的关系

前列腺素（PG）是一组活性很强、类别繁多、功能各异的脂肪酸衍生物。合成前列腺素所需要的酶存在于所有组织中，但以贮精囊、肾和肺合成前列腺素的能力最强。前列腺素主要在肺灭活，一般动脉血中很少检出，故属于"局部"激素。前列腺素具有多种生物效应，尤其对心血管系统作用较复杂。前列腺素在血压调节中的作用越来越受到广泛重视。

（1）前列腺素对血压的影响：在动物实验中发现，静脉注入前列腺素 E2 或前列腺素 I2 时，均显示剂量依赖性的降压作用，尤以前列腺素 I2 降压效应更强。两种前列腺素降压效果的差别，与它们在肺内的灭活程度不同有关。文献指出，前列腺素 E2 经过一次肺循环，即有90%以上被灭活，前列腺素 I2 则很少或几乎不被灭活。有人发现，在肺内注入前列腺素 I2 使血压降低，心率减慢；向主动脉内注入前列腺素 I2 时，则使血压降低，心率加快。认为前列腺素 I2 使心率减慢是诱发肺区感受器反射的结果。前列腺素 I2 的降压机制主要是直接舒张血管作用所致，只有大剂量时才有心率减慢因素的参与。有人发现前列腺素 I2 不影响 Ca^{2+} 向细胞内流人，但能阻断细胞内 Ca^{2+} 的释放和摄取过程，从而使血管舒张。前列腺素 F2 的作用随动物种属而异，在鼠和狗显示升压作用，在猫和兔则显示降压作用。前列腺素 F2 主要直接收缩末梢血管，故其升压机制是由于末梢静脉收缩，静脉回流增加，从而使心输出量增多所致。以上是外源性前列腺素对血压的影响。内源性前列腺素调节血压的作用，主要在于当机体处于应激状态时或某些病理状态下，前列腺素参与血压的调节，而对清醒的动物不起作用。目前认为，当血压升高时，由于肾动脉灌流压升高，髓质血流增多，刺激间质细胞释放前列腺素而使血压下降。

（2）前列腺素对水、钠排泄的影响：前列腺素促进水、钠排泄，亦可起到降压作用。向肾动脉内注入前列腺素 E2、前列腺素 A2 或前列腺素 I2，均使尿量和钠排泄增加。此作用是由于前列腺素使肾皮质血管扩张，肾血流量增加，肾小管周围毛细血管的静水压升高，抑制了近曲小管对水、钠的重吸收。前列腺素 E2 还有直接抑制肾小管重吸收钠的作用，这也是排钠利尿的一个因素。另外前列腺素还有对抗抗利尿激素的作用。

综上所述，在某些因素刺激下，肾脏及其他部位产生的前列腺素具有强大的降压作用。目前认为前列腺素合成不足可能是引起原发性高血压的因素之一。根据前列腺素 I2 的显著降压效应，及肾和血管组织均具有合成前列腺素 I2 的能力，认为前列腺素 I2 缺乏对高血压的发生可能起重要作用。

2. 血浆肾素活性的测定

肾素—血管紧张素—醛固酮系统，在高血压的发病机制中起着决定性的作用，尤其对肾血管性疾病及原发性醛固酮增多症病人，测定肾素的水平具有确定诊断及鉴别诊断的重要价值。但因为技术上的问题，目前测定血中肾素含量尚有困难，所以临床上多采用测定肾素活性的方法来代替。

血浆肾素活性测定在临床具有协助诊断、明确发病机制、评价预后及指导治疗的价值。

（1）原发性高血压病人尽管血管紧张素 Ⅱ 和醛固酮水平大多正常，但肾素水平多偏低且平均肾素活性随年龄增长呈下降趋势。

（2）原发性高血压患者如呈高肾素活性则高血压的发生以小动脉收缩、外周阻力增加为主，如肾素活性低，则以血容量及细胞外液容量增多为主。

（3）老年人及黑人血浆肾素活性多偏低。

（4）有些原发性高血压患者的血浆肾素活性异常增高，这可能是缺乏对于肾素分泌的负反馈调节或是由于交感神经系统张力过高所致。

（5）20%～30% 的原发性高血压患者肾素活性低，其可能的机制是容量扩张伴有或不伴有盐皮质激素的增多。低肾素型的高血压患者预后较好，并需要特殊的治疗措施。

（6）资料表明，11%的正常人和14%高肾素病人发生心血管系统并发症。高肾素的病人更易发生严重的肾血管损害。

（7）原发性醛固酮增多症的病人呈现高醛固酮低肾素活性的特殊表现。

（8）在治疗上，对低肾素者给利尿剂治疗，血压下降比正常肾素者更明显。高肾素型则以减轻交感神经张力、扩张外周血管为主。

三、处治方案

1. 选择药物的参考因素

降压的药物五花八门，怎样进行选择是有一定参考因素的，包括以下方面：

（1）患者的心脑血管危险因素状况；

（2）是否有靶器官损害或临床相关症状；

（3）是否有限制某类降压药物使用的临床情况；

（4）是否与其他必须使用的药物有相互作用；

（5）服用是否简单方便、依从性强；

（6）降压药物供应情况和价格及患者的支付能力。

综合以上因素，我们可从以下几类常用的降压药物中认真筛选出适宜的药物，一定要做到具体病人具体分析，有针对性地用药。

2. 常用国产复方降压药片

目前国内常用的复方降压制剂有：

（1）复方降压片：每片含有利血平0.032毫克，双肼苯哒嗪3.2毫克，双氢克尿塞3.2毫克，异丙嗪2.0毫克，利眠宁2.0毫克，维生素B_1毫克，泛酸钙1毫克，氯化钾30毫克和三硅酸镁30毫克。

（2）复方罗布麻片（复方降压宁片）：每片含有罗布麻叶煎剂干粉87毫克，野菊花渗漉干粉28.5毫克，汉防己30.7毫克，硫酸胍乙啶1.3毫克，三硅酸镁15毫克，氢氯噻嗪1.6毫克，硫酸双肼苯哒嗪1.6毫克，维生素B_1、B_6、泛酸钙各0.5毫克，异丙嗪1.05毫克，利眠宁1毫克。

（3）安达血平片：每片含有：利血平 o. 1 毫克，双肼苯哒嗪 10 毫克。

（4）北京降压 0 号：每片含有利血平 100 微克，双肼苯哒嗪、氢氯噻嗪、氨苯蝶啶各 12. 5 毫克，氯氮草 3 毫克。

以上 4 种常用的降压复方制剂的使用，取决于医生的经验及病人的用药反应。如果病人治疗反应好，血压降至正常或适合病人的血压水平，则可用小剂量维持治疗。目前有人认为复方降压片可加重病人的动脉硬化，这种看法是没有根据的。

四、保健常识

1. 学好哲学让你受益终身

哲学充满辩证的精神，哲学是做人、做事、修身养性和长寿的法宝，特别是在你的工作不那么顺心的时候，在你感情纠缠不清的时候，在你拼搏得脸红脖子粗的时候，在你迷茫、寂寞、嫉妒、难堪、愤怒、烦恼的时候，它可能是为你开的一剂良药；在你得意洋洋的时候，它会提醒你天外有天，山外有山，从而为你构造出平衡的心态。著名的哲人苏格拉底，娶了一位强悍的妻子，虽然她也给苏格拉底带来了一些难堪和不利，比如一次苏格拉底给学生讲授因果关系，课讲到精彩时拖延了时间，其妻在楼上大吼大叫，但苏格拉底实在是太专注了，忽略了妻子对他的提醒和抗议，以至其妻自楼上向其头上泼下一盆水，面对如此的尴尬，苏格拉底镇静地对学生说道："你们看，这就是因果关系，刚才是电闪雷鸣，之后必定是瓢泼大雨。"站在哲人的角度，苏格拉底不但开解了自己的无奈和尴尬，而且也为后人总结出了许多哲理。他将生活中的不幸作为一种原动力，成为一代伟人。

2. 让你活得开心

英国人的教育是力图将人培养成绅士风度。在未成年时，就希望他成为绅士，绅士的内涵不仅仅是有财富，更重要的是做人要无私、无畏、有自我牺牲精神、有社会的责任感。比如世界首富比尔·盖茨就立下遗嘱，去世后将几乎所有的财富捐献给慈善机构帮助穷人。金融巨商索罗斯捐数亿美元给非洲穷人及俄罗斯监狱犯人治病。他们不仅富贵，他们更重要的是活得快乐，有意义。中国的富人们要遵循这样的道德，不乏社会的责任感，利人利己造福天下，这是健康的品德，而不像一些人眼中的中国富人，住豪宅，开宝马，包二奶，养小秘等，这种不正常的生活方式致使血压不断地往上走，表面的快乐造成了自己终身的残缺，这种"养生"之道，实在是不足取。

五、饮食疗法

1. 食疗知识

芹菜也有降血压作用

目前认为，芹菜具有一定的降血压作用。芹菜是一种脆嫩而别有风味的香辛蔬菜。据测定，每250克鲜芹菜中含有蛋白质12.0克，脂肪12.2克，糖10克，钙370毫克，磷301毫克，铁21.8毫克，热能836千焦（200千卡），胡萝卜素6.2毫克，硫胺素0.09毫克，核黄素0.12毫克，尼克酸0.95毫克，维生素C15毫克。芹菜不仅是家常蔬菜中的上乘之品，而且具有一定的药理作用。多年来各地科研报告指出，芹菜能治疗高血压、冠心病、脑血管疾病和肾炎等症。通常人们只是食用它的茎部，把叶子和根都弃掉了。其实，作为对心血管疾病的膳食，最好将根、茎、叶一起洗净使用，或者叶、茎当蔬菜，根部洗净后加马蹄（俗称荸荠）放入砂锅炖水饮，具有降压、安神、镇静功效。

2. 食疗食谱

第1天　芹菜拌豆腐

【原料】

水豆腐1块，芹菜150克，精盐、味精、麻油各适量。

【做法】

水豆腐切成小方丁，用沸水略烫，捞出装入盘中。芹菜去根、叶，洗净切碎，用开水氽熟，放凉后撒在水豆腐上，加入精盐、味精，淋麻油，拌匀。单食或佐餐。

【功效】

适用于高血压症。

第 2 天　口袋豆腐

【原料】

豆腐 500 克。水发海参、水发香菇各 50 克，猪肉、干贝、火腿、鸡肉各 20 克，水淀粉、花生油、精盐、味精、料酒、花椒水、芝麻油、葱花、姜末、鲜汤各适量。

【做法】

①将水发海参、水发香菇、猪肉、鸡肉、干贝、火腿均切碎，加入少量芝麻油、精盐、味精拌成馅；将豆腐切成宽、厚各约 1.5 厘米的长条，用油炸至呈金黄色取出，从一端掏出中间的嫩豆腐，装上拌好的馅，再用油炸熟。

②炒勺上火，放花生油烧热，下葱花、姜末炝勺，加入适量汤及花椒水、味精、料酒和精盐，汤开后用水淀粉勾薄芡，浇在炸好的豆腐上即成。

【功效】

有补肾益精、养血润燥、清热解毒等作用，是高血压、动脉粥样硬化、糖尿病患者的食疗佳品。

第 3 天　六味豆腐

【原料】

豆腐 250 克，猪肉 100 克，牛奶 100 克，熟花生米 25 克，栗子粉 50 克，鸡蛋 2 个，豌豆 20 克，水发香菇 20 克，冬笋 20 克，花生油、精盐、味精、鲜汤、水淀粉各适量，葱花、姜末各少许。

【做法】

①将豆腐切成小四方块，挂匀用栗子粉、鸡蛋清、牛奶调成的糊，下油勺炸至呈金黄色. 取出摆在盘内；将猪肉洗净后切成片。

②炒勺上火. 烧热后用葱花、姜末炝勺，随后放入猪肉片、豌豆、香菇、冬笋、花生米煸炒几下，放入鲜汤、精盐，焖烧几分钟，放味精调味，用水淀粉勾薄芡，浇在炸好的豆腐上即成。

【功效】

有滋补强身、健脾益气、润燥消水等作用。可防治高血压、冠心病等疾病。

第4天　归芪炖牛肉

【原料】

当归 20 克，黄芪 30 克，牛肉 500 克，混合油 60 毫升，清汤、黄酒、精盐、姜片、蒜瓣、酱油、味精各适量。

【做法】

①当归、黄芪洗净。

②牛肉洗净，切片，置油锅内火炒至变色，加入黄酒再炒几遍，放入适量清汤及当归、黄芪、蒜瓣，文火慢炖 1 小时，将当归拣去，放入精盐、姜片、酱油、味精再焖 5～10 分钟即可。

【功效】

本膳味浓香甜，具有养气血，防治高血压的作用，适宜于形体虚弱或妊娠高血压。

第5天　豆腐圆子

【原料】

嫩豆腐 500 克，猪瘦肉末 100 克，芦笋 100 克，水发香菇 50 克，面粉适量，葱花 50 克，芝麻油 1 克，精盐 4 克，味精 2 克，料酒 10 克。

【做法】

①将水发香菇去蒂，洗净，用刀剁碎；芦笋剁成米粒大小的丁，与猪肉末、精盐、味精在碗内拌匀，分成 40 份。

②将豆腐放入盆内，加入精盐、味精、料酒拌匀，分成 40 份，每份裹入馅心，成豆腐圆子，滚蘸上一层面粉。

③炒勺置火上，加入水，烧至开始冒小泡时，把豆腐圆子下勺，约汆 20 分钟，圆子浮上水面，用漏勺捞出盛入洁净的大盆内。

④从勺内盛出 1 碗原汤，加入精盐、味精、葱花、芝麻油。再把汤浇入圆子盆内即成。

【功效】

能降低血液中胆固醇，对防治动脉粥样硬化、高血压、高脂血症有理想的效果。

第6天　炒素菜

【原料】

芹菜 200 克，土豆 100 克，萝卜 50 克，金针菜 25 克。豆腐干 2 块，花生油 50 克，酱油 20 克，精盐 3 克，葱末、姜末各 10 克。

【做法】

①将芹菜去根、叶，洗净，切成 3 厘米长的段，入沸水锅中焯至断生，待用；豆腐干切丝；萝卜择洗干净，切丝；土豆去皮洗净，切丝；金针菜泡软，挤去水分，切成 2 厘米长的段。

②炒勺置火上，放入花生油（30 克），烧热后下入葱末、姜末炝勺，下入萝卜丝、土豆丝略炒，再下入豆腐干丝、金针菜炒熟盛盘内。

③炒勺再置火上，放入花生油（20 克），下入芹菜段，加入精盐、酱油炒半分钟，倒入炒熟的配菜，炒匀即成。

【功效】

可减少动脉粥样硬化，预防和治疗高血压。

第7天　海米芹菜

【原料】

嫩芹菜 250 克，海米 25 克，花生油 25 克，精盐 3 克，味精 2 克，料酒 5 克，葱末 3 克，姜末 3 克，芝麻油少许。

【做法】

①将芹菜去根、叶洗净，切成 3 厘米长的段；海米洗净后用温水泡透，泡海米水待用。

②炒勺置火上，放花生油烧热，下葱末、姜末炝勺，随后下海米煸炒，加入料酒、精盐；芹菜段先用沸水焯一下，迅速倒入勺内与海米一起煸炒，再倒入海米水，放入味精，淋入芝麻油炒匀，盛入盘内即成。

【功效】

有降低血压和降低血液中胆固醇的作用。

第8天　山楂回锅肉

【原料】

瘦猪肉 500 克，植物油 20 克，酱油 20 克，葱 10 克，姜 10 克，料酒 10 克，干山楂适量。

【做法】

①将猪肉切成1.5厘米见方的块。

②将葱切成片，姜洗净，切成末。

③山楂用水清洗干净，下锅加水煮一会儿，下猪肉块同煮，等猪肉煮至成熟，即将猪肉捞出，晾凉。

④将姜末、葱丝及料酒倒在凉猪肉块上，搅匀，腌泡10分钟后沥去汤水。

⑤锅内放油，油热后下肉块煸炒，再放入酱油，炒至汤汁浓即可。

【功效】

肉嫩味浓，香软可口，容易消化。山楂有扩张血管、降压的功效，对肝肾阴虚，腰膝酸软的高血压患者，可达到滋补肝肾，强体健身的功效。

第9天　芝麻菠菜

【原料】

菠菜500克，芝麻10克，芝麻油10克，精盐4克，味精1克。

【做法】

①将菠菜切去根，择去老叶，用清水洗净；芝麻放炒锅内，用小火炒熟。

②锅置火上，放入清水烧沸，下入菠菜略烫一下捞出，摊开晾凉。

③将晾凉的菠菜切成5厘米长的段，放入盘内，加入精盐、味精、芝麻油，撒上芝麻拌匀即可。

【功效】

可平肝降压、润肠通便，适于高血压患者食用。

第10天　双草凤尾鱼

【原料】

夏枯草30克，益母草50克，凤尾鱼750克，菜籽油40毫升，猪骨汤100毫升，精盐、酱油、鲜红椒、生姜、葱白、味精各适量。

【做法】

①夏枯草、益母草，洗净，分两次煎取浓缩液100毫升。

②凤尾鱼剖开，去肚杂，剁块状，抹上少许精盐、酱油，稍腌，在

油锅内快爆几遍，放入猪骨汤，武火煮沸，再入精盐、酱油、鲜红椒丝、生姜，文火慢烧至香熟、将药汁从锅边倒入，并加入葱白、味精焖片刻即成。

【功效】

本膳鲜嫩香醇，具有活血养血、平肝降压的作用。适宜于中风后遗症的淤血阻络者。

第 11 天　拌荠菜

【原料】

鲜荠菜 650 克，蒜泥 20 克，芝麻油 15 克，精盐 4 克，味精 2 克，醋 10 克。

【做法】

将荠菜择洗干净，放入沸水锅内焯熟，捞出晾凉，放入盘内，加入精盐、味精、醋、蒜泥、芝麻油拌匀即成。

注：根据个人爱好，可变换调味品，如麻辣味、糖醋味、芥末味、麻酱味、红油味等，制成不同风味的拌荠菜。

【功效】

有明目、降压、利水之功效，适于高血压、冠心病患者食用。

第 12 天　炒莼菜

【原料】

鲜莼菜 500 克，花生油 20 克，芝麻油 3 克，精盐 2 克，味精 1 克，葱末、蒜末各 10 克。

【做法】

①将莼菜择洗净，沥水，待用。

②炒勺置旺火上，放入花生油，烧至八成热，下入葱末、蒜末炝勺，放入莼菜、精盐炒至断生后放味精，淋入芝麻油盛入盘内即成。

注：莼菜还可用来炒肉片、鱼片、鸡片等，其营养更加丰富，味道更佳。

【功效】

莼菜有清热解毒、利水消肿功效，经动物药理实验证实，其含有的黏液质有降压作用。

第13天　山楂肉片

【原料】

山楂片 100 克，荸荠 50 克，猪腿精肉 250 克，植物油 100 毫升，鸡蛋 2 个，精盐、黄酒、姜末、葱花各适量。

【做法】

①山楂片，洗净，分两次煎液，文火浓缩至 100 毫升。

②猪腿精肉洗净，切薄片状，用鸡蛋清和适量淀粉调成糊状。

③荸荠洗净，去外皮切片，在油锅内烧至六成热。

④将肉片糊下油锅炸至浮起，呈黄白色时，加荸荠片熘炒，再入山楂浓汁焖熟，入黄酒、葱花、姜末翻炒出香，加精盐、味精，再炒几遍即可。

【功效】

本膳香嫩清淡，具有滋补肝肾、泄浊降压的作用。适宜于各种类型的高血压。

第14天　炝茼蒿

【原料】

茼蒿 500 克，姜丝 10 克，花椒油 15 克，精盐 6 克，味精 2 克，白糖 10 克，醋 15 克。

【做法】

①将茼蒿择洗干净，切成 3 厘米长的段，放入沸水锅内焯至断生，沥干水分，放入盘内。

②食用时用姜丝、精盐、味精、白糖、醋、花椒油拌匀即成。

【功效】

茼蒿含有一种挥发性的精油以及胆碱等物质，具有降压补脑之功效。

第15天　樱桃萝卜

【原料】

胡萝卜 300 克，鸡蛋 1 个，番茄酱 25 克，白糖 50 克，水淀粉、面粉各适量，酱油 15 克，精盐 2 克，味精 1 克，醋 15 克，芝麻油少许，花生油 500 克（约耗 50 克）。

【做法】

①将胡萝卜去皮洗净，切成 15 厘米见方的丁，放入沸水锅内焯至断生，捞出用清水过凉，沥去水分后放入碗内，用鸡蛋液、水淀粉、面粉拌匀，待用。

②将酱油、精盐、白糖、醋、番茄酱、水淀粉及适量清水放入碗内，兑成芡汁。

③炒勺置火上，放入花生油烧热，下入挂糊的胡萝卜丁，炸至表面酥脆且呈金黄色时捞出，沥油。

④勺内留油少许，倒入芡汁炒至浓稠，下入胡萝卜丁，翻炒片刻，淋入芝麻油即成。

【功效】

有降血脂、降血压、强心之功效。

第 16 天　咖喱牛肉

【原料】

牛肉 400 克，胡萝卜 100 克，咖喱粉适量，料酒 15 克，盐 5 克，葱 20 克，姜 15 克，蒜 10 克，大料 10 克，淀粉 20 克，味精 5 克。

【做法】

①将葱切 3 厘米长的段；姜洗净切成厚片；蒜剥去皮切成厚片。淀粉入小碗用清水化开。

②胡萝卜洗净，切成滚刀块，用水煮成八成熟。

③牛肉洗净，切成麻将牌大小的块，下入沸水中煮一下，倒去水，再加清水煮沸后撇去浮沫，下咖喱粉、盐、料酒、葱段、姜片、蒜片及大料，改小火炖至牛肉烂熟。入胡萝卜块及味精再炖一下，倒入水淀粉勾芡即成。

【功效】

牛肉含蛋白质高，脂肪含量低，并含有人体需要的氨基酸，而脂肪含量低的食品是高血压患者的保健食品。

第 17 天　凉拌三丝

【原料】

胡萝卜 350 克，香菜 100 克，红柿子椒 50 克，芝麻油 15 克，香醋

30 克，精盐 4 克。

【做法】

①将胡萝卜择洗干净，顶刀切成薄片，再切成细丝，放入碗内，加盐少许，用手拌匀，挤去水分；红柿子椒去蒂、籽，洗净后切成和胡萝卜一样的细丝，洗净后放入胡萝卜丝内。

②将香菜择洗干净，切成 3 厘米长的段，和胡萝卜丝、红柿子椒丝放在一起，用精盐、醋、芝麻油拌匀后装盘即可。

【功效】

能增加冠状动脉血流量，降低血脂，有降压、强心的作用。

第 18 天　咖喱土豆

【原料】

土豆 400 克，洋葱 100 克，咖喱粉 20 克，白糖 5 克，精盐 2 克，味精 1 克，姜丝、蒜瓣各 10 克，熟花生油 500 克（约耗 50 克）。

【做法】

①将土豆去皮洗净，切成滚刀块；洋葱切成薄片。

②炒勺置火上，放入花生油烧至八成热，下入土豆块炸至呈金黄色，捞出；勺内留底油置火上烧热，下入洋葱片、蒜瓣、姜丝炸黄，加入咖喱粉炒出香味，加入少许水，放入土豆块、精盐、味精、白糖，烧至土豆熟烂，盛入盘内即成。

【功效】

有降低血压作用。

第 19 天　熘胡萝卜丸子

【原料】

胡萝卜 400 克，香菜末 25 克，面粉 80 克，水淀粉适量，五香面 3 克，酱油 10 克，精盐 5 克，葱末、姜末各 5 克，花生油 500 克（约耗 75 克）。

【做法】

①将胡萝卜洗净后擦成丝，放入盆内，加入香菜末、五香面、精盐、面粉、水淀粉拌匀成馅；勺内放油，烧至七成热，将拌成的馅做成小丸子．入油勺炸呈金黄色，捞出沥油。

②炒勺置火上，放入少许花生油烧热，下入葱、姜末焰勺，加入酱油、精盐及适量水，烧开后用水淀粉勾薄芡，下入丸子颠翻均匀即成。

【功效】

有降血脂、降血压、强心的作用。

第 20 天　牛肉炒芹菜

【原料】

芹菜 250 克，牛肉 100 克，植物油 20 克，酱油 5 克，盐 1 克，豆瓣酱油 15 克，葡萄酒 10 克，淀粉 5 克。

【做法】

①先将牛肉顶刀切成薄片，再改刀切成细丝，放入碗中，加入酱油、葡萄酒及淀粉抓匀，使牛肉丝上浆。

②芹菜去根、茎及叶洗净，切成 3 厘米的段。

③炒锅内放入植物油，油热后，入上浆牛肉丝，旺火煸炒，等肉色变白后，将其拨在锅边，锅中心下豆瓣酱煸炒。再下芹菜段、盐，炒几下，即与牛肉丝合炒，可出锅装盘。喜食辛辣者，可用四川豆瓣酱，还可在菜装盘后撒上花椒粉或胡椒粉，别有味道。

【功效】

菜肴味道浓郁，营养丰富。芹菜含纤维素可润肠通便，牛肉含蛋白质高且低脂肪，食用可以增强体质，降低血压。

第 21 天　土豆葡萄鱼

【原料】

土豆 350 克，豆腐皮 1 张，葡萄汁 100 克，青菜叶 4 片，鸡蛋 1 个，面包渣适量，芝麻油 15 克，酱油 3 克，精盐、醋各 10 克，味精 1 克，白糖 100 克，葱丝、姜汁各 10 克，水淀粉、面粉各适量，花生油 500 克（约耗 100 克）。

【做法】

①将土豆洗净后上屉蒸熟，取出去皮，放案板上用刀碾压成细泥，放入碗内，加入精盐、味精、芝麻油、面粉（25 克）搅匀成"鱼肉"生坯，待用。

②将鸡蛋液磕入碗内调匀；豆腐皮泡软，撕去边筋，排在案板上。

把半张豆腐皮抹蛋液，另半张折过来合在涂有蛋液的豆腐皮上面拍实。再将拌好的"鱼肉"生坯放在豆腐皮上，用手按实，用刀抹平成长条形块，把多余的豆腐皮用刀剁掉。每隔1.5厘米左右处用坡刀剞横刀花，再每隔3厘米左右处剞直刀花（刀深3/4）。每剞一刀。在刀缝内撒入面粉少许，防止粘连。全部剞好后，涂上一层蛋液，撒上面包渣轻轻拍实。

③炒勺置旺火上，放油烧至六成热，把做好的"鱼块"轻放在油勺内，炸至呈金黄色，待豆腐皮焦脆、土豆泥张开成葡萄粒状时，用漏勺捞在盘内。

④将青菜叶用沸水烫一下，用刀切成葡萄叶梗的形状，镶在"鱼肉"边，成为整枝葡萄状。

⑤在炸"鱼"的同时，另取炒勺一只，放在旺火上，入少许油，放入葱段炝勺，加入葡萄汁、姜汁、白糖、醋、酱油、精盐，烧沸后撇净浮沫，用水淀粉勾流水芡，淋上芝麻油，浇在"葡萄鱼"上即成。

【功效】

营养丰富，具有降压作用。

第22天 黄焖茄子

【原料】

茄子400克，鸡蛋1个，酱油25克，精盐2克，味精1克，料酒5克，水淀粉50克，面粉适量，葱丝、姜丝、蒜片各15克，花椒少许，鲜汤适量，花生油500克（约耗60克）。

【做法】

①将茄子去蒂削皮，一破四棱，用刀将棱的一面复平，再切成长木梳条状；将鸡蛋液磕入碗内，打匀后放入水淀粉、面粉，加酱油少许搅成糊，再放入茄子蘸匀蛋糊。

②炒勺置火上，放入花生油，烧至六成热，下入茄子炸至表面呈金黄色捞出；把葱丝、姜丝、蒜片撒在碗底，将茄子梳背朝下装在碗内，上边撒上精盐、酱油、味精、料酒，浇上适量鲜汤，放上花椒，上笼蒸烂取出，去掉花椒，合在盘内。

③炒勺置火上，加入鲜汤，放入少许酱油，汁沸时用水淀粉勾芡，淋浇在茄子上即可食用。

【功效】

具有清热、消肿、止血之功效，对高血压、心脑血管疾病有较好的食疗作用。常食有益。

第 23 天　烧茄子

【原料】

茄子 750 克，黄瓜片 50 克，香菜 50 克，去皮蒜瓣 50 克，芝麻油 25 克，芝麻酱 25 克，香醋 50 克，精盐适量。

【做法】

①将茄子穿竹扦上，放在火上烧，烧时不断翻转烧匀，待茄子外皮呈焦红色且熟时停烧，晾凉，揭去外皮、茄把，撕成大块放在碗内。

②将洗净的香菜切成 3 厘米长的段，同黄瓜片一起放入盛茄子块的碗内；把蒜瓣用刀拍碎，剁成泥放在碗内，再用香醋、精盐、芝麻油兑成的蒜汁浇在茄子上，放芝麻酱，食用时拌匀即可。

【功效】

有降脂、止血之功效，对高血压及心脑血管疾病患者有一定的食疗作用。

第 24 天　附子炖乌龟

【原料】

制附子 30 克，陈皮 10 克，乌龟一只（800 克左右），花生油 60 毫升，黄酒、陈醋、姜片、清汤、精盐、酱油，胡椒粉、葱白、味精各适量。

【做法】

①附子、陈皮洗净，文火慢煮 1 小时，取汁 100 毫升。

②活乌龟宰杀后，去内杂，烫泡、去净外表粗皮，用清洁球将龟背裙边擦洗成白色，剁成块状，放入黄酒、陈醋稍腌。

③热锅将油烧至七成热，放姜片、龟肉炒至出香味时，放入精盐、酱油、胡椒粉、清汤，武火炖至龟肉熟烂时，再入药汁、胡椒粉、葱白、味精，焖至收汁时即可。

【功效】

本膳酥香味浓，具有滋养阴阳，填补精血的功效。适于阴阳两虚，虚阳上亢的高血压症。

第 25 天　大蒜茄子煲

【原料】

大蒜 30 克，嫩茄子 500 克，猪瘦肉 100 克，花生油 80 克，姜末、葱白、精盐、酱油、味精各适量，猪骨汤适量。

【做法】

①将茄子去蒂，洗净，对剖两半，将每一半的表面划成小条；大蒜去皮，切成小薄片；葱白切花。

②将猪瘦肉洗净，剁成肉泥，装碗内，用少许酱油、精盐抓匀。

③炒勺置武火上，放花生油烧至六成热，将茄子倒入，反复翻炒，以炒出水分为度，装入砂锅内，再放入肉泥、蒜片、姜末及猪骨汤，待煮沸后撇净浮沫，改用文火煲 20 分钟，撒上葱花及味精即成。

【功效】

具有防治高血压及降脂功能，是高血压伴冠心病、动脉硬化、高脂血症患者的理想菜肴。

第 26 天　八宝瓤西红柿

【原料】

西红柿 8 个（大小均匀），糯米 100 克，葡萄干 15 克，什锦果脯 50 克，白糖 50 克。

【做法】

①将糯米放清水中浸泡几小时，淘洗干净后放入碗内，加水 30 克上笼蒸熟。

②将什锦果脯切成葡萄干大小的丁，与白糖、洗净的葡萄干一起放入糯米饭内拌成馅心。

③将西红柿洗净，把蒂部用刀削一下，成一个盖状，挖出内瓤（不要挖透），填入馅心，盖上蒂盖，照此方法将西红柿逐一做完，装入盘内，上笼蒸 8 分钟取出，上桌食用。

【功效】

适宜于高血压病、高脂血症、肥胖症患者食用。

第 27 天　玉竹茄子煲

【原料】

玉竹 50 克，茄子 300 克，猪瘦肉 100 克，香油、清汤、黄酒、精盐、味精、蒜泥、葱白各适量。

【做法】

①玉竹沸煮两次，取浓汁 100 毫升。

②茄子洗净，切成方块状，放清水中浸 10 分钟许，在沸水锅内煮至软状，再入油锅爆炒几遍。

③用砂锅置武火上，放入茄子、猪瘦肉、蒜泥及清汤，煮沸浓汁时，倒入药汁，加上佐料，文火煲至香熟即可。

【功效】

本膳香软清淡，具有滋阴解表，清热润肠的作用。适宜于高血压阴虚患者兼外感或便秘。

第 28 天　荷花西红柿

【原料】

西红柿 5 个（约 500 克），山药 25 克，白糖适量。

【做法】

①将西红柿去蒂，洗净，从上边往下分瓣切开，不要切透，然后用手掰成荷花形状，放在盘内，在盘中央摆 1 个，周围摆 4 个。

②将山药洗净，放沸水锅内煮熟，捞出晾凉，揭去外皮，做成 12 个黄豆大小的颗粒，表示"莲子"，每个西红柿里放入 4 粒。要摆放均匀，摆好后将每个荷花西红柿均匀地撒上白糖即成。

【功效】

具有生津止渴、凉血平肝、清热解毒之功效，是高血压病、高脂血症、肥胖症患者的食疗佳品。

第 29 天　西红柿烧豆腐

【原料】

西红柿 2 个，豆腐 350 克，花生油 50 克，精盐 5 克，味精 2 克，葱末、姜末各 10 克，花椒 8 粒，水淀粉 10 克，鸡汤适量。

【做法】

①将豆腐切成1厘米见方的丁，放入沸水锅内焯透，用清水过凉，沥干水分，与葱末、姜末同放碗内。

②将西红柿放入沸水锅内焯一下，揭去外皮，切成丁放入碗内。

③炒勺置火上，放入花生油，烧热时放入花椒炸一下，捞出。再将豆腐下勺煸炒，加入精盐和少许水，待汁浓稠时下入西红柿炒匀，放味精调味，用水淀粉勾薄芡，盛入盘内即成。

【功效】

能降低胆固醇、血脂，常食对高血压、动脉粥样硬化、冠心病患者有一定的食疗效果。

第30天　瓤黄瓜

【原料】

黄瓜500克，豆腐1块，卷心菜50克，蘑菇50克，鸡蛋2个，芝麻油10克，精盐3克，味精1克，葱末5克，姜末3克。

【做法】

①将黄瓜洗净，顺切两半，再切成4厘米长的段，去掉瓤、籽，待用。

②将蘑菇择洗净；卷心菜去老皮洗净，均切成末；把豆腐碾压成泥，装入碗内，放入蘑菇末、卷心菜末、葱末、姜末，用精盐、味精、鸡蛋清、芝麻油拌匀，做成馅心，待用。

③将馅心装入黄瓜段中，上笼蒸10分钟取出，摆在盘内即成。

【功效】

有祛热利水、解毒祛湿、润肠镇痛的作用，对高血压、高血脂、肥胖症患者有一定疗效。

第31天　板栗丝瓜

【原料】

板栗250克，水发香菇150克，丝瓜100克，花生油500克（约耗50克），精盐、味精、白糖、水淀粉各适量，鲜汤适量。

【做法】

①将板栗凸起的一面砍一字刀，入沸水锅煮约10分钟捞出，趁热

剥出板栗肉。

②水发香菇去蒂，洗净，切3厘米见方的片；丝瓜去皮，洗净，切成与板栗大小相同的菱形块。

③炒勺置旺火上，放花生油烧至七成热，下板栗肉滑油至熟烂，捞出沥油；再倒入丝瓜滑油，捞出沥油。

④勺内留底油，烧热后放板栗块、香菇、精盐、味精、白糖、鲜汤烧焖入味，至板栗软烂时放丝瓜块略烧，用水淀粉勾芡，沸后装盘即成。

【功效】

有清热、解毒、凉血的作用，对高血压、高血脂、肥胖症患者有一定的食疗效果。

八、第8月食谱

一、基础知识

1. 何谓医源性高血压

医源性高血压是指由于医生心理治疗不当、用药有误或药物剂量不足等引起的血压增高，常表现为收缩期高血压。无论在病房、门诊或在随访时，由于医生对病人心理因素情况不了解，医生语言不当而使病人忧心忡忡或情绪激动，并使其血压增高，这种例子屡见不鲜。

医生配伍用药不合理也可引起高血压。例如：三环类抗忧郁药、冬眠灵、可卡因可对抗胍乙啶、可乐宁、甲基多巴的降压作用。口服避孕药、女性激素可产生或加剧高血压。非类固醇类药物，如消炎痛、保泰松等可抑制前列腺素 E2 对抗其扩张肾血管作用而使血压升高。β—受体阻滞剂可加重可乐宁的"停药反跳"作用，导致血压升高。

在用升压药期间（如多巴胺），一定注意及时监测血压。若血压恢复正常，应及时减量并逐渐停药。否则，若对已恢复正常血压的病人继续使用升压药，容易引起药物性高血压。由于降压药用量不足，如有的医生不考虑病人年龄、性别、体重、病程等，一律常规剂量用药，结果会使一些病人血压不能降至目标水平。

2. 何谓儿童及青年性高血压

高血压是我国人民最常见的心血管病，不但多见于中老年人，也可见于少年儿童中。1979年广东省心血管病研究所对3826名4~14岁农村儿童进行血压普查，按我国沿用的标准判断，高血压的患病率为0.86%。

在美国，3%以下的儿童有高血压，这是一个重要的方针性问题。1987年第二特别工作组在小儿血压控制的报告中提出一个全面的检出、评价和治疗儿童高血压的方法。此研究提供了来自70000多白人、黑人和墨西哥、美国儿童的血压资料。明确有高血压是指血压持续等于或大于本年龄血压的第95百分位数者，严重高血压是指血压持续等于或大于本年龄血压的第99百分位数者。

根据一次简单的血压测量不能确诊为高血压。如同成人一样，儿童需要反复测血压才能确定其血压升高是稳定的或不稳定的。应注意使用精确的仪器和技术，使用宽的袖带，舒适地包绕上臂而不能盖住肘前窝。对婴儿用听诊法精确测得的血压是不可靠的，可用Doppler技术的电子血压计。尽可能测得病人在不紧张的环境下安静坐位时的血压。

儿童年龄越小而血压越高者，发生继发性高血压的可能性越大。细心地采集病史和查体是最重要的。对年轻病人进行实验室检查，一般与成人相同。

儿童高血压的根本原因、严重性或并发症将决定需要治疗的程度和方法。降压疗法不可发生使病儿不能坚持治疗或损害正常生长和发育的副作用。非药物性治疗可推荐作为开始时的治疗方法，并根据每个病儿的需要制订相应的治疗计划。降压药物治疗一般应用于血压高于第99百分位数病人或非药物性治疗效果不佳而血压又明显升高的病人。

用于成人患者的药物，一般对未满18岁的患者也有效。没有理由去限制无并发症而仅有血压升高的人参加体育活动。

二、诊断方法

1. 高血压病病人通常要做的化验项目检查

关于高血压病病人要做哪些化验检查一直存在不同的意见。其不同点主要在于在多大程度上去评价继发性高血压的可能性。通常将实验室检查分成两部分，一部分是所有高血压病病人都应检查的项目，另一部分则适用于如下两种情况：①最初的检查提示了继发性高血压的可能性。②基本的治疗未能有效控制血压。

（1）基本检查：①肾功能评价，包括检查尿蛋白、血和尿糖、血肌酐和尿素氮。尿镜检也有一定帮助。血钾的测定有助于筛选盐皮质激素诱发的高血压并可作为开始利尿剂治疗前的基础值。②血糖测定。一方面糖尿病与动脉粥样硬化、肾血管疾病及糖尿病性肾病有关，另一方面原发性醛固酮增多症、库欣综合征、嗜铬细胞瘤等也都可引起高血糖。利尿剂也可使血糖升高，所以测得其基础值是有意义的。③检查有无高钙血症。④肾性及原发性高血压病病人易伴有高尿酸血症，且利尿剂可使尿酸升高，故应先检测血尿酸水平。⑤测血浆胆固醇和三酰甘油以发现冠心病的易患因素。⑥所有高血压病病人应做心电图以评价心脏状况，尤其判断左室有无肥厚。⑦X线胸片有助于发现主动脉扩张、延长及发现主动脉缩窄病人肋骨压迹。

（2）筛选继发性高血压的特殊检查：①肾血管性高血压。静脉肾盂造影（1VP）、同位素肾图、Sara1asin 试验、肾动脉造影、肾静脉取血测定肾素。②嗜铬细胞瘤。24 小时尿儿茶酚胺及其代谢产物如3—甲氧基4—羟基苦杏仁酸等，肌酐、血儿茶酚胺。③库欣综合征。24 小时尿 17—酮类固醇、17—羟类固醇、血皮质醇、地塞米松抑制试验。④原发性醛固酮增多症。24 小时尿钾及血钾、血浆肾素活性及醛固酮水平。

2. 心率在高血压病中的重要性

心率快慢与病死率之间存在明确的相关性，所有原因（包括冠心病、心血管疾病及非心血管疾病）的病死率均应注意心率的改变。临床研究证实，心率与病死率之间的关系对高血压患者尤为密切。其原因为高血压或心率增快均可增加心脏机械性负荷，引起大动脉的结构和功能上的改变，例如血管壁增厚、僵硬及内皮细胞功能紊乱。上述改变又可加重收缩压升高、心肌肥厚、心脏扩张及动脉粥样硬化形成。另一些研究也证实了血压下降、心率降低能减少靶器官损害，减少病死率。这样在治疗高血压过程中，仅仅把血压降下来是不够的。应评估病人危险因素，采取必要措施来缓解这些危险因素。对于心率快的高血压病病人，应首选 β—受体阻滞剂，如倍他乐克，10 毫克 ~20 毫克/日；氨酰心安，12. 5 毫克，2 次/日，根据病情调整剂量。钙离子拮抗剂，如地尔硫卓、维拉帕米均可选用，以便在降低血压的同时减慢心率。到目前为止，"正常心率"的标准尚未确定，通常认为"正常心率"的范围是 60 ~80 次/分（久经锻炼的运动员每分钟可能仅 45 ~ 60 次。年龄及性别均可影响脉率：成年女子每分钟 70 ~ 90 次，成年男子每分钟 60 ~ 80 次，3 岁以下–小儿脉率常在 100 次/分以上，初生婴儿脉率可达 140 次/分）。目前认为病人心率超过 80 次/分，则应认为是"心率过快"。这类病人不应轻视，因为预示这类高血压病病人面临更大危险或更高的病死率，积极的医治是十分必要的。

三、处治方案

1. 用降压药的适应性证

《中国高血压防治指南》强调，高血压病病人是否需要降压治疗不能仅取决于血压水平，而且要根据病人总的心血管病危险评价。换言之，除血压外，还要同时考虑病人是否伴有糖尿病、血脂异常、吸烟、肥胖等危险因素以及是否有心、脑、肾等靶器官的损害。具体可分为以下几种情况：

（1）在改变生活方式的同时，血压水平≥23. 9/14. 6 千帕（180/110 毫米汞柱）时应立即开始降压治疗。

（2）血压水平≥18. 6/12. 0 千帕（140/90 毫米汞柱）时视危险分级而定，中危病人 3 ~6 个月内或低危病人 6 ~ 12 个月内血压未获控制，应实施降压药治疗。

（3）如果病人有糖尿病和（或）心、脑、肾等靶器官损害，无论是什么水平的高血压病，甚至正常高限血压，均应及时服药治疗。如合并糖尿病和（或）肾功能不全时，血压 > 17. 2/11. 3 千帕（130/85 毫米汞柱）就应积极降压治疗。

（4）2 级和 3 级（中度、重度）高血压，无论是否伴有靶器官损害或有无包括糖尿病在内的任何危险因素，均需服用降压药物。

（5）对于无靶器官损害，也无其他危险因素的 1 级（轻度）高血压，可先试用非药物疗法：如限酒戒烟、低盐、减肥、精神放松、适度运动等，若效果不理想，则需及时采取药物疗法。

（6）对正常高限血压，原则上不予降压药物治疗，但因其有潜在的危险性，故应改变生活方式并作为重点监控对象。

（7）临界高血压病病人如无其他危险因素，定期观察血压变化，可暂时不作降压治疗。

2. 降压药物的应用原则

（1）确切掌握病情

是否真的得了高血压病，要在一天中不同时间里测量几次，连续测量 3~4 天才可确定，并要区别原发性和继发性高血压。即使确诊为原发性高血压（高血压病），应先采取"非药物疗法"，如通过调整精神状态、改善饮食、注意休息、控制体重、加强锻炼、力戒烟酒等综合措施，达到"不治而愈"的效果。非药物疗法 3~6 个月若仍不见效，才可在医生的指导下考虑药物治疗。

（2）合理选用降压药

目前国际上公认的第一线降压药有六大类（包括利尿剂、β—受体阻滞剂、钙离子拮抗剂、血管紧张素转换酶抑制剂、血管紧张素 II 受体拮抗剂和 β—受体阻滞剂），不同的降压药有不同的治疗对象，要正确掌握各类降压药的性能、用法及注意事项，根据每个高血压病患者不同的类型和病理生理变化特征选择。此外，还要讲究降压药的联合使用，使每种药物之间取长补短，发挥最佳疗效。如不少作用强的降压药在长期使用中，可导致体内钠的潴留，降低了药物效果，这时若配以利尿剂，问题则迎刃而解。

（3）降压幅度要适中

要根据病人实际，做到科学、合理、适度降压。用药时，要密切观察血压变化，灵活调节降压药的剂量和次数，避免血压大起大落，还要注意降压后症状是否有所改善，如果血压虽下降，但头晕头痛症状反而加重，说明降压的幅度要重新调整，以防止矫枉过正。

（4）坚持治疗不间断

对医生制订的治疗方案要长期坚持实施，这是一个十分重要而又被忽视的问题。有的病人由于怕麻烦或担心一些轻微的药物副反应，常常自动停药，结果血压升高。所以高血压病人一旦服药，就要坚持"持久战"，不能时服时停。国外有人对一批高血压病患者进行了为期7年的对照研究，其血压开始时比正常人高51%，坚持服药后下降至7%，且血压一直得到良好改善。有人曾对249名90~98岁的老寿星体检，发现其中有高血压病史20年以上的占11.9%。这些都说明只要坚持治疗，高血压病患者也享有健康和长寿。

（5）选择服药时间

降压药的服药时间和药物剂量同等重要，应在血压达到高峰之前服药效果最佳。一般来说，人的血压一天24小时内是波动的，常有两个高峰（上午8时至9时及下午17时至18时）。因此，若系服短效药物时，最好将每次服药时间安排在"高峰"前半小时，每天末次服药时间安排在晚睡前3~4小时，以免降压药的降压作用和入睡后血压自然下降在时间上重合，防止因血压骤降而发生脑血管意外。

四、保健常识

1. 适时安排作息

有些人觉得心肌梗死、脑卒中是突然发生的，其实也不是，所有的心肌梗死、脑卒中的发病都不是对健康人无中生有的突袭，而是全身动脉粥样硬化渐变的必然结果。高血压和高血脂病人更应注意生活规律，按时作息，建立一种适合自己身体情况的生活制度。高血压和高血脂病患者在生活起居方面应注意以下几点。

定时作息：生活应有规律，按时起床、进食、活动、学习及就寝，按照自然"生物钟"的节律作息和活动，这样有利于健康及预防高血压并发症的发生。公鸡破晓啼鸣，蜘蛛凌晨4点织网，牵牛花凌晨4点开放……生物无论大小，他们的活动都有一定的节律性。人的生理活动无疑也随着周期性的节律来运行，有高潮、有平潮、有低潮，打破这种正常的生物钟节律就会导致疾病，加速衰老。健康长寿者的养生之道千差万别，但规律生活这一条却是共同的。

适应自然：人类生活在自然界中，与自然界的变化息息相关。人体应适应这些变化。如衣着方面，应根据不同季节，及时增减衣服；住房要阳光充足，防潮防湿，空气流通，有条件的亦种些花草树木。

注意清洁卫生：良好的卫生习惯是增进身体健康的重要因素。

戒除不良习惯：高血压病人应戒烟，避免酗酒及暴饮暴食等。

节制性欲：和谐的性生活能使人感到心情愉快，精神饱满；放纵的性生活易造成疲乏无力，精神萎靡不振，久而久之还可以引起早衰。性生活次数可根据每个人的生理状况而定，中年以后可以每周或数周一次，因人而异。

2. 三个"半分钟"的效果

美国科学家发现，很多病人白天挺好，夜里突然死了。奇怪，怎么会白天好好的，夜里就死了呢？后来才知道，是因为夜里起床太快，突然体位变化造成体位性低血压，脑缺血，头晕，晕倒，一下子就造成脑外伤；有的人脑缺血变为脑血栓；有的人突然心脏缺血，变为心绞痛、心肌梗死。所以，经常有夜里体位突然变化而造成意外的。

而这种情况是完全可以避免的。夜里醒过来，在床上先躺半分钟，不要马上起来，坐起来半分钟，两腿下垂半分钟，经过三个半分钟，你再起床上厕所就没有问题了。对于高血压老年患者，大便是不容忽视的问题。当大便时，必须采取下蹲位，使静脉受压，回心血量增加，外周血管阻力加大，以致血压升高。如果大便不畅、费力，会通过增加腹压使心跳减慢或骤停。同时指出，老年人大便后站起来时，血液回流减少，使脑供血不足，造成血压下降，头晕，眼花，容易发生意外。所以大便后站立时要缓慢，不可动作过猛。要保持大便通畅，要多吃蔬菜水果。注意三个半分钟，可以不花一分钱，减少或防止很多病人的猝死或发生意外。

五、饮食疗法

1. 食疗知识

海带有利于降血压

海带是人们非常熟悉的食用藻类，富含多种无机盐和维生素。据营养学家测定，在常用食物中，海带的含碘量是首屈一指的，约为0.2%～0.5%。所以，经常吃海带，不但能够防治甲状腺肿大，而且可以防治高脂血症、冠心病、高血压等。近年来，国内外均已报道，从海带中可提取出一种名叫"海带淀粉"的物质，学名叫"拉灵敏"，已在临床上应用，确实具有降低血压的作用。

2. 食疗食谱

第1天　黄焖鸡

【原料】

净膛鸡1只，花生油75克，酱油、花椒油各50克，料酒25克，白糖40克，精盐10克，甜面酱少许，味精3克，大料6瓣，葱段10克，姜片5克，姜末3克，葱末5克，水淀粉、高汤各适量。

【做法】

①将鸡洗净，放入大汤碗内，加入料酒（15克）、精盐（5克）、大料（3瓣）、葱段、姜片，浇入适量高汤，上屉蒸烂取出，拣出葱段、姜片、大料。

②炒勺置火上，放入花生油，下入大料炸出香味后拣出，放入甜面酱、葱末、姜末煸炒，待甜面酱炒熟后，烹入料酒（10克）、酱油，把大碗内的鸡汤滗入勺内一半，再加入白糖、味精、精盐，然后将蒸熟的鸡滑入勺内（鸡胸脯朝下），用小火焖焙至汤汁稠浓时用水淀粉勾芡，淋入花椒油，翻勺，把鸡滑入大平盘内，将余汁浇入鸡上即成。

【功效】

有补中益气、补精填髓的作用，是高血压、心血管病患者的最佳食疗菜肴。

第2天　酸甜泡菜

【原料】

卷心菜500克，白糖5克，植物油10克，盐2克，干红辣椒1个，姜3克，白醋20克。

【做法】

①卷心菜去老叶（深绿色者），洗净切成稍大的块（约3厘米见方），放入盆中用沸水浇烫一下，沥净水分，放入一有盖盆中。

②炒锅内加上油，放入切碎的红辣椒及姜（切成细丝），稍炸后放卷心菜上，再将白糖、白醋、盐等倒在卷心菜上，搅匀，稍稍压实，盖上盖，腌 5~6 小时即可上桌食用。

【功效】

此品酸、辣、甜味俱全，是上好的开胃小菜。卷心菜含钾元素对心脏、心血管等皆有好处，应经常食用。

第 3 天　炸熘雏鸡

【原料】

雏鸡 1 只（约 750 克），青椒 50 克，酱油 50 克，醋 30 克，味精 1 克，葱末 5 克，姜末 5 克，蒜泥 3 克，水淀粉、高汤适量，花生油 500 克（约耗 100 克）。

【做法】

①将活鸡宰杀，去毛及内脏，洗净，剁成 2 厘米大小的块，放入盆内，用少许酱油、水淀粉拌匀上浆；青椒去蒂、籽，洗净后切滚刀块。

②炒勺置火上，放入花生油，烧至八成热，下入鸡块，炸至外表呈金黄色时捞出，沥油。

③原勺内留余油，下葱末、姜末、蒜泥、青椒煸炒片刻，加入醋、高汤烧开，撇去浮沫，放入味精，用水淀粉勾芡，倒入鸡块翻炒均匀，盛入盘内即成。

【功效】

有滋补、健体强身作用，对高血压、心血管病患者有一定的食疗效果。

第 4 天　糖醋番茄蛋

【原料】

鲜红番茄 250 克，鸡蛋 2 个，植物油 50 毫升，香油、清汤、红椒丝、面粉、干淀粉、水淀粉、精盐、白酱油、味精、白糖、麻油各适量。

【做法】

①番茄去皮、切成 7 毫米许薄片，晾干水分。

②面粉、干淀粉、鸡蛋清搅成蛋浆。

③味精、胡椒粉、精盐、白酱油、白糖（醋）、水淀粉、清汤兑成汁。

④锅内下油烧至七成热，将茄片于蛋浆内蘸满入锅内，炸至呈金黄色即捞起，锅内留油，倒入汁，收浓成流芡，加入麻油、红椒丝，趁热时淋入番茄上即成。

【功效】

本菜鲜香清淡，具有滋养阴血，祛风泄热的作用，适宜于阴血不足，便秘潮热的高血压病患者。

第5天　冬笋野鸡片

【原料】

野鸡脯肉 300 克，净冬笋 50 克，鲜红柿椒 30 克，鸡蛋 1 个，花生油 100 克，芝麻油、蒜瓣、姜、葱花、料酒、水淀粉、酱油、味精、精盐、鲜汤各适量。

【做法】

①将鸡胸脯净肉剔去筋，切成 5 厘米长、2.5 厘米宽、0.2 厘米厚的薄片，放入碗内，用葱姜酒汁（葱、姜捣烂，用料酒取汁）、精盐、少许酱油、鸡蛋清、水淀粉拌匀上浆。

②将冬笋切成与鸡脯肉相同的薄片；鲜红柿椒去蒂、籽，切丝；将剩余的蒜、姜、葱均切末。

③炒勺置武火上，放花生油烧至五成热，放入鸡片，滑透至熟，倒出沥油；原勺留底油，烧至六成热，用姜末、葱末、蒜末炝勺，放入冬笋片、红柿椒片、酱油、精盐、味精一同翻炒，放入鲜汤，烧沸后用水淀粉勾薄芡，倒入滑熟的鸡片、葱段翻炒均匀，淋入芝麻油装盘即成。

【功效】

有滋补、强身、健体、降胆固醇的作用，是高血压、心血管病患者较理想的高蛋白质菜肴。

第6天　砂锅鲜蘑豆腐

【原料】

豆腐 150 克，鲜蘑菇 100 克，虾仁 10 克，芝麻油 5 克，盐 4 克，味精 2 克，白胡椒粉 1 克。

【做法】

①鲜蘑菇洗净、挤去水分，切成薄片。

②豆腐洗净、切成小块；虾仁洗净沥干。

③锅内放入芝麻油，油热后下虾仁爆炒一下，即倒入沸水碗中，再将其倒入砂锅中。

④砂锅上火煮开后，下豆腐块、鲜蘑菇片烧开，下味精、盐、胡椒粉即成。

【功效】

鲜蘑菇含有酪氨酸酶等，有较好的降血压作用。

第 7 天　酱爆萝卜鸡丁

【原料】

净胡萝卜 400 克，鸡脯肉 150 克，甜面酱 20 克，酱油 10 克，白糖 40 克，精盐 1 克，味精 1 克，料酒 5 克，淀粉适量，花生油 250 克（约耗 40 克）。

【做法】

①将胡萝卜去蒂，洗净后切成 1.5 厘米见方的丁，用热油炸至呈金红色时捞出，沥净油；鸡脯肉切成丁，放入碗内，用水淀粉拌匀上浆，用热勺温油滑熟。

②将甜面酱、酱油、白糖、精盐、味精、料酒、淀粉及适量水同放碗内，兑成调味芡汁。

③炒勺置火上，放入花生油少许，烧热后芡汁下勺，用手勺不断搅炒，待汤汁浓稠时下入胡萝卜丁、鸡丁，翻炒均匀即成。

【功效】

有健脾消食、清热解毒、养肝明目的作用，对高血压、高血糖病患者有一定食疗作用。

第 8 天　虾仁烘蛋清

【原料】

虾仁 50 克，鸡蛋 3 个，火腿肠 50 克，混合油 50 毫升，麻油 20 毫升，黄酒、精盐、味精、葱花各适量。

【做法】

①火腿肠切成米粒状。

②鸡蛋取蛋清，置碗内用竹筷打起发泡成雪花状。

③将火腿肠和虾仁置入鸡蛋清内，并入盐、味精、葱花，再次搅匀。

④净锅置武火上，放入混合油烧到六成熟，倒入搅匀的主料，盖上盖，用文火烘煮，待香味溢出时，将黄酒、麻油分别从锅的周边淋入，烘5分钟左右，揭盖、翻扣盘中。

【功效】

本菜色泽金黄，外酥里嫩，口味鲜香。对肾精不足，阴阳两虚者更为适宜。

第9天 葱烤鹌鹑

【原料】

鹌鹑5只，葱250克，芝麻油5克，花生油300克（约耗30克），酱油25克，精盐3克，味精2克，白糖3克，料酒10克，姜5克。

【做法】

①将鹌鹑宰杀、煺毛，从肚部开刀，取出内脏，斩去脚爪，洗净沥水，装入碗内，用酱油、精盐、味精、料酒、白糖抓匀，腌渍1小时，葱、姜洗净，葱切段，姜切片。

②炒勺置中火上，放入花生油，烧至七成热，把鹌鹑下勺，炸至呈微黄色时取出。

③取一烤盘，先铺上葱段、姜片，放入炸过的鹌鹑，鹌鹑上面再盖上一半儿葱段，放少许清汤，倒入腌鹌鹑的卤汁。

④把烤盘放入烤箱内，每隔10分钟，取出烤盘，把卤汁浇到鹌鹑上，反复两次，待鹌鹑熟时取出，拣出葱段、姜片，把每只鹌鹑切开装盘，浇上卤汁、芝麻油即成。

【功效】

鹌鹑有较好的滋补作用，有"动物人参"之美称，其味鲜美，极易人体消化和吸收，对高血压、高血脂、冠心病、心血管硬化、肥胖病患者尤为适宜。

第 10 天　地龙凤爪

【原料】

地龙 30 克，凤爪 10 只，植物油 60 毫升，黄酒、食醋、蒜泥、姜末、精盐、味精、水淀粉各适量。

【做法】

①地龙洗净，蒸取药汁 100 毫升。

②凤爪洗净，晾干，置油锅内炸至爪皮起泡，捞出。

③用黄酒、食醋、蒜泥、姜末、精盐勾成汁，放入凤爪慢焖 30 分钟，加入地龙汁，收汁即可。

【功效】

本膳味足香美，具有滋养肝肾、利尿活络的作用。对早期老年中风后遗症的肢体麻木具有较好疗效。

第 11 天　番茄汁焗鹌鹑

【原料】

净鹌鹑 500 克，熟青豆 10 克，洋葱 20 克，青、红柿椒各 20 克，番茄汁 50 克，玫瑰酒 10 克，白酱油 25 克，辣酱油 5 克，芝麻油 5 克，熟猪油 30 克，水淀粉适量，精盐 5 克，味精 3 克，料酒 10 克，白糖 35 克，香葱 6 克，姜汁 6 克，鲜汤适量，花生油 500 克（约耗 50 克）。

【做法】

①将鹌鹑洗净后擦干水，放入盆内，用玫瑰酒、白酱油、辣酱油、精盐、味精、白糖、姜汁、香葱拌匀，腌渍 30 分钟，待用；洋葱，青、红柿椒去蒂、籽，洗净后均切成丁。

②炒勺置旺火上，放入花生油，烧至八成热，下入腌渍的鹌鹑，炸至九成熟时捞出，沥油。

③原勺置火上，放入熟猪油，下入洋葱丁、辣椒丁煸炒几下，烹入料酒，加入鲜汤、芝麻油、番茄汁、辣酱油、白糖、味精，放入炸熟的鹌鹑和青豆，熟后把鹌鹑捞出，每只切 4 块装盘；原汤汁用水淀粉勾薄芡，浇在盘中鹌鹑块上即成。

【功效】

有生津止渴、凉血平肝、清热解毒之功效，对高血压、高血脂、冠心病、血管硬化、肥胖病患者尤为适宜。

第 12 天　麻仁酥斑鸠

【原料】

斑鸠 4 只，猪无皮五花肉 100 克，黑芝麻 25 克，鸡蛋 2 个，面粉、干淀粉各 30 克，植物油 1000 毫升（约耗 100 毫升）、黄酒、精盐、白糖、味精、桂皮、八角、花椒粉、香菜、姜、葱、香油各适量。

【做法】

①斑鸠去净毛后，内脏、头、翅、脚均去掉，取腿及脯、背脊去净骨，与五花猪肉同入盆内，用葱、姜、黄酒、桂皮、八角、精盐、白糖、味精腌制入味，上笼蒸烂，去葱、姜、八角、桂皮，将斑鸠肉撕成细丝，五花肉切丝。

②将鸡蛋黄（蛋清留用）入碗，加入面粉、干淀粉和适量的水调成蛋黄糊，再入斑鸠肉丝、五花肉丝、盐、味精拌匀，入七成热的油锅炸至二面成浅黄色，捞出原料坯，沥干油。

③鸡蛋清搅成雪花状，加入干淀粉拌成蛋泡糊，将坯料抹平，撒上芝麻仁，再入七成热的油锅炸至金黄色，倒入漏勺沥油后，切成长 6 厘米、宽 2 厘米长的小条，码入菜盆，撒上花椒粉，香油加热淋入，撒上香菜即成。

【功效】

本菜色泽美观，鸠肉酥香。对肝肾阴虚和阴阳两虚以及中风后遗症的高血压患者具有补肝滋肾的作用。

第 13 天　白烧鹌鹑蛋

【原料】

鹌鹑蛋 20 个，花生油 50 克，精盐 4 克，味精 1 克，料酒 5 克，葱片 5 克，姜片 2 克，花椒少许，水淀粉、鸡汤各适量。

【做法】

①将鹌鹑蛋洗净，放清水锅内煮熟，用冷水过凉，去皮，放入盘内，待用。

②炒勺置火上，放入花生油，烧热时下入葱片、姜片、花椒炸出香味后加入鸡汤，捞出葱片、姜片、花椒，加入精盐、料酒、味精，汤沸

时下入鹌鹑蛋，用小火烧 3 分钟，待其入味，用水淀粉勾薄芡，盛入盘内即成。

【功效】

有滋补、强身、健体作用，高血压、冠心病、肥胖病患者常食效果极佳。

第 14 天　花生米鸡丁

【原料】

仔鸡肉 250 克，花生米 100 克，植物油 80 毫升，大蒜片、干红椒、黄酒、食醋、精盐、酱油、姜片、葱白、白糖、水淀粉各适量。

【做法】

①将鸡肉皮面朝下平铺于砧板上，用刀背锤松后，切 1. 5 厘米见方的丁，用精盐、水淀粉 15 克拌匀上浆。

②干红椒去蒂去籽，切 1. 5 厘米长的段状，花生米炒香后去皮，将白糖、食醋、酱油、水淀粉勾成汁状。

③净锅置武火上，将油烧七成热，入鸡丁炒散，铲出装盆，再将干辣椒炒至深红色，放入蒜片、姜片、黄酒、鸡丁一同煸炒，倒入芡汁，放花生米、葱白抖匀，翻转几下即成。

【功效】

本菜色泽美观，香辣味美，对高血压能起到预防效果。

第 15 天　葱煎鹌鹑蛋

【原料】

鲜鹌鹑蛋 10 个，大葱 30 克，花生油 35 克，精盐、味精各少许。

【做法】

①将大葱洗净，切碎，剁成末；鹌鹑蛋液磕入碗内，加入葱末、精盐、味精，用筷子搅拌均匀。

②将煎锅置火上．用油将锅走匀后再放入花生油，烧至五成热，把鹌鹑蛋液徐徐淋入．使之成为圆形，待略凝结时，用手勺将蛋液摊开、摊圆，煎时要多颠动煎锅，以防粘锅，视两面煎黄，沿锅边淋油少许，旋转几下，熟后切成象眼块．装盘即成。

【功效】

有降低血脂和降血压作用。是肥胖者及高血压、冠心病患者理想的食疗菜品。

第16天 椒盐紫茄夹

【原料】

紫茄子300克，猪瘦肉100克，面粉20克，干淀粉30克，泡打粉2克，水发香菇15克，植物油1000毫升（耗80毫升），精盐、味精、花椒粉、葱白、香油各适量。

【做法】

①茄子去蒂与两端，削皮洗净，斜切成0.4厘米厚的片状，再在中间切一刀占茄片2/3深，入盆漂洗，捞出后沥干水。

②猪瘦肉剁成末状，葱白切花，香菇洗净切末状，共入碗加盐、味精、适量的水搅拌成馅，用筷子塞馅料于茄夹内，至每一块茄夹塞完为止。

③用面扮、干淀粉、泡打粉和适量清水调至成糊。

④净锅置武火上，将油烧至七成热，将添满馅料的茄夹均匀蘸满面糊，逐一入油锅炸至金黄，倒入勺沥油。锅内再放香油、花椒粉、葱花，倒入炸好的茄夹炒拌均匀，装盘即成。

【功效】

本菜茄子酥烂，鲜香入味，具有凉血清热，散血通瘀的功能。对高血压合并冠心病者尤为适宜。

第17天 荷包鲫鱼

【原料】

大鲫鱼1条（约500克），去皮肥瘦猪肉50克，熟青虾仁25克，冬笋25克，水发口蘑5克，熟火腿10克，熟猪油50克，芝麻油5克，料酒15克，醋20克，酱油80克，白糖10克，精盐5克，味精3克，花椒油25克，水淀粉30克，鸡蛋1个，大料2克，葱、姜丝各2克，葱、姜末各1克，蒜片2克，淀粉、高汤适量，花生油500克（约耗80克）。

【做法】

①将鲫鱼去鳞、鳃、鳍（刮去腹下硬磷），由脊背的一侧肋骨根处

开 6 厘米长口，取出内脏（不要弄破苦胆），把腹腔内黑膜刮洗干净，在鱼脊上剖口的另一侧，每隔 3 厘米横剖 1 刀，直至鱼尾。

②将去皮猪肉洗净，剁成肉末；虾仁、冬笋、口蘑、火腿均切成 0.5 厘米见方的丁，和肉末一起同放入盆内，用精盐、葱姜末、料酒、味精、酱油、香油，再加入半个鸡蛋液、少许淀粉拌匀成馅。

③将馅由鱼背剖口处填入鱼腹内，用另半个鸡蛋液加适量淀粉调成蛋粉糊，把鱼背刀口粘住。

④炒勺置火上，放入花生油，烧至八成热，把鱼下炒勺炸至外表呈金黄色硬挺时，捞出沥油。

⑤原勺留油少许，加入熟猪油烧热，下入大料、葱姜丝、蒜片炝勺，放料酒、酱油、醋、高汤、精盐、白糖、味精，再放入炸好的鱼，用旺火烧沸，撇净浮沫，转微火烧透，待汤汁将干时转旺火用水淀粉勾薄芡，淋入花椒油出勺（拣出大料），把鱼放入鱼盘内，割口腹侧朝下，将芡汁浇在鱼上即成。

【功效】

有滋补、健体作用，对防治动脉硬化、高血压、冠心病有一定疗效。

第 18 天　榨菜炒小白菜

【原料】

茭白 250 克，榨菜 150，小白菜 200 克，花生油 15 克，芝麻油 5克，葱 10 克，料酒 10 克，淀粉 5 克。

【做法】

①将茭白去根剥皮洗净，切成 3 厘米长的细丝，在沸水中焯一下，捞出沥干水分。

②将榨菜切成与茭白同样的细丝，用清水泡一下（如爱吃辣者也可不泡），捞出沥干水分；小白菜择洗净，开水焯后切成丝。

③锅内放入花生油，油热后放入葱丝（葱预先去根及干皮切成斜刀片）煸出香味，放入茭白煸炒一下，入酱油，炒一会儿，入料酒及榨菜丝、小白菜翻炒均匀，放入水淀粉（淀粉用少许水化开），勾芡，淋上香油即可装盘。

【功效】

茭白可利尿解毒，缓解便秘。对高血压有一定功效。

第 19 天　醋椒鲫鱼

【原料】

活鲫鱼 2 条（约 500 克），香菜 15 克，葱段 50 克，姜块 15 克，芝麻油 15 克，花生油 50 克，精盐 5 克，味精 2 克，米醋 5 克，胡椒粉 3 克，料酒 15 克，清水适量。

【做法】

①将鲫鱼去鳞、鳃，开膛去内脏洗净，在鱼身两侧切上十字刀口（深度至骨）；另把葱段（10 克）切成极细的丝；香菜择洗干净，切成小段。

②炒勺置旺火上，放入花生油，烧至八成热，把鱼下入油勺内，稍煎片刻，捞出后沥油。

③原勺留底油，下入胡椒粉稍炸，烹入料酒，放清水，加入精盐、味精、葱段、姜块和炸好的鲫鱼，用旺火烧煮至鱼熟，把鱼轻轻取出，放入大汤碗内，拣去葱段、姜块，倒入大汤碗内，加入米醋、葱丝、芝麻油，调匀后撒上香菜段即成。

【功效】

有益气、健脾、利尿消肿、清热解毒之功效，可降低血液黏稠度，促进血液循环，常食可防止动脉粥样硬化。

第 20 天　大蒜炖墨鱼

【原料】

大蒜 100 克，枸杞 30 克，墨鱼 250 克，清汤 500 毫升，香油 50 毫升，精盐、姜片、酱油、胡椒粉、红辣椒、味精各适量。

【做法】

①大蒜瓣去外表粗皮、洗净，切成厚片。

②枸杞子洗净。

③墨鱼用苏打水浸泡约 1 小时，去骨，洗净，切薄片。

④将墨鱼火爆几遍，铲出，置砂锅内，加入清汤、大蒜、姜片、枸杞子，武火煮沸后，文火慢炖 1 小时，收汁时，再入油锅，加入辣椒

丝、精盐、胡椒粉、味精调匀即可。

【功效】

膳味浓鲜美，具有滋养肝肾、利尿降压的作用，适宜于老年 A 高血压和心、肾水肿患者。大蒜所含蒜素具有降低血液中胆固醇的含量，对预防动脉粥样硬化、降低血脂、血糖均有一定的效果。

第 21 天　三鲜海参

【原料】

水发海参 500 克，水发香菇 10 克，净冬笋 40 克，净油菜心 20 克，熟猪油 35 克，精盐 5 克，味精 2 克，料酒 15 克，白糖 3 克，牛奶 50 克，水淀粉适量，葱末 5 克，姜汁 5 克，鸡汤适量。

【做法】

②将冬笋切成长 5 厘米、宽 1.5 厘米的长片；水发香菇去蒂，片成片；油菜心切成 4.5 厘米长的段；水发海参择洗净，切成 1 厘米粗的条。

②将油菜心段放入沸水锅内略焯一下，捞出用清水过凉，沥干水分；另把海参条、香菇片、冬笋片分别放入沸水锅内焯一下，沥净水分。

③炒勺置旺火上，放入熟猪油（20 克），烧至七成热，下入葱末炝勺，烹入料酒，加入鸡汤，放入焯过的海参条、香菇片、冬笋片、油菜心段，加入精盐、白糖、姜汁烧沸，转中火烧片刻，加入牛奶，烧沸后撇净浮沫，加入味精，用水淀粉勾薄芡，沿勺边淋入熟猪油后溜入盘内即成。

【功效】

有滋补、健身、强体、降低胆固醇、防癌抗癌作用，高血压、高血脂、冠心病、肥胖病患者常食有一定的疗效。

第 22 天　菊麻鱼

【原料】

菊花 30 克，罗布麻 20 克，草鱼一尾（700 克），植物油 60 毫升，生姜 5 片，精盐、酱油、红辣椒丝、胡椒粉、味精、葱白各适量。

【做法】

①菊花、罗布麻叶洗净，分两次煎取 200 毫升浓液。

②草鱼去鳞剖洗，切块，抹上少许精盐、酱油，放油锅走油。

③将红辣椒丝炒至断生，放入鱼块和药汁、生姜，文火慢焖至收汁时再入精盐、酱油、胡椒粉、味精、葱白调味即可。

【功效】

本膳清香细嫩，具有清肝祛风、强心利尿的作用，适宜于高血压、心脏病。

第 23 天　葱烧海参

【原料】

水发海参 500 克，葱白 150 克，花生油 100 克，酱油 20 克，精盐 2 克，味精 3 克，料酒 10 克，姜片 15 克，葱段 15 克，水淀粉、鸡汤各适量。

【做法】

①将海参择洗净，切斜长条，放入沸水锅内焯透；葱白切成 5 厘米长的段。

②将葱白放入热油勺内炸至呈浅黄色，捞出放入盘内，葱油放碗内。

③炒勺置火上，放底油少许烧热，下入葱段、姜片煸出香味，放入焯透的海参条，烹入料酒，加入鸡汤、酱油烧开，捞出葱段、姜片，放入炸好的葱白段，煨至入味，调入精盐、味精，用水淀粉勾薄芡，淋入一半葱油，翻转过来再淋入剩余葱油，装入盘内，把葱段整齐地码放在海参上即成。

【功效】

有滋补、健身、强体、解毒、消肿、祛风作用，对高胆固醇、高血压、冠心病、肥胖病患者有一定的疗效。

第 24 天　鸡蛋炒黄瓜片

【原料】

黄瓜 300 克，鸡蛋 2 个，植物油 15 克，盐 3 克，酱油 3 克，味精 1 克，葱 3 克。

【做法】

①将黄瓜洗净，切去头、尾，再纵向割成两半，斜刀切成薄片（约5毫米厚）。将黄瓜片在案板上拨散，稍晾一下，散去些水分，以防炒制时出汤太多。

②鸡蛋磕在碗中，搅匀。

③葱去根去干皮，斜刀切成薄片。

④锅内放油10克，油热后下鸡蛋液，晃动炒锅使蛋液摊开，一面焦挺后，翻个煎另一面并同时用锅铲将蛋片切成小块，盛出。

⑤炒锅再放入植物油5克，油热后下葱丝煸出香味，下黄瓜片，旺火快炒几下，下酱油、盐、味精炒匀，下鸡蛋炒匀即可。

【功效】

黄瓜含维生素和钾盐。钾可加速血液新陈代谢，帮助排泄体内多余盐分。成人常食对保持肌肉弹性和防止血管硬化有一定作用。

第25天　拌海蜇

【原料】

净海蜇皮250克，嫩香菜10克，芝麻油5克，精盐2克，味精1克，米醋2克，白糖1克。

【做法】

①将海蜇皮洗净泥沙，切成韭菜梗粗细的丝，放开水锅内焯一下，见海蜇丝卷曲捞出，立刻控净水，用冷水浸泡2小时去掉咸腥味。

②将香菜择洗干净，切成5厘米长的段；碗内放入芝麻油、醋、白糖、精盐、味精，兑成调味汁。

③将泡过的海蜇丝捞出沥净水，放盘内，食用时拌上调味汁，把香菜段撒在海蜇丝上即成。

【功效】

有清热解毒、平肝祛风、除湿消疾、止咳润肠作用，对防治高血压有一定疗效。

第26天　莴笋红椒肉

【原料】

莴笋300克，猪瘦肉250克，鲜红椒30克，植物油90毫升，青蒜

25 克，精盐、味精、酱油、黄酒、香油、湿淀粉各适量。

【做法】

①莴笋去蒂、削皮、顺直对切成两半，再斜切长 4 厘米、宽 2. 5 厘米、厚 0. 3 厘米的片状；红椒洗净，去蒂去籽，切长 2. 5 厘米、宽 2 厘米的菱形片；青大蒜摘洗净，蒜根切马蹄片，蒜叶切 2. 5 厘米长的段。

②猪瘦肉切成长 4 厘米、宽 2. 5 厘米、厚 0. 2 厘米的片状，用黄酒、湿淀粉、精盐上浆。

③净锅置武火上，放油烧到六成热，放浆好的肉片炒散，拨在一边，放入红椒片、莴笋片、精盐、味精煸炒入味，即放酱油、青蒜，翻炒均匀，淋上香油，装盘即可。

【功效】

本菜色泽美观，香脆鲜嫩，对高血压和冠心病患者的淤阻脉络者很为适宜。莴笋的茎、叶均含钾量很高，而含钠较低。鲜红辣椒维生素 C 的含量较高，猪瘦肉含有蛋白质、脂肪、碳水化合物以及钙、铁、磷等营养。

第 27 天　金瓜拌蜇头

【原料】

海蜇头 500 克，金瓜 500 克，花生油 100 克，精盐 8 克，味精 2 克，白糖 10 克，胡椒粉少许，葱末 50 克。

【做法】

①将海蜇头用清水浸泡，洗净，切成细丝，再用清水浸泡撒盐. 洗净后沥干水分，放盘内。

②将金瓜用清水洗净，剖成两片，挖去瓜瓤，入沸水锅内煮十几分钟，去瓜皮，用手搓揉使金瓜丝条条分明（切不可煮过烂），然后放入凉开水中过凉，沥干水分，放在海蜇丝上。

③将葱末放入金瓜、海蜇丝上，花生油烧热，淋浇在葱末上。再放入精盐、味精、白糖、胡椒粉拌匀即食。

【功效】

有清热利水、解毒除湿的作用，对高血压、高血脂、冠心病和肥胖病患者有一定的食疗效果。

第 28 天　参归猪蹄筋

【原料】

党参 40 克，当归 15 克，猪蹄筋 200 克，花生油 50 毫升，大蒜头 3 个，红枣 10 枚，清汤、精盐、酱油、味精各适量。

【做法】

①新鲜猪蹄筋切段适长，置入清汤锅内，武火炖至半熟。

②党参、当归、红枣（去核）洗净，大蒜头去掉外表粗皮一同放入猪蹄筋锅内，文火慢炖 1 小时，拣出当归，将花生油（煎熟）、精盐、酱油、味精调煮 5 分钟即可。

【功效】

本膳补而不腻，具有通血脉，强筋骨的作用。适宜于中风患者。

第 29 天　拌海带

【原料】

水发海带 200 克，海米 30 克，芝麻油 5 克，酱油 10 克，精盐 2 克，葱、姜各 5 克，味精 1 克，白糖 10 克，醋 15 克，料酒 5 克。

【做法】

①将水发海带洗净泥沙，放案板上切成细丝，放入沸水锅内焯熟，捞出，沥净水分；海米在温水中浸软，加料酒再开水稍烫，捞出沥净水。

②将葱、姜择洗净均切成细丝；把精盐、味精、酱油、白糖、醋、芝麻油放入大碗内调匀成汁，再把海带丝、葱丝、姜丝、海米放入，泡 20 分钟左右，食用时捞出装盘即可。

【功效】

可用于防治高血压。

第 30 天　多味黄瓜

【原料】

黄瓜 500 克，胡萝卜丝少许，芝麻油 10 克，白糖 100 克，白醋适量，盐 5 克，干红尖辣椒 3 个，姜 10 克，花椒 10 粒。

【做法】

①将黄瓜洗干净，切去头、尾，纵向切成筷子粗细的长条，再断成 3 厘米长的段，撒上少许盐，腌 1 小时。

②将腌好的黄瓜条挤去水分，加上胡萝卜丝，下白糖及白醋10～20克拌匀。可适当加些水，以汤汁淹过黄瓜条为度。

③炒锅内加入芝麻油，油热后放入切成丝的干辣椒及切丝的姜炸出辣味，将辣椒丝及姜丝铲出，撒在黄瓜条上，同时将花椒粒放入油内，炸出花椒味，连油一同倒在黄瓜上，腌制2小时即成多味黄瓜。吃时捞出黄瓜放在盘上即可。

【功效】

黄瓜含有丰富的维生素和钾盐。其有加速血液新陈代谢、排泄体内多余盐分的作用。常吃生黄瓜，对高血压患者十分有益。

第31天 熘鱼片

【原料】

净黑鱼肉200克，葱丝、姜丝各3克，蒜片3克，料酒、白糖、醋、酱油、高汤、水淀粉、精盐各适量，鸡蛋清0.5个，花椒油20克，花生油500克（约耗50克）。

【做法】

①将鱼肉洗净，切成0.2厘米厚、3厘米长、2.5厘米宽的片，放盆内，加入少许精盐、鸡蛋清、水淀粉抓匀上浆。待用。

②旺火坐油勺，放油烧热，下入鱼片滑透，出勺沥油。

③原勺留底油，旺火烧热，葱、姜、蒜炝勺，烹料酒、酱油、醋、高汤，放白糖、少许精盐烧开，下鱼片再烧开，用水淀粉勾薄芡，转勺，淋花椒油，翻勺，出勺装盘即成。

【功效】

黑鱼可补脾益胃、利水消肿。适宜心脏性水肿、肾炎水肿、营养不良、高脂血症、高血压等症。

九、第9月食谱

一、基础知识

1. 何谓老年性高血压

因为老年人高血压这种提法不具体，且不同研究者所下的定义也各不相同，所以我们将那些年逾 55 岁以上的高血压（特征为纯收缩期性或不相称收缩期性高血压，脉压差总是大于 10. 7 千帕即 80 毫米汞柱，有肯定的临床放射学征象患者，称为老年性高血压。这就排除了与甲状腺功能亢进症有关的纯收缩期性高血压、高循环动力性（所谓临界性）高血压、动静脉瘘、贫血、主动脉瓣返流和其他见于年轻人的高血压。我们认为，称其为动脉粥样硬化、动脉硬化性高血压更为妥当。

老年人高血压具有肯定的临床与放射学的特征如下：

（1）年逾 55 岁。

（2）脉压差几乎全都超过 10. 7 千帕（80 毫米汞柱）。

（3）存在临床上可证实的动脉粥样硬化或动脉硬化性病损，如：①眼底动静脉交叉压迹，动脉光带增宽并呈红棕色（"铜丝样"），最后完全闭塞（"银丝样"）；反光增强和动脉扭曲；出现银丝样动脉或急性栓塞，通常是单侧性的，且常伴苍白性渗出及出血。②动脉变硬且扭曲，臂外展半曲位时于肘窝处看得最清楚。③主动脉弓及腹主动脉钙化，尤其是腹主动脉，在腹部侧位 X 线摄片中时常最先和最清楚地被见到。④主动脉弓延长（伴或不伴有扩张）。⑤主动脉区和（或）大动脉（颈动脉、腹主动脉和股动脉）上存在收缩期杂音。⑥老年环。

对这些病人的检查，除了详细地询问病史和体检（尤其是心血管系统）外，还应包括血浆生化检查和尿液分析。胸部 X 线检查及腹部侧位平片对于确定动脉粥样硬化性病损及其钙化的范围与严重性是极有用的。这种钙化在主动脉与大血管顺应性降低中是一个主要的因素。心脏和腹部的超声波检查是探查主动脉延伸和（或）主动脉瘤的有用工具。

如舒张压持续高于 14. 0 ~ 14. 7 千帕（105 ~ 110 毫米汞柱）或有高血压危象史，则应作静脉肾盂造影快速连续 X 线摄片、放射性同位素肾图和闪烁肾图检查，以确定是否存在肾血管并发症。

应特别注意情感和精神因素，因为这些病人处在这样的年龄，较常发生亲友死亡，有许多焦虑、经济上不安全感、无所作为感和孤独感等。询查这些因素对恰当处理这些病人是重要的。

处理原则：

（1）这类高血压很少是急进性或恶性的。在老年人中，除了肾血管源性（几乎都由于肾动脉主干的粥样硬化性阻塞引起）外，很少是其他继发性高血压。如肾动脉造影阳性而肾功能尚可，则常选用肾切除术，因主动脉的弥漫性粥样硬化改变通常不适于作静脉或尼龙管的分流术。

（2）即使收缩压持续在 26. 7 ~ 40. 0 千帕（200—300 毫米汞柱）并伴有左心室肥厚的心电图改变，只要舒张压仍低于 12. 0 千帕（90 毫米汞柱），则 15 ~ 30 年的存活率还是很高的。当高血压仅是收缩期性的，或用抗高血压药物后可维持舒张压在 12. 0 千帕（90 毫米汞柱）以下时，病人维持正常的肾功能可长达 25 年。

（3）观察结果提示，在高血压中继发于肾动脉硬化的肾功能衰竭是舒张压长期升高的结果；而收缩压升高更常与脑血管意外、冠脉血栓形成和充血性心力衰竭有关。

（4）应测量这些病人卧位和直立位血压。直立位收缩压是抗高血压治疗有效性的最佳指标。如直立位收缩压正常，即使卧位收缩压可能超过 26. 7 千帕（200 毫米汞柱），也不应再加大抗高血压药物剂量。严重或十分不相称的收缩期性高血压，即使舒张压降至 12. 0 千帕（90 毫米汞柱）以下，收缩压常仍显著升高。在这样的病例中，增加抗高血压药物的剂量或采用干扰体位反射或交感神经活性的药物是危险的，因它们可引起直立性收缩压的骤降和急性脑或冠状动脉血栓形成的可能。

（5）在处理老年性高血压中，长期使用许多抗高血压药物的经验表明：①非常适宜使用肼苯哒嗪，且其副作用少（心悸、血管搏动性头疼和消化不良见于约35%的高血压年轻病人）。②能很好耐β—阻滞剂，但同样有引起心动过缓和充血性心力衰竭的危险。③α—甲基多巴不超过 1000 毫克/日剂量和胍乙啶不大于 25 ~ 37. 5 毫克/日也是有效的，且无产生突发直立性低血压的危险。④虽然噻嗪类药物有增加红细胞压积从而增加血黏滞度、血浆尿酸、血糖及胆固醇水平的倾向，但仍可使用。⑤利血平、三氨蝶呤和螺旋内酯的效果最差。一般说来，速尿不适用，因其有太强的容量削减作用，可带来直立性低血压的危险。

有逐渐增多的证据表明，以血流速度、涡流性和血流加于管壁的切变应力形式表现的各种力可能参与动脉粥样硬化的致病机制，从而参与一过性缺血发作、栓塞及卒中的发生。史配斯曾提出，抗高血压药物能改变在动脉粥样斑块处的血流速率及湍流性的证据。有人发现，心得安和可乐定可降低血流速率，而α—甲基多巴和肼苯哒嗪（尤其是后者）则增加血流速率。如同对其他高血压病患者一样，治疗应包括对肥胖病人控制体重和避免盐及咸食。推荐第一阶梯的药物治疗是肼苯哒嗪（25毫克/次，3~4次/日到50毫克/次，3~4次/日）和β—阻滞剂并用。作为第二阶梯，如有必要可加用双氢克尿塞（25毫克~50毫克/次）或α—甲基多巴（125毫克~250毫克/次，3~4次/日）。如血压仍未能有效控制，则应注意有否肾血管性病变成分参与。

总之，老年人动脉粥样硬化——动脉硬化性高血压的处理目的是：①维持血压低于21.3~23.4/12.0千帕（160~175/90毫米汞柱）。②延长寿命并保持病人社会劳动能力和身心佳良，提高病人生活质量。

处理办法：①给予抗高血压药物（肼苯哒嗪、β—阻滞剂、α—甲基多巴、双氢克尿塞）。②以水果、蔬菜、稻谷类、不加调料的面条、鱼和家禽构成的饮食，纠正高脂血症。③帮助病人适应如孤独、不安全感、死亡的焦虑等老龄问题。

此外，55岁以后发生舒张期高血压或老年高血压的病人对以前的治疗无效时，应怀疑有其他原因，通常疑有肾血管疾病。

总之，因为老年人可能有心血管反射的损伤而对低血压较为敏感，所以老年人对血容量过分减少和交感神经抑制比年轻人更为敏感。因此，降压药治疗初始剂量应比平常为小，增加的剂量也应少于年轻病人，其间隔时间也应长些。应小心地使用能引起体位性低血压或有此种倾向的药物（如单硫酸或硫酸胍乙啶、硫酸胍那决尔、β—阻滞剂、拉贝洛尔）。

没有肯定的资料可以说明，应用降压药物治疗单纯性收缩期高血压，对降低具有高危险性的心血管疾病的效果。美国心肺血管研究所和美国老年研究所倡导的一项老年人收缩期高血压计划的双盲、安慰剂对照试验正在进行中。当这一试验结果明确时，临床医生将用来指导其临床评价。非药物性治疗似乎应作为大多数单纯性收缩期高血压的老年人治疗的手段。

2. 何谓高原性高血压

高原性高血压是指高原性心血管病中的高血压。主要与高原气压及氧分压低、组织缺氧有关。临床征象包括一般心脑血管疾病的症状和体征，如心悸、气短、心脏扩大、心律失常及心功能不全等，同时伴有血压升高，有时发生高血压危象。治疗上除按常规给予强心、利尿、扩血管药及控制感染外，还应作降压治疗。此外对高原性高血压病的病因治疗是十分重要的。

二、诊断方法

1. 大脑皮质也控制血压

精神紧张、情绪波动都会引起血压变化，提示大脑皮质也参与对血压控制的调节。研究发现，大脑皮质有3个通路在受刺激时可诱发血压变化：①由感觉运动皮质发出而与锥体束有密切联系的短潜伏期通路。②由眶皮质发出后在下丘脑换神经元的通路。③由颞叶前部发出后，部分穿行过下丘脑和部分直达脊髓的通路。有人发现，猴的大脑皮质第4区发出直达脊髓的皮质脊髓束，此通路参与完成运动时所特有的肌肉内血流量的增加。

刺激眶回、岛叶和前颞部皮质，常致血压下降和（或）心动过缓，并伴呼吸抑制。刺激扣带回、杏仁体和中脑皮质下区，常可观察到加压和减压效应。在上述大多数植物性效应出现的同时，都伴有明显的行为活动形式。如实验发现，刺激扣带回附近的一个局部区域，会出现一个涉及范围广泛的减压效应，同动脉压力感受器反射引起的减压效应相近，并伴有躯体活动抑制。有人称之为装死反应。刺激杏仁体的基底外侧部，出现血压降低和心搏减慢，刺激中央部则致血压升高和心动过速。刺激颈动脉窦神经和传入纤维时，从杏仁体、眶额皮质、前乙状回和视皮质均可记录到电位，提示这些反射活动均有大脑皮质参与。

2. 小脑对血压有调节作用

小脑对血压的调节作用尚不十分清楚，但实验发现，刺激小脑前叶对压力感受器反射有抑制作用。切除小脑后，去大脑猫的压力感受器反射易化，并能使躯体神经刺激诱发的交感性升压反射逆转。小脑蚓部皮质和位于深层的顶核，是小脑内参与循环控制的主要部位。刺激小脑蚓部皮质时，肾血管明显收缩，皮肤和肌肉血管的紧张性降低。因此，小脑可能在心输出量的外周调配方面起一定作用。电刺激顶核时，心脏、内脏和肾的交感神经放电增加，血压升高，心率加快。

三、处治方案

1. 充血性心力衰竭病人患高血压的处理

充血性心力衰竭又称泵衰竭，通常是指心肌收缩功能明显减退，使心排血量降低，伴有左心室舒张末压增高，临床上引起肺淤血和周围循环灌注不足的表现，以及两者不同程度的合并存在。泵衰竭常见于急性心肌梗死，特别是患急性广泛性前、侧壁心肌梗死时，更易发生泵衰竭。在泵衰竭早期常伴血压升高，而血压升高、外周阻力增加会加重泵衰竭。因此，泵衰竭的病人若发现血压升高，特别是肺部出现湿啰音——急性肺水肿，应马上采取积极措施，尽快使血压降下来，即所谓打开后负荷，维持血液正常循环，保障组织器官灌注。临床上首先选用硝普钠，剂量自 8 微克～16 微克/分静脉滴注开始，每数分钟增加 5 微克—10 微克/分，直至取得满意效果，然后维持数小时或数日。重要的是要维持动脉舒张压在 8.0 千帕（60 毫米汞柱）以上。一般认为，收缩压维持在 13.3～14.7 千帕（100～110 毫米汞柱）比较合适。如果病人症状不缓解，也就是血压下降仍不能达到目标，可加用硝酸甘油静脉滴注。有时为避免血压过低，硝普钠（70 微克/分）与多巴胺（每公斤体重 6 微克/分）或多巴酚丁胺联合应用。在用硝普钠的同时，不主张大量使用利尿剂，提倡慎用洋地黄制剂。

有人主张，对伴有充血性心力衰竭的病人控制高血压可改善心肌功能，预防充血性心衰和降低病死率。事实证明，充血性心衰病人（纽约心脏协会分为四级）应用巯甲丙脯酸并与洋地黄、利尿剂联合用药，可降低进行性充血性心力衰竭的病死率。一项临床试验也表明，联合应用肼苯哒嗪与硝基异山梨醇，可明显地降低不太严重（Ⅱ和Ⅲ级）的心力衰竭的病死率。

2. 妊娠妇女患高血压的处理方法

临床上，妊娠高血压综合征是比较常见的。通常在妊娠晚期出现高血压，且逐渐增高，伴有水肿和蛋白尿。由于产前医护工作的进步，已使妊娠高血压严重并发症的发生显著减少，但妊娠高血压本身仍是母、胎致病与致死的主要原因，而且在处理上比较困难。

（1）妊娠高血压的分类：妊娠期高血压性并发症分类大致是：

①先兆子痫——子痫。先兆子痫是一种在妊娠期特有的高血压性疾患，常发生在妊娠第 20 周后，大多在接近分娩时显现。其特征是蛋白尿、水肿，有时还有凝血异常。当此病发展到出现抽搐时就被称为子痫。妊娠后期高血压的定义是舒张压≥12.0 千帕（90 毫米汞柱）持续 4~6 小时或收缩压和舒张压分别比原先增高 4.0 千帕和 2.0 千帕（30 毫米汞柱和 15 毫米汞柱），尤其当这种增高迅速发生时。似乎是较轻症（例如青年孕妇血压 18.7/12.0 千帕即 140/90 毫米汞柱，少量蛋白尿）的患者也能突发抽搐，故轻与重症的名称可误人。

②各种原因引起的慢性高血压。归于此类的孕妇大多系患原发性高血压（E—HT），但有些则继发于肾动脉狭窄、主动脉缩窄、柯兴综合征、原发性醛固酮增多症（原醛）、分泌肾素的肿瘤和嗜铬细胞瘤。患原发性高血压或继发性高血压（S—HT）的孕妇比起正常孕妇来可能较容易伴发先兆子痫；但嗜铬细胞瘤、累及肾脏的硬皮病和动脉周围炎除外。

③同时发生先兆子痫的慢性高血压。有人将在妊娠后期收缩压和舒张压突然分别增加 4.0 千帕和 2.0 千帕（30 毫米汞柱和 15 毫米汞柱）的慢性高血压者归于此类；而另一些学者则还要求同时伴有蛋白尿（至少＋＋＋）。此类病人大多是经产妇，在妊娠后期开始时就有表现，如不终止妊娠，就会呈现极高的血压、重度蛋白尿、凝血异常、尿量减少和肾功能降低，胎儿常死亡。而且，如再次受孕时常可能再发此急性综合征。

④迟发性、短暂性或"妊娠性"高血压。这类包括了许多其他一些难于分类的病人。例如，有些妇女仅在妊娠后期或产褥初期出现高血压，但产后第十日左右就恢复正常。有证据表明，短暂性高血压发生在

那些以后肯定要产生原发性高血压的孕妇中。

（2）先兆子痫的处理：关于妊娠高血压的处理可能是最有争议的。涉及比较多的有以下一些问题，下面分述对这些问题的处理意见：

①先兆子痫应收住院。如妊娠已逾 36 周，并与胎儿成熟度指数相符合时，应选择引产；反之，如发生在妊娠较早期，则应施姑息治疗。如住院 24～28 小时后，舒张压持续在 14.7 千帕（110 毫米汞柱）以上，则无论处于妊娠何阶段都应引产。如实验室检查提示弥散性血管内凝血（DIC）；肌酐、尿素和尿酸盐水平正在升高；或发生诸如头痛、上腹痛、震颤和反射亢进等临近惊厥的征象，大部分产科医生倾向于终止妊娠。逐渐增加的蛋白尿可能是胎儿危急的一种征象。在先兆子痫的处理中，休息是极重要的。

②抗高血压药物。如母体血压仅轻度升高，在急症时舒张压≤14.0千帕（105 毫米汞柱）；在慢性高血压孕妇的妊娠中期或后期，舒张压分别≤12.0 千帕（90 毫米汞柱）和≤12.7 千帕（95 毫米汞柱），就不必使用抗高血压药物。决定是否降压治疗常依据血压升高程度及其对休息的反应而定。在足月妊娠而血压急性升高的病人，舒张压应被缓慢地降到 12.0～13.3 千帕（90～100 毫米汞柱）之间，这对孕妇及胎儿均有益。然而，重要的是对每一病例应作具体考虑。有些在妊娠早期血压低但上升迅速的妇女，应对她们较早治疗，血压应降至低于以上列举的水平。在孕妇中不应使用神经节阻滞剂和萝芙木衍生物，因前者可引起胎儿肠梗阻；而接受利血平治疗的孕妇其胎儿可能有鼻充血、嗜睡、呼吸道分泌物增加和体温过低的倾向。此外，已证实胍乙啶和有关的化合物会增加对孕妇处理的困难，且降压也不太有效，因而不被推荐使用。甲基多巴和肼苯哒嗪是妊娠期最常用的药物。一种作用与甲基多巴相似的降压药可乐定，在欧洲某些中心使用较普遍。此药可能对胎儿有毒性作用，但在妊娠晚期使用似乎是安全的。关于应用 β—受体阻滞剂的初步报道是不肯定的。有些作者强调，这些药物可引起胎儿心动过缓和低血糖，还可引起胎儿生长发育缓慢及分娩时死亡。最后要指出的是，不应给孕妇服用转换酶抑制剂，因为业已发现在好几种动物中转换酶抑制剂能引起胎儿死亡。在妊娠期发生严重高血压危象时，可注射肼苯哒嗪，如仍

无效，则可用二甲嗪。但二甲嗪可使子宫缺乏张力，血压骤降可危及胎儿，新生儿可发生严重高血糖症。近来硝普钠已用于孕妇，但此药可通过胎盘而危及胎儿。

③利尿剂。曾在妊娠期用利尿剂以预防或治疗先兆子痫、减轻体重的过度增加或无症状的水肿及治疗有症状的心脏病。有人认为：在妊娠期利尿酸钠治疗弊多利少。然而，某些研究者仍主张在治疗妊娠期高血压中，利尿治疗是重要的；在治疗妊娠晚期严重高血压尤其是急症时，使用"袢利尿剂"（如速尿）是重要的。利尿剂治疗可引起母体并发症，包括胰腺炎、血容量减少、碱中毒、糖类耐量降低、严重低血钾和死亡；在新生儿中可引起心律失常、出血性素质、血钠过低和胎儿宫内生长迟缓，故并非无危险。

④扩充容量。据观察，先兆子痫妇女可有低中心静脉压，并偶尔表现为产后血管萎陷；分娩前又有血液稀释，由此推测，有人采用补充血容量来治疗先兆子痫。近来流行的成功方法包括以60~120毫升/小时的速率输入乳酸林格液（除硫酸镁和肼苯哒嗪治疗外）。但一般认为，在能得到大量的、经仔细收集的资料以供分析前，尚不宜在先兆子痫中采用扩充血容量的治疗方法。

⑤抗凝和其他治疗。现认为，在症状明显的高血压病患者和有时可并发脑出血或有肝脏被膜下血肿的患者，使用抗凝剂似乎是十分危险的。

⑥硫酸镁与子痫。在美国，选用硫酸镁治疗即将发生惊厥的或症状明显的子痫。有的医院使用静脉注射方式：10%硫酸镁溶液40~60毫升（硫酸镁4~6克）在10~20分钟内静脉注入，之后将24克硫酸镁加入1000毫升5%葡萄糖溶液内，以每小时1克的速率持续静脉滴注。如反射消失、呼吸率低于14次/分或尿量少于100毫升/4小时时，应中止治疗。应持续对病人观察，定时测量血压，床边应备有静脉注射葡萄糖酸钙作为镁中毒的解毒药。

总之，妊娠期高血压可表现为先兆子痫综合征（妊娠引起高血压）或慢性（原发性）高血压。无论上述哪种情况，治疗高血压均有利于降低母、胎的死亡率。高血压妇女怀孕后，应继续接受妊娠前的降压治疗。有先兆子痫的妇女，经卧床休息和适当调整饮食可取得满意的降压效果。如效果不好，应开始药物治疗。甲基多巴和肼苯哒嗪已广泛地用于妊娠妇女。近期研究表明，β—肾上腺素能阻滞剂在控制血压和提高胎儿生存率方面也有效。已证明巯甲丙脯酸可提高妊娠动物胎儿的死亡率。因此，应避免在妊娠期使用。钙通道阻滞剂已被证明对控制妊娠后期高血压有效，但此种药物可减弱分娩时子宫的收缩力。

四、保健常识

1. 三个"半小时"的奇效

三个半小时，是早上活动半小时，跑步、做体操都可以，中午午睡半小时，晚上散步半小时。午睡很重要，有午睡习惯的人冠心病死亡率明显降低，只要每天坚持午睡半小时，冠心病死亡率可减少30%。因为午睡这段时间，血压是低谷，心脏从而得到保护。上班后血压一直居高不下，午间小憩后，血压会降下来，下午再上班精神也好。按照生物钟节律，该休息还得休息，工作再忙，也不要连续24小时工作，"一张一弛，文武之道"。

2. 避免三联症

第一个三联症是"寒冷、劳累、清晨"：来寒流后的下雪天的第二天早上，冠心病、猝死发病率最高。上午6点到11点，是"魔鬼时间"，这时候心脏血管负担最大；另外，清晨，经过一夜的休息代谢、排泄、体液浓缩，血液最黏稠，交感神经最兴奋，血管收缩物质渐增，寒冷又加剧这种情况。此时心脏耗氧最多，血管阻力大，高血压、心血管疾病患者就容易出现猝死事件。所以冬天来寒流的第二天早上应格外小心。第二个三联症，就是"饱餐、饮酒、兴奋（激动）"：易造成心肌梗死，心律失常，应注意避免。

五、饮食疗法

1. 食疗知识

西瓜也有降血压作用

西瓜，又名寒瓜，属葫芦科植物。瓜肉、汁、种子、皮均可入药，瓜肉可供食用。其味甘，性凉，无毒。其成分：肉含糖类、氨基酸、苹果酸、磷酸、果糖、葡萄糖、甜菜碱、番茄色素、胡萝卜素、蔗糖酶、维生素 C 等；皮含蜡质；种子含脂肪、蛋白质、维生素 B_1 及糖类。

西瓜具有清暑、解渴、利尿的功效。适用于高血压、肾炎、肝炎、冠心病等。

高血压病患者，取西瓜翠衣（中药店有售）10 克，草决明子 10 克，煎汤代茶，日服数次，10 日为 1 疗程，长服更为有效。另外，凡高血压病（原发性高血压）、心血管病患者，在西瓜应市期间，最好每日食之，尤其炎热的日子，可以西瓜代茶，持续食用，疗效自显。

2. 食疗食谱

第 1 天　三鲜冬瓜汤

【原料】

冬瓜 400 克，水发冬菇 50 克，西红柿 50 克，熟笋 50 克，绿叶菜 50 克，精盐 5 克，味精 3 克，花生油 40 克，芝麻油少许，鲜汤适量。

【做法】

①将经过加工的冬菇、熟笋、冬瓜分别切成 5 厘米长的片；西红柿洗净切成 3 厘米长的块；绿叶菜洗净，也切成相应的片，待用。

②汤锅内放入花生油，置旺火上烧热，放入鲜汤、冬菇片、笋片、冬瓜片、西红柿、精盐、味精，待汤沸后放入绿叶菜略煮一会儿，起锅盛入大汤碗内，淋入芝麻油即成。

【功效】

有生津止渴、清热利水、消肿解毒等作用，适宜于动脉粥样硬化、高血压、冠心病、肥胖症患者常食。

第 2 天　水萝卜片汤

【原料】

水萝卜 250 克，虾干 10 克，味精 2 克，精盐 2 克，姜汁 3 克，高汤适量。

【做法】

①将水萝卜去根须洗净，切成斜薄片；虾干用温水泡软洗净。

②汤锅置火上，放入开水、萝卜片焯透捞出。

③将汤锅再置火上，放入高汤、虾干、水萝卜片、精盐、味精、姜

汁，待汤开后撇去浮沫，煮至萝卜片熟烂，起锅盛入汤碗内即成。

【功效】

有下气宽中、消食化痰、清热解毒、凉血止血等作用，对降血压、降血脂、防治肥胖症有一定疗效。

第3天　江米酿西红柿

【原料】

西红柿600克（约6个），江米80克，果脯50克，葡萄干10克，白糖50克。

【做法】

①先将江米淘净，用清水泡8小时。倒去泡米水，再加清水30克，上笼屉蒸熟（约需40分钟）。

②将果脯（或哈密瓜、杏肉等等）切成葡萄干大小的粒，葡萄干用水淘洗一下，放入蒸好的江米中，再加入白糖，拌匀。

③将西红柿洗净，用小刀将柿蒂半部环状剜出一圆片做盖，用勺将西红柿内瓤挖去（四周留下柿肉，不要挖透），将搅好的江米馅填进西红柿内，填满后盖上蒂盖，码放在盘上，上笼蒸5~8分钟即成。

【功效】

甜糯可口，养分充足，是加餐的上品甜点。西红柿含维生素C，可保护血管，对高血压有一定防治作用。

第4天　玉米面饼

【原料】

玉米面350克，黄豆粉150克，发酵粉、花生油各少许。

【做法】

①将玉米面、黄豆粉放入盆内，加入温水和匀，加上发酵粉再搅匀，盖上布，饧约1小时。

②将高压锅置火上烧热，锅底涂少许油，把饧好的玉米面分成10份，取1份在两手中间揉成圆形，平放在锅底用手按平，制成饼子形；锅内摆满制好的饼子后（饼子之间稍留一点空隙），盖上锅盖儿，加上高压阀；两三分钟后打开锅，在饼之空隙处小心地撒些开水，盖上盖儿，加上阀，约几分钟后，听不到锅内的响声后取下阀，转用小火；待

水气放完后即可铲出装盘。

【功效】

可降低血液中胆固醇，是高血压、动脉粥样硬化、冠心病患者很好的保健食品。

第5天　冬瓜肉片汤

【原料】

冬瓜500克，猪肉片50克，酱油10克，味精2克，精盐1.5克，芝麻油5克，花生油25克，葱末少许。

【做法】

①将冬瓜去皮、去瓤洗净，切成2厘米宽、3.5厘米长、1厘米厚的片，待用。

②汤锅内放油，上火烧热，下葱末炝锅，放入冬瓜、肉片、适量的开水和酱油、精盐，待汤煮至冬瓜熟烂时撇去浮沫，加入味精，淋入芝麻油，起锅盛入汤内即成。

【功效】

有清热利水、消肿解毒、润肺生津等作用，对冠心病、动脉硬化、高血压有显著疗效，也是减肥的佳肴。

第6天　萝卜丝团子

【原料】

玉米面400克，面粉100克，黄豆面50克，白萝卜500克，猪瘦肉末200克，葱末20克，姜末10克，芝麻油50克，酱油20克，精盐5克，味精3克，发酵粉适量。

【做法】

①将玉米面、白面、豆面放入盆内，加入适量发酵粉拌匀，用温水和成面团（软硬度以能包得住菜馅为宜），稍饧一会儿，待用。

②将白萝卜择洗干净，擦成丝，锅内放水置火上烧沸后，把萝卜丝倒入锅内焯一下后捞出，用清水过凉，挤干水分。

③炒勺置火上烧热，倒入芝麻油少许，烧热，下入葱、姜末炝勺，倒入瘦肉末炒散，加入酱油、精盐、味精拌匀，晾凉后，把萝卜丝放进去，拌匀即成馅心。

④将玉米面团分成 8 份，揉成小面团；取 1 份放在左手掌中，按成圆饼，制成小碗状，把萝卜馅心放在玉米面中间，左手和右手互相配合包严。按此方法，逐个把面团包上菜馅。

⑤将笼屉内铺上屉布，把菜团生坯码放屉内，置旺火沸水锅中蒸 20～30 分钟即熟。

【功效】

有健脾消食、顺气止咳、清热解毒之作用，对降低血压、降血糖、强心有理想的疗效。

第 7 天　荷叶粉蒸鸡

【原料】

鲜荷叶 2 张，鸡肉 500 克，精瘦肉 100 克，黄酒、八角、精盐、酱油、姜末、味精各适量。

【做法】

①鸡肉去皮，切成小条状。

②精瘦肉洗净，剁成肉末。

③鲜荷叶洗净、平铺。

④将鸡肉丝和瘦肉丝置于蒸碗内，放入黄酒、八角、精盐、酱油、姜末、味精，反复搅匀，腌 30 分钟，置入鲜荷叶上，包好。

⑤高压锅底下放适量清水，锅内置一支架（平水面），将包扎好的荷叶料置入一蒸碗，将蒸碗置入高压锅内，用武火蒸至香熟为止。

【功效】

本蒸鸡鲜香味足，具有补血填精的功效，对阴阳两虚、肾精不足、中风后遗症的体质虚弱者均有扶正祛湿的作用。

第 8 天　萝卜海带汤

【原料】

白萝卜 200 克，海带 100 克，精盐、味精各少许。

【做法】

将海带洗净，用温水浸泡数小时，然后和水一起放入砂锅中，先用武火煮沸，将切成片的萝卜入锅，转文火煮至萝卜熟烂即可。

【功效】

可健脾化痰，除湿降浊，适用于高血压合并肥胖症患者。

第9天　三色糕

【原料】

富强粉 300 克，玉米面 200 克，面肥 75 克，瓜条、青梅、京糕各 25 克，豆沙馅 300 克，白糖 200 克，碱面、小苏打各适量。

【做法】

①将面粉加面肥和适量温水和成发酵面团，待面发起后加入适量碱揉匀，取出一半面团另用，余下的面团加入 100 克白糖，揉后擀成面片，抹上豆沙馅，待用。

②将取出的另一半发酵面团和玉米面和匀，在温热的地方发酵 30 分钟，加适量的苏打水和余下的白糖揉匀，摊在豆沙馅上，手蘸水轻轻拍平，再撒上瓜条、青梅、京糕丁，即成生坯。

③上屉先用小火蒸 5 分钟，再改大火蒸 25 分钟即熟，出屉后切成长条，再切成小方块即可食用。

【功效】

对高血压、动脉粥样硬化、冠心病、肥胖患者有一定的食疗作用。

第10天　花生猪尾汤

【原料】

花生 250 克，猪尾 400 克，葱花 10 克，料酒、精盐各适量，味精少许。

【做法】

1. 花生择洗净，用水浸泡 2 小时；猪尾刮去残毛，洗净后切成小段，在沸水锅内焯一下，捞出后洗净，沥水，待用。

2. 花生放清水锅内，烧开后将水倒掉，重换新水，再将猪尾放入锅内，放入料酒，烧开后用小火煮至猪尾、花生熟烂，用精盐、味精调味，倒入汤碗内，撒上葱花即成。

【功效】

花生可补气、润肺、健脾、开胃。适宜于高血压、高脂血症、冠心病、动脉粥样硬化患者食用。

第 11 天　大蒜茄子煲

【原料】

大蒜 30 克，紫色茄子 500 克，猪瘦肉 100 克，植物油 80 毫升，姜末、葱白、精盐、味精各适量，猪骨汤 250 毫升。

【做法】

①大蒜剥去外表粗皮，切成小薄片。

②将鲜茄子撕去蒂把，清水洗净，对称削成两半，将每一半的表面划成小条。

③葱切成葱花。

④猪肉洗净剁成肉泥，拌上少许酱油、精盐。

⑤净锅置于武火上，油烧至六成热，将茄子倒入，反复翻炒，以炒出水分为度，装入砂锅内，再入肉泥、蒜片、姜末及猪骨汤，待煮沸后，改用文火煲 20 分钟，撒上葱花及味精即成。

【功效】

本煲香鲜味美，具有防治高血压中风及降脂功能。是高血压和冠心病、动脉硬化、高脂血症的理想菜肴。

第 12 天　虾干萝卜丝汤

【原料】

青萝卜 1000 克，虾干 10 克，牛奶 50 克，精盐 3 克，味精 2 克，花生油 10 克，葱末少许，高汤适量。

【做法】

①将虾干用开水泡开洗净；青萝卜洗净，切成细丝，用开水焯一下捞出，控净水。

②将汤锅置火上，放油烧热，下葱末炝锅，随即放入虾干煸炒片刻，加入牛奶、高汤、萝卜丝，待汤烧开后撇去浮沫，放入味精，起锅盛入汤碗内即成。

【功效】

有消食化痰、清热解毒、凉血止血等作用，能促进脂肪代谢，防治肥胖症；且有降血压、降血脂的疗效。

第 13 天　核桃鸡丁炒米饭

【原料】

核桃仁 30 克，鸡丁 50 克，米饭 100 克，花生油 30 克，葱 10 克，精盐少许。

【做法】

①将核桃仁用油炸香，待用；鸡丁用油滑透，捞出沥油；葱切花；把米饭装入碗内，待用。

②炒勺上火烧热，加入花生油，烧至六成热，下入葱花炝勺，下入鸡丁、精盐，放入米饭和核桃仁，炒匀即成。

【功效】

有补肾壮阳、润肠通便作用，适于高血压病患者。

第 14 天　荞麦面饺

【原料】

荞麦面 500 克，鸡蛋 4 个，水发海米 30 克，水发木耳 50 克，青韭 100 克，芝麻油 15 克，熟花生油 30 克，精盐 10 克，味精 3 克，姜 5 克。

【做法】

①将鸡蛋液磕入碗内，用筷子打匀，加入精盐，上油勺煎成蛋饼，取出剁碎；姜切末；木耳剁碎；海米切末；青韭择洗净后切末。把以上各料放入盆内，加入精盐、味精、芝麻油及熟花生油搅拌均匀，调成素馅，待用。

②将荞麦面放入盆内，分次加入适量温水，和成软硬适中的面团，搓成条，揪成若干个剂子，擀成饺子皮，包入素馅，放入屉内，用旺火蒸 20 分钟即成。

【功效】

有清热利湿、下气消积、散瘀解毒、降血脂作用，常食可防止血栓形成，是防治高血压、冠心病和动脉粥样硬化之佳品。

第 15 天　首乌寄生焖鸡丝

【原料】

何首乌 50 克，桑寄生 25 克，鸡肉丝 300 克，花生油 60 毫升，精盐、姜末、酱油、味精、红辣椒各适量。

【做法】

①首乌、桑寄生洗净，分两次煎煮，取药汁100毫升。

②取鸡胸脯肉切成条丝状，拌上少许精盐、酱油，油锅内火爆几遍，加入红辣椒丝、姜末，炒至鸡肉丝七成熟时，将药汁倒入慢焖30分钟，再入精盐、酱油、味精调味即可。

【功效】

本膳清香嫩甜，温而不燥，具有养肝滋肾，降压安神的作用。适宜于妊娠期高血压和老年患者。

第16天　芹菜黑枣汤

【原料】

芹菜250克，黑枣100克。

【做法】

芹菜择洗干净，切段；黑枣洗净去核，与芹菜一同加水煮汤。

【功效】

可滋补肝肾，去脂降压，适用于高血压并发高脂血症患者。

第17天　烙菜盒

【原料】

玉米面250克，面粉250克，绿豆粉20克，青菜1000克，五香豆腐干1块，蘑菇25克，水发黑木耳25克，水发香菇25克，芝麻油75克，精盐15克，味精6克，花生油适量。

【做法】

①将玉米面、面粉（50克）、豆粉调成糊状；剩下的面粉加入适量水调和，揉成面团。

②将青菜洗净，放入沸水锅内焯至九成熟，捞出沥净水分，切成碎末，挤去水分；豆腐干、蘑菇、水发黑木耳、水发香菇分别切成碎末和青菜末一起放入盆内，加入精盐、味精、芝麻油调拌均匀，制成馅料。

③把面团放案板上，搓成条，平均做成12个面剂，按扁，擀成薄饼，待用。

④将铛置火上烧热，倒入少许花生油抹匀，油热后，倒入玉米面

糊，用铲子抹平后，舀入菜馅铺匀，再把擀制好的白面薄饼覆盖在菜馅上，把饼边按紧。

⑤待烙制玉米面发出香味，菜盒熟时，把面盒翻个儿，再烙一会即成。

【功效】

有清热解毒、消暑利水作用，可降低血液中胆固醇，常食可防止动脉粥样硬化，并对高血压疾病有理想的治疗效果。

第18天　红豆粥

【原料】

红小豆、粳米各50克。

【做法】

红小豆、粳米均淘洗净入锅，加水适量，武火煮沸后用文火熬煮成粥。

【功效】

有利尿、抗菌消炎、清热解毒作用，适于高血压并肥胖症患者食用。

第19天　炸玉米球

【原料】

嫩玉米500克，面粉100克，花生油300克，白糖、发酵粉各适量。

【做法】

①将玉米煮熟后剥下玉米粒，用绞肉机绞细。

②将面粉放入盆内，加入发酵粉、白糖拌匀，用少量水调成厚糊，再把玉米末放入调匀，然后用手团成若干个小圆球。

③炒勺置火上，放入花生油烧热后，用汤匙把玉米球逐个放入油勺中炸，炸时不断翻动玉米球，待玉米球呈金黄色至熟即可。

【功效】

有和中、利尿作用，可降低血液中胆固醇，防止动脉粥样硬化，对高血压、高血脂有理想的食疗功效。

第20天　芪络炖鳝鱼

【原料】

黄芪40克，丝瓜络30克，鳝鱼500克，香油50毫升，生姜、红辣椒、精盐、酱油、味精、大茴各适量。

【做法】

①黄芪、丝瓜络洗净共煎取浓缩液200毫升。

②鳝鱼去骨切长条片，置油锅火爆，放入药汁、姜片，文火慢焖至香熟，再入红辣椒丝、大茴、酱油、味精调味。

【功效】

本膳以补促通，适宜于四肢麻木或中风后肢体麻木患者。

第21天　素烩奶汤

【原料】

净莴笋100克，净胡萝卜100克，净白萝卜100克，净冬笋100克，土豆100克，白菜心100克，西红柿150克，蘑菇100克，精盐4克，味精3克，料酒3克，胡椒粉少许，水淀粉适量，熟鸡油20克，奶汤适量。

【做法】

①将莴笋、胡萝卜、白萝卜、土豆、冬笋分别切成7厘米长、3厘米宽的条块，再切成0.3厘米厚的薄片；白菜心洗净，切成四瓣，与上述莴笋等料同在沸水锅内焯至断生，用清水过凉后沥水；西红柿去皮，籽，切成四瓣。

②取大圆盘一只。将莴笋、胡萝卜、白萝卜、土豆、冬笋、白菜心按不同颜色隔开，在盘中摆成风车形，西红柿摆在中间，周围放上蘑菇，然后轻轻滑入汤锅内，加入奶汤、精盐、胡椒粉、料酒，在小火上炖熟，放入味精，用水淀粉勾薄芡，用手勺推转一周（保持原形），起锅，盛入汤盘内，再淋入熟鸡油即成。

【功效】

有清热凉血、润燥明目、消食化痰等作用，能促进体内脂肪代谢，防止肥胖症；对降血压、降血脂也有一定的疗效。

第 22 天　黄豆粳米饭

【原料】

黄豆50克，粳米100克，猪骨汤、精盐各适量。

【做法】

①将黄豆洗净，在净水中浸泡2小时，待用。

②将粳米淘洗净与黄豆、猪骨汤置饭锅内，武火煮沸后，用文火慢蒸香熟即成。

【功效】

有益气健身作用，常食可降低血脂。

第 23 天　五香葱花窝头

【原料】

玉米面500克，葱花100克，五香粉、精盐各适量。

【做法】

①将玉米面放入盆内，加入葱花、五香粉、精盐拌和均匀，加入温水和成玉米面团。

②将面团分成10份，分做成窝头生坯。

③将窝头生坯码放屉内，置旺火上蒸20～25分钟即成。

【功效】

可降低胆固醇，防止动脉粥样硬化，对高血压、高血脂有理想的食疗效果。

第 24 天　山药粥

【原料】

山药250克，粳米50克。

【做法】

①将山药去皮，洗净后切滚刀块；粳米择去杂质，淘洗干净，待用。

②锅内放水，下粳米，用武火烧开，转文火煮至粳米断生，再放入山药块，待煮至粳米、山药熟烂即成。

【功效】

有健脾补肺、益精固肾、止渴止泻作用，常食还可美肤健身、抗衰老，对防治动脉粥样硬化、减肥有一定的食疗效果。

第 25 天　重阳栗糕

【原料】

糯米粉 350 克，粳米粉 150 克，鲜栗子 150 克，白糖 130 克，红糖 20 克。

【做法】

①将糯米粉 50 克加入适量水拌匀搓碎，再加入红糖拌匀，用竹筛筛成松粉。

②将栗子洗净，对剖开，入锅加水（水漫没栗子），在旺火上煮至七成熟，剥去栗壳和内膜。

③将粳米粉和余下的糯米粉一起倒入盆内，再将白糖用适量水溶化后倒入缸内搅成糊状，移入垫好屉布的笼屉内摊平，在旺火上蒸约 10 分钟，揭去笼盖，把松粉用竹筛均匀地筛在蒸糕上面，把栗肉整齐地铺在松粉上，再用旺火蒸约 20 分钟。蒸熟后晾凉，切成 7 厘米长、5 厘米宽、重约 100 克的菱形块即成。

【功效】

有补中益气、健脾养胃、止泻痢作用，对高血压、高脂血症、冠心病、肥胖症患者有疗效。

第 26 天　绿豆粥

【原料】

绿豆 56 克，粳米 50 克。

【做法】

将绿豆和粳米淘洗净，锅内放水，先煮绿豆，待绿豆开花熟烂后放粳米，用文火煮至粳米熟烂即成。

【功效】

有祛热解毒、利水消肿、健脾和胃作用，适用于高血压患者预防、保健与治疗。

第 27 天　参母焖鲫鱼

【原料】

丹参 30 克，益母草 30 克，鲫鱼 200 克，芹菜 100 克，混合油

（猪油与植物油各半）60 毫升，姜末、清汤、精盐、酱油、葱花、味精备适量。

【做法】

①丹参、益母草洗净，煮取浓汁 100 毫升。

②芹菜杆洗净，切成 3 厘米长。

③鲫鱼剖取内杂、抹上少许精盐、酱油、黄酒，在锅内翻炸至半熟，放入芹菜、药汁、清汤、姜末，文火慢焖至收汁时再入精盐、酱油、葱花、味精调味即可。

【功效】

本膳清淡无腻，具有活血养血功能，起降压抑制脑血栓形成的作用。

第 28 天　玉须蚌肉汤

【原料】

玉米须 50 克，蚌肉 150 克，精盐、味精各适量。

【做法】

将玉米须择洗净，用纱布袋扎好；蚌肉择洗干净，共放锅内，添水煮沸，撇净浮沫，煮至蚌肉熟烂时加精盐、味精调味即可。

【功效】

有滋阴养肝、利水消肿等作用，能抑制胆固醇的吸收和储积，对降低胆固醇，防治高血压、冠心病有一定的疗效。

第 29 天　栗茸糕

【原料】

栗子 500 克，糯米粉 400 克，白糖 500 克，熟猪油 250 克，樱桃 10 个，香精数滴。

【做法】

①将糯米粉炒熟，呈微黄色；将猪油烧至三成热时，把白糖 250 克、香精数滴加入油中拌和，搅至似雪化膏一样，倒出晾凉待用。

②将栗子洗净去壳，加水煮熟取出去皮，用木棍擀细，加白糖拌和，搅拌成栗茸。

③将熟米粉堆放在案板上，中间挖一坑，加入余下的白糖和香精少

许，用适量开水冲在粉上拌揉均匀后，用擀面杖擀成约1.5厘米厚的方块，把栗茸铺在上面，按平，上面再铺抹一层糖猪油。

④用刀将方块先切成3厘米宽的长条，再切成5厘米的斜角块，每一块上面点缀一颗樱桃即成。

【功效】

有消渴、暖脾胃、止虚寒泻痢作用，常食可降血脂，对高血压、冠心病患者也有一定的疗效。

第30天　芋头粥

【原料】

芋头100克，大米50克，红糖适量。

【做法】

1. 将芋头削去外皮，洗净，切成小块；大米淘洗干净。

2. 将芋头、大米放入锅内，加入适量清水置火上烧沸，转微火慢熬；熬至米烂、芋头酥软，用饭勺把芋头轧成泥状，加入红糖拌匀，盛入碗内即成。

【功效】

有排除血液中胆固醇作用，增加血管弹性，防止动脉粥样硬化，对降血压有一定的食疗效果。

十、第10月食谱

一、基础知识

1. 何谓潜在性高血压

潜在性高血压是指机体内存在潜在性应激反应异常及调节障碍。这种人通常不呈现任何症状，但在一定外因刺激下，则表现出血压增高。

众所周知，维持机体内环境的稳定，是维持生命生存的重要条件。正常情况下，当机体受到外因刺激而引起调节偏离时，可以通过神经—体液的调节而逐渐恢复。从调节控制理论看，高血压的发展过程，是机体在应激条件下产生的血压调节偏离得不到恢复，并且继续扩大，最后调节量从一个稳态转变到另一个稳态的变化过程。由此推论，潜在性高血压者，既然是容易发生高血压的健康人，也就很可能是对应激容易产生调节偏离的敏感者。在选拔航天员时，如何排除潜在性高血压者，把健康者选入航天员受训行列是具有实际意义的，它可以减少淘汰率。国内用应激负荷试验，即用精神紧张作为应激因素，提示机体内存在的调节障碍，通过多项指标综合评定，可以排除潜在性高血压。

潜在性疾病的研究，不但与提高航天员或飞行员的选拔质量有直接关系，而且对预防医学也有重要意义。如果能早期发现潜在性高血压，用一般保健措施（气功、疗养）即能给予调整，减少服药治疗的需要，这不仅能强身，还可以减轻家庭和社会负担。

2. 何谓顽固性高血压

用个体化阶梯治疗方法，通常可以控制大多数高血压病患者的血压。然而少数病人尽管接受全剂量的药物联合治疗，其收缩压特别是舒张压仍持续升高。有的学者认为当3或4种降压药合理的联用仍未能将血压控制在19. 9/13. 3千帕（150/100毫米汞柱）以下时，应考虑到病人、医生、门诊高血压、假性高血压等原因。排除以上4种原因之后方可认为病人患有顽固性高血压。

发生顽固性高血压的原因比较复杂，有的病人是单因素的，例如用利尿剂降压常常是血压控制较差的一个原因。有的病人是多因素的。

顽固性高血压的原因：

（1）药物治疗未能坚持。

（2）与药物有关的：①剂量太小。②不适当的联合使用药物（如两种中枢作用的肾上腺素能抑制剂）。③快速灭活药物（如肼苯哒嗪）。

（3）其他药物的作用：①拟交感神经药。②抗抑郁药。③肾上腺类固醇。④非类固醇抗炎药。⑤减轻鼻黏膜充血药。⑥口服避孕药。

（4）伴随情况：①体重增加。②过度饮酒，每日超过30毫升。③肾功能不全。④肾血管性高血压。⑤恶性或急进性高血压。⑥高血压的其他原因。

（5）容量超负荷：①不适当的利尿剂治疗。②摄入钠盐过多。③来自水潴留。④进行性肾损伤。

二、诊断方法

1. 动态血压监测包括的内容

动态血压监测内容包括以下两个方面。

（1）血压的变异性：是指血压在一定时间内的波动范围。一般观察 24 小时内血压波动的范围，也有人观察 1 个月、半年或 1 年内的血压变化。正常情况下，高血压曲线有一定规律，即 24 小时血压波动曲线呈勺型，而高血压曲线呈非勺形，多示夜间血压增高，应采取相应措施医治。

（2）在各种活动条件下血压的变化：如走路、上楼、跑步、餐饮、工作、看电视等情况下血压值的改变。这对临床使用降压药以及预防高血压的发生是非常重要的。比如有人在饭后血压增高，那么在饭前服用降压药较为合适；如果跑步时血压增高，病人不宜跑步，最好是散步。

2. 动态血压监测对高血压诊断和治疗的意义

（1）动态血压监测对高血压诊断的意义

①临床上有一些高血压病患者的血压仅在 5：00～6：00 时或 17：00～20：00 时升高，就医时测血压不高，因为在诊室测量血压只是偶测，不能代表全天 24 小时血压，所以即使诊室血压正常，仍有部分高血压患者漏诊。而 24 小时血压测定就能弥补偶测血压的不足，在血压高峰时间进行测量，使更多的高血压患者避免漏诊，及时得到治疗。

②通常正常人和高血压患者夜间睡眠中血压均有下降的规律，但在部分继发性高血压或复杂高血压患者中表现出夜间血压水平不下降或略有下降。因此使用 24 小时监测血压的方法，可及时了解到夜间血压水平变化情况，有助于高血压的鉴别诊断。24 小时血压平均值、夜间血压平均值与没有接受治疗的高血压病患者的心、脑、肾等器官是否有损害呈线性关系，即平均收缩压和舒张压越高，并发症的严重性就越大。

③众所周知，有部分正常人见到医生后，特别是当医生给他们测血压时，精神很紧张，很怕血压高，医生测量结果往往血压真的就高了。这种现象医学上叫"白大衣现象"。而 24 小时动态血压测量法就能避

免这种现象，也就是在 24 小时内见不到医生的情况下，进行 24 小时血压监测，其测量结果往往血压在正常范围内。

（2）24 小时血压测量对治疗的意义

①24 小时动态血压监测可发现高血压患者在一天中是什么时候血压升高，这样可以根据血压高峰时间用降压药。比如，患者血压高峰时间在 16：00 ~ 18：00，则可根据降压药物特点，提前服药，以得到最佳疗效；特别是应注意夜间血压水平状况，因为无论是正常人或高血压患者夜间血压均偏低，如果不合理用药，易使血压更低，导致脑血栓形成或冠状动脉供血不足。因此应正确掌握昼夜血压变化规律，药物在体内降压高峰时间，使患者在血压高峰时也能将血压维持在正常范围，血压低峰时也不出现低血压，最大限度地减少靶器官损害，有效地预防并发症的发生。

②动态血压监测常用于评价药物的降压效果。因为，高血压病药物治疗是长期的，不能因为血压降至正常水平就停药，如果服用的是长效降压药，必须证明该药的效果。如果该药效果不理想，就不能再坚持服用，必须换药，否则不但高血压治疗效果不满意，又增加了病人经济负担。评价这种长效降压药疗效用偶测血压法是不够全面的，而 24 小时动态血压监测是目前评定长效降压药疗效唯一可靠的方法。

③如果动态血压监测结果显示患者只是白天血压高，夜间血压正常，则只在 6：00 ~ 7：00 服用中效作用药物，以使昼间血压维持在正常范围，保证患者昼夜间血压处于正常水平。

三、处治方案

1. 需要手术治疗的病人患高血压应怎么办

无论外科医生还是病人及其家属，对于需手术治疗而又伴有血压升高的病人，均觉得不大好处理。这时，应视病人个人情况作具体分析。通常用药物控制血压的外科病人，用降压药须一直持续到手术前，手术后应尽早恢复用药。如不能口服药物，可采用消化道以外的给药途径，用利尿剂、肾上腺素能抑制剂、血管扩张剂、舌下含硝苯吡啶或经皮肤用可乐定，以防止发生因突然停用某些肾上腺素能抑制剂而引起的高血压反跳现象。术前适当补钾对纠正低钾血症有好处。术前短期静脉补钾不足以纠正长期持续的低钾血症，应向麻醉师告知手术病人的病情。用药物控制血压较好的高血压病患者对麻醉的耐受性通常要优于血压控制不好的病人。

2. 对血压升高已数年的患者的降压治疗

患者血压显著升高已达数年，往往是患者未能长期坚持服药，大多数患者已有不同程度的靶器官（心、脑、肾）损害，因此在用药治疗时不宜使血压降得过快。如血压下降过快过低，将可能导致重要脏器的供血不足，如出现脑血管意外（常见脑的暂时性供血不足、脑血栓形成）及冠状动脉供血不足，冠状动脉血流缓慢有形成血栓的可能。对那些已并发心、肾功能不全的患者应同时治疗。对心功能不全的患者应把血压控制在正常偏低的水平，联合应用一些扩血管药，如硝苯吡啶、巯甲丙脯酸及洋地黄制剂，可收到一定效果；对那些全心功能不全的患者，应用一些减轻心脏前、后负荷的扩血管药，配合洋地黄正性肌力药，或非洋地黄正性肌力药如氨联吡啶酮、多巴酚丁胺，加小剂量利尿剂，治疗效果更好。对同时有肾功能不全的患者，出现明显氮质血症或接近尿毒症期时，应口服一些降低尿素氮和肌酐的药物如氧化淀粉；到了尿毒症期，尿素氮 >35.7 毫摩尔/升（100 毫克/分升），肌酐 >619 微摩尔/升（7 毫克/分升）以上，即应积极采用血液透析，降低尿素氮及肌酐等毒性产物，保护骨髓生血及肝脏的凝血机制，经过积极的血液透析之后，进行肾移植治疗。经验证明，同时联合应用多种降血压药，能提高降压疗效，减少每种药的剂量，减少副作用，使血压平稳下降。

四、保健常识

1. 抛弃错误观念

疾病，年轻体力好，不怕——误区一。

不少年轻人认为，自己年轻有资本，疾病距离自己还相距甚远，单位多次体检均不参加，结果有些人只 30 岁甚至 20 多岁就得了心肌梗死或心源性猝死，这些人往往是忽视了健康，忽视了预防的重要性。这些人群中常常早已具备了前面我们提到的那些危险因素，一些人可能存在着生活上的不良习惯——吸烟、饮酒、生活不规律、工作紧张等。一些人可能早已就有高血压或糖尿病而得而不知，其实平时应该常规测血压，尤其是那些家族中有高血压病患病史的人，更应注意经常测量血压，并注意检查血脂、血糖等代谢指标。

小毛病，何必大惊小怪——误区二。

很多中青年人长期忙于工作，得了病不去看，一些人还得意洋洋地说：男儿有泪不轻弹。小毛病，不碍事，挺挺就过去了。这样的病人胸骨后闷痛挺呀挺呀，最后力不从心才去医院，一做心电图是广泛前壁心肌梗死，室壁瘤也形成了，将来肯定会造成心功能不全，这就是小病不去就医造成的终生遗憾。

2. 放慢你的生活节奏

信息社会，大量的信息每天进入人们的生活，竞争中充满了挑战，同时也带来了疾病。节奏快、高效率是美国人的时尚。当今也成为中国人的时尚，不快将落后于时代，不快将被淘汰出局。因此，人们的生活越来越紧张，每天匆匆忙忙，很多人连早饭都没时间吃，甚至一日三餐都不能准时，或边开车边吃饭，根本谈不上午休和锻炼。有些人即使挤出少得可怜的时间外出锻炼也是为了拉客户，结果是锻炼不了体力却劳心费神，久而久之疾病终将找上门来。

手机是现代高科技的产物，是现代社会信息交往的手段之一，运用得当可以拉近人与人之间的距离。但当今却造成现代社会繁杂和浮躁的元凶，人们不但上班忙，下班后还手机不断，忙于应酬。科学表明，紧张烦躁可造成交感神经兴奋，血压易升高，因此当今年轻人高血压的发生率有升高趋势。因此建议将手机合理使用，令身心得到休整，减轻心理压力，血压自然会有一定程度的下降。

五、饮食疗法

1. 食疗知识

桃子、香蕉有益于高血压的治疗

（1）桃子：属蔷薇科植物，未成熟的干果称之碧桃干。桃的核为桃仁，核、桃花、桃叶、桃树胶，均可入药。其味酸、甘，性微温；桃仁味苦、甘，性平。桃仁含脂肪油、苦杏仁甙、苦杏仁酶、维生素 B_1、挥发油，桃叶则含糖甙、柚皮素、奎宁酸，桃花含山奈酚、香豆精。碧桃干止虚汗。桃仁能祛淤血、润肠、镇咳。高血压伴头痛、便秘者，取桃仁 10 克，决明子 10 克，煎水饮服，每日 2 次，每次 1 茶杯，10 日为 1 个疗程，可连续服用一个时期。

（2）香蕉：属芭蕉科植物，别称甘蕉，原产于印度，我国台湾、福建、广东、广西等省、区均产。味甘、性寒，无毒。含淀粉、脂肪、蛋白质、糖类、灰分、胡萝卜素、维生素 B、维生素 C、维生素 E 及鞣质，并含有去甲肾上腺素、5—羟色胺及二羟基苯乙胺等。具有抑制细菌、真菌、降低血压的作用。高血压病患者，取香蕉或果柄 50 克，煎水服饮；香蕉花，煎水饮，可防治脑出血。

2. 食疗食谱

第 1 天　口蘑鸡片

【原料】

鸡肉 150 克，口蘑 50 克，鸡蛋 1 个，青菜心、冬笋各少许。青豆 25 克，芝麻油 25 克，精盐 5 克，味精 2 克，料酒 3 克，水淀粉适量，花椒 10 粒，鸡汤适量，花生油 300 克（约耗 50 克）。

【做法】

①将鸡肉洗净，片成 2 厘米宽、3 厘米长的薄片，放碗内，加入鸡蛋清、水淀粉拌匀上浆；青菜心片成片，用开水烫一下。再用清水过凉，捞出沥干水分；口蘑去蒂洗净。片成薄片。

②炒勺置火上，放入花生油，烧至五成热，下入浆好的鸡片，滑熟后倒入漏勺内沥油。

③将鸡汤、青豆、冬笋、青菜心、精盐、料酒同放勺内烧开，撇去浮沫，用水淀粉勾薄芡，加入味精，再放入口蘑和鸡片拌匀，盛入盘内。

④炒勺上火，放入芝麻油烧热，下入花椒，炸出香味后捞出花椒，把花椒油倒入盘内即成。

【功效】

有降血脂、降胆固醇之功效，对动脉粥样硬化、高血压、心血管病患者有一定的食疗作用。

第2天　红白焖野兔

【原料】

红枣100克，白芍30克，野兔肉750克，混合油80毫升，香油、红椒、黄酒、姜片、蒜瓣、八角、桂皮、精盐、酱油、葱白、味精各适量。

【做法】

①红枣洗净，去核，放冷水中浸发。

②白芍洗净，煎取药汁50毫升备用。

③野兔洗净，沥干水，剁成小方块，入沸水锅烧沸，倒入适量姜、葱、黄酒入锅，撇去浮沫，倒入漏勺捞出，用凉水冲洗，沥干水。

④炒锅将油烧至六成热，下桂皮、八角、姜片、野兔、红枣肉，入锅炒动，兔肉变色时入酱油、精盐、鲜红椒、黄酒再煸炒，兔肉上色后，入葱白、清汤、味精焖至收汁时即成。

【功效】

本膳香鲜酥烂，具有健脾益气、养肝活血的作用，适宜于肝阳不足、脾肾气虚的高血压患者。

第3天　葱烧鸡块

【原料】

鸡肉500克，葱段100克，酱油25克，精盐3克，味精2克，白糖15克，料酒10克，水淀粉适量，姜10克，花椒1克，花生油500克（约耗50克）。

【做法】

①将鸡肉切成3厘米见方的块，放碗内，用精盐、酱油、料酒、姜、花椒腌渍，待用。

②炒勺置火上，放入花生油，烧至七成热，下入鸡块炸至表面呈金黄色时捞出。

③勺内留底油，下葱段炸黄后捞出，然后把鸡肉放入勺内，加入清水（以能浸过鸡肉为宜），放入葱段、酱油、白糖、味精等调料烧开，撇净浮沫，转微火烧熟，把鸡肉先盛入盘中，勺内原汁用少许水淀粉勾芡，淋在鸡肉上即成。

【功效】

有较好的滋补、健身、强体的作用，常食对高血压、心血管病患者有较理想的食疗功效。

第4天　竹荪氽鸡片

【原料】

水发净竹荪 250 克，净鸡肉 300 克，熟火腿肉 3 片（约 5 克），笋片 10 片（约 25 克），青菜心 50 克，水发香菇 25 克，花生油 25 克，精盐 5 克，料酒 10 克，水淀粉、鸡汤各适量。

【做法】

①将鸡肉洗净后切成长 4 厘米、宽 3 厘米的薄片，抹匀水淀粉。

②将净竹荪、青菜心、笋片、水发香菇分别放入沸水锅内焯约半分钟，分别盛出。

③用中火把炒勺烧热，放入花生油，下入竹荪、香菇煸炒，烹入料酒，加入鸡汤、精盐（4 克）煨烧 1 分钟，倒入漏勺内沥汤，然后连同青菜心、笋片一起放入汤盆内。

④将鸡汤放入锅内，烧沸后徐徐放入鸡片，待鸡片至熟捞出沥汤，放在竹荪等料的上面，再把火腿片放在鸡片上。

⑤用中火把炒勺烧热，放入鸡汤，烧沸后撇去浮沫，加入精盐等调味，浇入汤盆内即成。

【功效】

有降低血压及胆固醇作用，并可有效地减少脂肪，防止肥胖。高血压及心血管疾病患者食用非常适宜。

第5天　鸡脯扒白菜

【原料】

小白菜 500 克，熟鸡脯肉 150 克，熟鸡油 20 克，牛奶 50 克，精盐 3 克，味精 1 克，料酒 10 克，葱末 2 克，水淀粉适量，肉清汤（或清水）适量。

【做法】

①将小白菜择洗净，逐棵劈为 4 半（根部相连）；鸡脯肉顺丝切成坡刀片。

②将小白菜放入沸水锅内稍烫，捞入，清水内过凉，挤干水分，理顺后放入盘内。

③炒勺置火上，放入熟鸡油（15 克），烧至七成热，下入葱末炝勺，烹入料酒，放肉清汤，加入精盐，下入鸡脯片、小白菜（小白菜与鸡脯片各占半边），汤烧沸后撇净浮沫，加入牛奶、味精，再沸时用水淀粉勾芡，淋入熟鸡油，溜入盘内即成。

【功效】

可降低胆固醇，减少动脉粥样硬化形成，常食对高血压、高脂肪、高胆固醇、冠心病患者有一定的疗效。

第6天　山楂肉干

【原料】

山楂 100 克，猪瘦肉 1000 克，菜油 500 克（耗油 100 克），姜片 30 克，香油 15 克，葱节 30 克，花椒 2 克，绍酒 30 克，酱油 50 克，味精 2 克，白糖 15 克。

【做法】

①将山楂除去杂质洗净，猪肉洗净，沥干水分待用。

②将山楂 50 克加水约 2000 毫升，烧沸后下入猪肉，共同煮熬至六成熟，捞出猪肉稍晾后，切成 5 厘米左右的粗条，加酱油、葱节、姜片、绍酒、花椒，拌匀腌渍 1 小时，再沥去水分。

③锅内，倒入菜油烧热，投入肉条榨干水分，色微黄时用漏勺捞起，沥去油，锅内留少许油，再置火上，投入余下的山楂，略炸后，将肉干再倒入锅中，反复翻炒，微火烘干，装在方盘内，淋入香油、撒入味精、白糖合匀即成。

④供佐餐食用，宜常吃。

【功效】

山楂，活血行瘀，消积化滞。猪肉滋阴补血。本品特点是滋阴，活血，消积。适于头昏掣痛，口干咽燥，食欲不振，胸闷，便燥等症。

第7天　荠菜炒鸡片

【原料】

鸡脯肉 200 克，荠菜 200 克，冬笋 25 克，鸡蛋 1 个，芝麻油 2 克，酱油 25 克，精盐 2 克，味精 2 克，料酒 5 克，水淀粉适量，葱 10 克，鸡汤适量，花生油 500 克（约耗 50 克）。

【做法】

①将鸡脯肉洗净后切成 3 厘米长、2 厘米宽、0.5 厘米厚的薄片；冬笋同样切片；葱切末；将荠菜洗净，用开水烫一下，再用清水过凉，沥干水分切成末；把鸡片放入碗内，用鸡蛋清和水淀粉拌匀上浆。

②炒勺置火上，放入花生油，烧至五成热，放入浆过的鸡片，滑透，捞出沥油。

③原勺留底油，下入葱末炝勺，放入笋片和荠菜翻炒，加入鸡汤、酱油、精盐、味精、料酒，再下入鸡片炒匀，淋入芝麻油，盛入盘内即成。

【功效】

有清肝降压之功效，可治疗高血压和高血压引起的眼底出血、吐血、便血等疾病。

第 8 天　卤鹌鹑

【原料】

鹌鹑 500 克，芝麻油 5 克，酱油 25 克，料酒 25 克，姜汁 25 克，卤水适量。

【做法】

①将鹌鹑宰杀去毛，洗净，剖腹取出内脏，用清水冲洗，晾干水分后再用调料搅拌均匀，腌渍 20 分钟。

②煮锅上火，放入鹌鹑及酱油、料酒、姜汁、卤水，烧煮 30 分钟（火力不宜过大），捞出鹌鹑，抹上芝麻油即成。

【功效】

有健脾益气、利水除湿、滋补肝肾的作用，高血脂、高血压、冠心病、动脉粥样硬化、肥胖病患者常食有一定的疗效。

第 9 天　冬笋炒荠菜

【原料】

荠菜 350 克，冬笋 150 克，植物油 25 克，葱 15 克，料酒 5 克，盐 3 克，味精 3 克，淀粉 5 克。

【做法】

①葱去根及干皮切成小段，并从中剖开。淀粉用水化成水淀粉。

②锅内放清水，水沸后放入冬笋，煮20分钟，捞出，沥去水，凉后切成2厘米宽、1厘米厚、3厘米长的条。

③荠菜择净，洗好，入沸水中快速焯一下，避免过于烂软。

④锅内植物油热后下葱段，反复煸炒至出葱味，但注意不可将葱炒煳，下冬笋及荠菜，加盐、味精炒匀后，下水淀粉勾薄芡，出锅装盘。

【功效】

荠菜，性味甘平，有凉血、清热、清肝、降压、安神的作用，是高血压患者的保健佳品。

第10天　口蘑鹌鹑

【原料】

净鹌鹑2只，水发口蘑100克，精盐12克，味精3克，料酒10克，火腿片20克，干贝汁20克，葱段15克，姜片10克。胡椒粉1克，花椒6粒。

【做法】

①将鹌鹑剖开脊背，洗净．放入沸水锅内焯一下，捞出，用清水洗净；再下锅加入清水、葱段、姜片、料酒，烧开后放入炖盅内。

②将水发口蘑洗净杂质，削去蒂梗，放入炖盅内，加入鲜汤、火腿片、干贝汁、精盐、味精、料酒、胡椒粉、花椒，用玻璃纸将盅口封好，上笼蒸2～3小时取出，除去玻璃纸即成。

【功效】

常食对高血压、高血脂、高胆固醇、肥胖病患者有一定的食疗作用。

第11天　荷叶鹌鹑片

【原料】

净鹌鹑4只，鲜荷叶1张，水发香菇50克，熟瘦火腿15克，花生油30克，芝麻油10克，蚝油6克，精盐3克，胡椒粉1克，白糖2克，水淀粉适量，姜片5克。

【做法】

①鹌鹑洗净，剁去头、翅，把鹌鹑肉用坡刀切成长 2 厘米、宽 1 厘米的片；水发香菇、火腿均切成长 1.5 厘米、宽 0.5 厘米的薄片；鲜荷叶用开水浸泡、洗净后沥干水分。

②将鹌鹑片、头、翅放在盆中，用姜片、蚝油、精盐、芝麻油、白糖、胡椒粉、水淀粉拌匀，再加入花生油拌匀。

③将泡好的荷叶摊开，把鹌鹑片、香菇、火腿逐片互相间隔，分三行排在荷叶上，头、翅放在上面，裹成长方形，用水草扎紧，入笼用中火蒸 20 分钟取出，原包上桌。

【功效】

此菜蛋白质、维生素含量丰富，有滋补、强身、健体的作用，对高血压、高血脂、高胆固醇、肥胖病患者有一定的食疗效果。

第 12 天　拌菠菜

【原料】

鲜菠菜 250 克，麻油、食盐适量。

【做法】

将菠菜用水洗净后切节，入沸水中烫 2～3 分钟捞起沥干水分，拌入麻油、食盐即可食用。本品可供佐餐，宜常服。

【功效】

鲜菠菜养血，润燥；麻油滋阴。本品特点是滋阴，清热，润肠。适于头痛，便秘，面红，目眩，耳赤，尿黄，心烦口渴等症。

第 13 天　瓢馅鹌鹑

【原料】

净鹌鹑 10 只，莲子 50 克，枸杞子 50 克，猪肉 50 克，竹笋 25 克，料酒 15 克，龙虾片 50 克，葱花 10 克，姜末 10 克，淀粉适量，精盐 3 克，花生油 500 克（约耗 100 克），丁香 8 粒，葱段、姜片各 25 克。

【做法】

①将鹌鹑去头，脱骨后洗净，沥干水分，盛入盆内，用精盐、料酒、葱花、姜末腌渍入味；猪肉、竹笋均切成丁；莲子、枸杞子用清水泡透，滗净水分。

②将猪肉丁、竹笋丁、莲子、葱花、姜末放碗内用精盐、料酒拌和成馅，装入鹌鹑腹内，放蒸碗内再放上丁香、葱段、姜片上笼蒸透，稍凉。

③炒勺置火上，放入花生油，烧至五成热，放入龙虾片，炸脆后捞出；待勺中油温升至八成热，把鹌鹑拍上淀粉放入油勺内炸至外表呈金黄色，捞出装盘，以龙虾片镶盘即成。

【功效】

有滋补、强身、健体的作用，对高血压、高血脂、血管硬化、肥胖病患者有一定的食疗效果。

第14天　熘鹌鹑蛋

【原料】

鲜鹌鹑蛋20个，面粉、淀粉、水淀粉各适量，白糖100克，香醋39克，酱油、精盐、葱末、姜末、蒜末各少许，清水适量，花生油500克（约耗50克）。

【做法】

①将鹌鹑蛋煮熟去壳，捞出过凉，一切两半，滗去水分，用淀粉抹匀，放入盘内；把面粉、淀粉加水，调成稀糊，待用。

②炒勺置火上，放入花生油，油热时把抹匀淀粉的鹌鹑蛋逐块蘸匀稀糊下勺，炸至表面呈金黄色时捞出，滗去余油。

③原勺留油少许，置火上，倒入用白糖、香醋、酱油、精盐、葱、姜、蒜末及清水兑成的糖醋汁，待糖醋汁沸时用水淀粉勾薄芡，下入鹌鹑蛋，翻勺抖匀，出勺装盘即成；

【功效】

鹌鹑蛋为蛋中之王，有降血脂和降血压的作用，是肥胖者及高血压、冠心病患者的理想食疗菜品。

第15天　拌绿豆芽

【原料】

绿豆芽250克，香油、盐、味精适量。

【做法】

①豆芽去根洗净，入沸水烫至断生捞起，趁热放盐拌匀摊开晾凉

沥干。

②将豆芽、盐、味精、香油入碗拌匀即成。佐餐常吃。

【功效】

绿豆芽清热解毒，降火利尿。

第16天 凤尾鹌鹑蛋

【原料】

鹌鹑蛋12个，绿凤尾菜12撮，火腿丝25克，火腿末、香菜末共25克，鲜白汤适量，花生油25克，奶油25克，精盐3克，味精1克，料酒10克。

【做法】

①将12只调羹勺分别抹上油，把鹌鹑蛋去壳打在勺内；把凤尾菜在沸水锅内氽一下，过凉后穗朝外顺调羹勺柄放上一撮，使根对住蛋清，在凤尾菜两边各放一条火腿丝；把火腿末、香菜末掺匀，在调羹勺嘴上靠蛋清撒上一撮，再将勺平放在大盘内，上笼蒸七成熟取出，把凤尾朝外排在大盘内，排成圆形。

②炒勺置火上，放花生油，烧热时下入白汤，加入料酒、精盐、味精，烧至汤汁浓稠时放入奶油，调匀后淋浇在鹌鹑蛋上即成。

【功效】

有滋补、强身、健体、降血脂、减肥之作用，适宜高血压、冠心病、肥胖病患者食用。

第17天 鸳鸯鹌鹑蛋

【原料】

鹌鹑蛋7个，水发黄花菜、水发木耳、豆腐各15克，火腿末、油菜末各少许，香菜3克，料酒15克，精盐3克，酱油3克，味精2克，水淀粉适量，鲜豌豆少许。

【做法】

①磕开1个鹌鹑蛋，将蛋清、蛋黄分开；其余6个放开水内煮熟。过凉后去壳。

②将水发黄花菜、水发木耳、豆腐剁碎，加入调料和蛋清调成馅。

③将鹌鹑蛋竖着切开，挖掉蛋黄，把调好的馅填入，刮平后用生蛋黄抹一下，再用两粒豌豆（或其他豆）点成"眼睛"，再将火腿末、油菜末撒在两边，制成"鸳鸯蛋"，码放在盘内，上笼蒸10分钟取出，滗去汤汁。

④锅内下入鲜汤，加入酱油、精盐、味精、料酒，汤沸时用水淀粉勾薄芡，浇在"鸳鸯蛋"上即成。

【功效】

有滋补、强身、健体之作用，常食可有减肥、降血脂、降血压之疗效。

第18天　芹菜肉丝

【原料】

猪肉100克，芹菜250克，盐、味精、料酒、郫县豆瓣、白酱油、醋、生姜、青蒜苗、水淀粉、鲜汤、混合油适量。

【做法】

①猪肉切丝，芹菜洗净切3厘米长节，青蒜苗洗净切断，姜切丝，芹菜码上点盐。

②将肉丝撒上点盐、料酒、水淀粉，再将盐和味精、白酱油、醋、鲜汤、水淀粉在碗内兑成汁。

③锅热后放入混合油，烧至七成热时放入肉丝，划散后下姜丝炒转，放入芹菜、蒜苗，断生时烹入汁，收汁起锅即成。作菜肴佐餐，宜常吃。

【功效】

芹菜平肝、清热、降压。猪肉滋阴，润燥。本品具有滋阴清热、平肝的特点。适应头昏眼花，耳鸣心烦，口干多梦，肌肉掣动，潮热面红，舌红等症。

第19天　红烧鹌鹑蛋

【原料】

鹌鹑蛋20个，淀粉35克，面粉10克，酱油8克，精盐2克，味精1克，料酒5克，葱片、姜片各3克，花椒5粒，花生油300克（约耗20克）水淀粉适量。

【做法】

①将鹌鹑蛋放入锅内加水煮熟，取出后再放入凉水内浸凉，去皮，再用温水洗一下，蘸匀淀粉，待用。

②将淀粉、面粉放入盆内，加入酱油、清水、精盐、味精、料酒调成稀糊，待用。

③炒勺置火上，放入花生油，烧至八成热，把鹌鹑蛋挂匀稀糊后逐个放入勺内，炸至呈红黄色时，捞出沥油。

④将原勺留底油，下入葱片、姜片、花椒炝勺，加入适量清水，捞出葱片、姜片、花椒，放入酱油、精盐、味精、料酒，汁沸时撇净浮沫，放入鹌鹑蛋，用小火烧至鹌鹑蛋入味，用水淀粉勾薄芡，盛入盘内即成。

【功效】

有降血脂和降血压的作用，高血压、高血脂、肥胖病患者食之有效。

第20天　糖醋番茄

【原料】

鲜红番茄250克，鸡蛋2个，面粉、干淀粉、盐、白酱油、白糖、味精、胡椒粉、香油、水淀粉、素汤、菜油适量。

【做法】

①番茄去皮、去籽，切7毫米厚的片，晾干水分。干淀粉、面粉、蛋清搅成蛋浆，味精、胡椒、盐、酱油、醋、白糖、水淀粉、汤兑成汁。

②锅内油烧至七成热，将番茄片于蛋浆内蘸满入锅内，炸至呈菜黄色捞起。

③锅内留油，倒入汁，收浓成二流芡，加入香油，淋在番茄上即成。做菜肴佐餐，常服。

【功效】

鲜番茄生津、止渴、清热。鸡蛋滋阴、养血、祛风。本品特点为养阴血，祛风热。适应于头昏眼花，心悸怔忡，面白无华，少寐多梦，口干便秘，心烦尿黄等症。

第 21 天　芹菜拌鸡丝

【原料】

鸡脯肉 100 克，芹菜 200 克，精盐、味精各适量，芝麻油少许。

【做法】

①鸡脯肉去筋膜，洗净，先片成片，后改刀切细丝，在沸水锅内焯熟，捞出沥水；芹菜去根、叶，洗净，切 2.5 厘米长的段，入沸水锅内焯透，捞出后用凉开水过凉，沥水，待用。

②将芹菜放入大碗内，放入鸡丝、精盐、味精，调拌均匀后使之浸渍入味，淋入芝麻油，食用时拌匀装盘。

【功效】

此凉菜有滋阴、平肝、降压之功效。常食可防治高血压病。

第 22 天　雪笋鲫鱼

【原料】

鲫鱼 3 条，雪里蕻 25 克，熟冬笋 50 克，花生油 50 克，料酒 20 克，精盐 4 克，味精 2 克，胡椒粉 1 克，葱段 10 克，姜片 10 克。

【做法】

①将鲫鱼刮鳞、去鳃、去内脏，洗净；将雪里蕻去叶，洗净，切成 2 厘米长的段；冬笋切 2 厘米长的片。

②炒勺置火上，放入花生油，烧至五成热，把鲫鱼放入略煎，加入葱段、姜片、料酒、雪里蕻段、冬笋片、精盐、味精和清水煨烧．待水开后撇净浮沫，加盖儿焖烧鱼熟时起勺盛入大汤碗内，撒上胡椒面即成。

【功效】

有健脾、利尿、消肿、清热解毒之作用，可降低血液黏度，对防治高血压、冠心病有一定疗效。

第 23 天　姜汁菠菜

【原料】

菠菜 250 克，姜汁、菜油、盐、白糖、醋适量。

【做法】

①菠菜洗净，入沸水锅烫一下，断生捞起，沥干，晾凉。

②菠菜入盆加姜汁、油、盐、白糖、醋拌匀即成。佐餐，常吃。

【功效】

菠菜养血润燥，姜汁开胃，进食。本品具有养阴血而不害脾胃的特点。适应于头昏头痛，面红目眩，尿黄，心悸等症。

第 24 天　奶汤鲫鱼

【原料】

鲫鱼1条（约500克），竹笋25克，熟火腿片15克，豌豆苗数根，花生油50克，精盐5克，味精2克，料酒20克，葱段15克，鲜姜片2克，鲜牛奶250克。

【做法】

①将活鲫鱼刮鳞、剖腹，去内脏，挖净鱼鳃，用水洗净肚内黑衣和鱼身黏液。用刀在鱼的两面背肉上剖直刀纹，每隔1厘米剖一刀（刀深于肉一半，但不能剖破肚皮肉）；竹笋切成柳叶片。

②炒勺置火上烧热，放入花生油，下入鲫鱼稍煎，立即把鱼翻身，随即加入葱段、姜片、料酒加盖儿略焖，再加适量清水、牛奶，盖上锅盖，用旺火焖几分钟，加入笋片、火腿片、豆苗、精盐烧开，撇净浮沫，转小火焖。见鱼眼睛凸出后加入味精，拣出葱段、姜片，出勺装汤碗内，鲫鱼放在中间，豆苗放在两边，笋片、火腿片放在鱼面上即成。

【功效】

对防治动脉粥样硬化、高血压、冠心病有一定的疗效。

第 25 天　红烧带鱼段

【原料】

带鱼500克，酱油30克，精盐6克，白糖15克，料酒10克，醋5克，葱段8克，姜片4克，水淀粉适量，花生油500克（约耗75克）。

【做法】

①将带鱼去头，除去内脏，剪去背刺，用清水洗净，剁成6厘米长的段。

②炒勺置火上，放入花生油，烧至八成热，下入带鱼块，炸至表面

呈金黄色时捞出沥油；倒出勺中油，把鱼块再放入勺内，烹入料酒、白糖、醋、酱油、葱段、姜片，加入清水、精盐，盖锅盖，用旺火焖烧至开后，转微火烧10分钟，捞出鱼块放入盘内。

③原勺置火上，将汤汁用水淀粉勾薄芡，淋少许明油，浇在鱼块上即成。

【功效】

有补血养肝、和中开胃、润肤作用，对高血脂、动脉粥样硬化患者有一定的食疗效果。

第26天　烂肉芹菜

【原料】

猪肉150克，白芹菜250克，盐、料酒、味精、化猪油、水淀粉、姜、蒜、白酱油适量。

【做法】

①芹菜去掉老叶和茎，洗净切3厘米的长节，码少许盐，使用时应沥干水分。

②姜去皮洗净剁细，蒜剁细，猪肉剁细，撒少许盐、料酒、水淀粉。

③盐、白酱油、味精、汤、水淀粉兑成汁。

④锅烧热放入化猪油，烧至七成热时放入猪肉迅速滑散，沥去多余的油，烹料酒，放入姜、蒜，炒出香味，放芹菜煸炒至断生，烹入汁收汁亮油起锅即成。

⑤本品供佐餐，宜常吃。

【功效】

芹菜平肝，清热。猪肉滋阴润燥。本品特点为平肝热，滋阴液。适用于头昏头痛，眩晕时作，目赤面红，口干咽燥等症。

第27天　烹带鱼条

【原料】

带鱼500克（肉厚者为佳），花椒油15克，酱油20克，精盐4克，白糖5克，味精2克，醋15克，料酒15克，淀粉60克，面粉5克，葱丝、姜丝、蒜片各3克，花生油500克（约耗50克）。

【做法】

①将带鱼去头尾，剁去背鳍，开膛去内脏，刮洗干净，先剁成5厘米长的段，再改成2厘米宽的条，放入盆内，用少许精盐和料酒拌均匀。

②炒勺置火上，放入花生油，烧至八成热，把鱼条均匀蘸一层用淀粉、面粉加水调成的糊糊，逐条入油勺内炸透，用小火浸炸后捞出沥油。

③将葱丝、姜丝、蒜片、酱油、精盐、味精、白糖、醋、料酒及少许清水放入碗内，兑成调味汁。

④把油勺转旺火，待油烧至八成热时下入鱼条重炸，炸至酥脆后捞出沥油。

⑤原勺留少许底油，旺火放入鱼条，烹入调味汁，迅速翻炒，淋入花椒油，翻炒均匀，盛入盘内即成。

【功效】

有降血脂、防治动脉粥样硬化和脑血栓形成的作用，还可使血液中胆固醇含量明显降低。

第28天 红烧海参

【原料】

水发海参400克，玉兰片40克，油菜心少许，芝麻油10克，酱油35克，精盐2克，白糖15克，料酒10克，味精3克，葱40克，姜10克，水淀粉15克，花生油500克（约耗75克）。

【做法】

①将海参择洗净，切成1厘米粗细的条；玉兰片切长条片；油菜心洗净，把上述原料均用沸水烫一下，待用。

②炒勺置火上，放入花生油，烧至八成热，下入海参条、玉兰片、油菜心滑透，捞出沥油。

③原勺置火上，放花生油烧热，下入葱、姜炝勺，下入海参条、玉兰片、油菜心煸炒片刻，加入料酒、酱油、精盐、白糖及鸡汤少许，煨烧片刻，加入味精调味，用水淀粉勾薄芡，淋入芝麻油，盛入盘内

即成。

【功效】

有滋补、健身、强体作用，高血压、冠心病患者常食有一定的防治效果。

第 29 天　芹菜豆腐干炒肉丝

【原料】

芹菜 200 克，猪肉丝、豆腐干丝、精盐各适量。

【做法】

芹菜去须根和叶片，把嫩茎理好，拍扁，切段。猪瘦肉和豆腐干均洗净切丝。炒锅置旺火上，下油，烧至七成热，投入芹菜和少许精盐，炒至半熟铲起锅，再下油，投入猪肉丝拌炒片刻，加入精盐和豆腐干丝，合炒均匀，略加水焖，再放进芹菜，炒熟。用于佐餐。

【功效】

适用于高血压、动脉硬化、糖尿病患者。

第 30 天　氽海参片

【原料】

水发海参 400 克，水发香菇 50 克，冬笋片 50 克，鸡汤适量，酱油 10 克，精盐 5 克，味精 5 克，料酒 10 克，姜汁适量。

【做法】

①将水发海参用开水焯透，捞出放入温水盆内，择去海参体内的肠膜，洗去泥沙，片成薄片；把水发香菇、冬笋片分别放入开水锅内焯透，捞出沥净水。

②炒勺置火上，加入鸡汤、味精、料酒、精盐、海参片、香菇、冬笋片，待汤烧沸，稍煮片刻，撇去浮沫，淋入姜汁，出勺盛入汤盆内即成。

【功效】

有滋补、强身健体作用，高血压、冠心病、动脉粥样硬化病患者常食有一定的疗效。

第 31 天　猫耳蜇皮

【原料】

蜇皮 200 克，火腿 30 克，水发木耳 20 克，海米 10 克，净盖兰菜叶 15 克，芝麻油 4 克，酱油 15 克，白糖 30 克，醋 25 克。味精 1 克，姜丝 2 克。

【做法】

①将蜇皮用水清洗几遍，与火腿、盖兰菜叶分别切成 3 厘米长的菱形片；另将海米用醋泡涨；盖兰菜叶用沸水稍烫，用凉开水过凉，沥去水分。

②将海蜇片放入沸水锅内焯一下，迅速放入凉开水中过凉，沥去水分，用净干布捩干，放碗内，用白糖、味精、姜丝腌渍 10 分钟。

③将水发木耳用沸水略烫，用凉开水过凉，沥去水分，放在盘底；把卷成猫耳状的海蜇片撒在木耳上，再撒上海米，最后将火腿片、盖兰菜叶色彩相间地摆在周围，食用时浇上酱油、醋、芝麻油拌匀即成。

【功效】

有凉血止血、润燥化痰、益气补血之功效，有防治高血压、冠心病和中风的食疗效果。

十一、第 11 月食谱

一、基础知识

1. 何谓女性高血压

口服避孕药可以升高血压，高血压的危险随服药时间的延长而增加。所以服用口服避孕药的女性应定期检查血压。而已经患有高血压的女性，应该考虑采用其他避孕方式。

女性在怀孕期间，有可能会出现妊娠期高血压，所以应定期监测血压。如果出现高血压，使用甲基多巴、β—受体阻滞剂、血管扩张剂对胎儿更安全。而血管紧张素转换酶抑制剂和血管紧张素Ⅱ受体拮抗剂类药物有潜在的胎儿致畸作用，孕妇和准备怀孕的女性要避免应用此类药物。

对于年轻女性若发现高血压，还应警惕有无多发性大动脉炎引起肾动脉严重狭窄导致的高血压。

2. 高血压病是常见而不可忽视的心血管病

心血管病范围很广，包括各种心脏病及大血管病，如脑血管病、肺血管病及周围血管病，有先天性的，有后天获得性的，还有原因不明的。但其中以高血压病最常见最重要。

高血压病是诱发冠心病、脑卒中等心脑血管病的重要危险因素。高血压病与许多心脑血管病都有着千丝万缕的联系，可谓"一损俱损，一荣俱荣"。高血压病的发病率上升，冠心病和脑卒中的发病人数也会随之增高；反之，如果高血压病的发病率下来了，许多心脑血管病的发病率也会相应下降。所以，高血压病被公认为是心脑血管病最重要的危险因素。

据世界卫生组织（WHO）统计，世界各地高血压病患病率在1%～18%之间，据推算，全世界约有5亿高血压病病人。目前全世界每年死于高血压病者达1200万人，约占总死亡人数的1/4。其中有相当一部分是由高血压病及其所引起的并发症所致。如果搞好预防工作，采用健康的生活方式，合理膳食、适当运动、戒烟限酒、避免心理失衡，可减少600万人死亡。高血压病不仅很常见，更重要的是它还是脑卒中（包括脑梗死和脑出血）、心肌梗死、心绞痛、肾动脉硬化、周围血管硬化及其他一些心血管疾病的危险因子。因此，高血压病在整个心血管疾病中占有关键地位，可以有把握地说，只要控制住人群中的高血压病，心血管病的防治任务就成功了一半。

二、诊断方法

1. 肥胖的人易患高血压

首先应了解什么是肥胖。所谓的肥胖是指体重指数 >30，如果体重指数 >25 称为超重，轻度超重不能算肥胖。目前最常用的体重指数（BM1）计算公式：BMI = 体重（公斤）/身 = 高 2（米）。在实际应用中，常用体重指数代替体重，这样就避免了身高对体重的影响，也能更好地反映出肥胖个体的超重或肥胖程度。

对肥胖的人用普通袖带测量血压，往往因袖带太小而使测得的血压较高。即使用适于肥胖的人的袖带，往往也发现肥胖的人发生高血压的比例明显高于体型正常的人。幸运的是随着体重的增加，大多数肥胖病人的血压不呈进行性的增高，而多为轻度的高血压。

肥胖的人易患高血压的原因还不清楚，但这些病人的外周血管阻力多是正常的，血容量是增加的。

肥胖的高血压病人体重减轻后，血压可明显下降，且这种下降不依赖于钠离子平衡的变化。除血压下降外，减轻体重还可预防冠心病，因为，肥胖的高血压病人发生心绞痛和猝死的几率是血压正常的肥胖者的2倍。因其常伴有高血压、高血脂及葡萄糖耐量减少，故肥胖是影响人类健康的重要危险因素。

2. 人的年龄越大患高血压的就越多

通常高血压、动脉硬化症随着年龄的增长，患病率越来越高。男性在45岁以后，女性50岁（绝经期）以后，因高血压就诊的人往往逐年增加。70～80岁的老人，高血压的发病率相当高。那么，是不是患高血压的病人数量随年龄增加呈直线上升呢？最近《健康报》发表了上海的有关调查结果，发现百岁老人少数有高血压。该市现有的208位百岁以上的老人中，高血压的患病率仅为7.9%，而该市35岁以上的人群高血压患病率约为40%。可见百岁以上的老人高血压患病率远远低于35岁以上的人群组。

百岁老人患高血压者少的原因，可能是老人们有良好的饮食习惯及和谐的家庭环境。据调查208位老人，92%的人以大米为主食，80%的人每天吃新鲜水果或习惯吃水果，72%的人每天吃新鲜蔬菜。值得注意的是，79%的人不吸烟，不喝酒；82%的老人一旦生病能够得到家庭子女或孙子、孙女很好的照料。百岁老人患病最多的是眼疾——白内障，患病率为25%；有15%的人患心脏病；15%的人患肺部疾患，包括支气管炎、哮喘病和肺气肿。在208位老人中，女性有172位，而男性仅有36位，很明显女性长寿者多于男性。

三、处治方案

1. 夏季如何使用降压药

夏季酷暑，是高血压和心脑血管疾病患者易患并发症的季节。因为夏季天气炎热，多汗，易发生血液浓缩，高血压患者本身血液黏稠度高，这样会诱发心脑血管的血栓，导致脑血栓形成，或发生心肌梗死。因此，夏季首先应在医生指导下，适当减少利尿剂的剂量，否则利尿剂使用不当，出现血液浓缩而发生心脑并发症。其次，注意补充适当水分、盐量（每日应在6克以下），同时保证钾离子的摄入（绿叶蔬菜、水果、豆类、牛奶等）。第三，夏季炎热，出汗多，血压较易降至正常，这时有的患者就自动停药，这是错误的作法，应该在医生指导下，合理使用降压药物维持量，使血压维持在正常或理想水平，防止血压因停药而"反跳"。第四，夏季高血压患者易发生失眠或睡眠质量下降，易出现夜间高血压现象，加重心脑血管损害。因此合理选择长效、对正常血压又无显著影响的药物（如钙离子拮抗剂等），认为是合理的。

2. 科素亚是抗高血压药

科素亚（COZAAR），又名芦沙坦钾（10sartanpotass1um）。该药是一种血管紧张素Ⅱ受体拮抗剂，是新一类型的高血压药物系列中的首创药物。

药理作用：该药可与血管紧张素Ⅱ受体结合，使血管紧张素Ⅱ不能与血管壁上的血管紧张素Ⅱ受体结合，阻断所有与血管紧张素Ⅱ有关的生理作用（醛固酮释放、水潴留和容量增加），起到血管扩张的作用，达到降低血压效果。

服药方法：大多数病人起始和维持剂量为50毫克，每日1次。治疗3~6周后达到最大抗高血压效应。部分病人剂量可增至100毫克，每日1次。该药谷峰比值大约为70%~80%。对血容量不足的病人，起始剂量应为25毫克，每日1次。可与或不与食物同时服用。对心率、血糖、血脂水平临床上无显著影响。肾损害病人起始剂量无需调整；对有肝功能损害病史的病人，应考虑减少剂量，因为有肝损害的病人科素亚血浆药物浓度明显增加。

禁忌证：对该药过敏者禁用。

注意事项：①对双侧肾动脉狭窄或单侧肾动脉狭窄的病人，使用该药有影响肾素—血管紧张素系统的作用，从而引起血尿素氮和血清肌酸酐的增高。②怀孕14～40周的妇女，应用科素亚，可对胎儿肾素—血管紧张素系统的发育产生损伤性影响，甚至发生死亡。当发现怀孕时，应立即停药。③1.5％的病人出现高血钾（血清钾＞5.5毫摩尔/升）。丙氨酸氨基转移酶（A1T）升高罕见，停药后可恢复。④用药过量可出现低血压和心动过速；由于副交感神经（迷走神经）的刺激，可出现心动过缓。⑤尚未发现具有临床意义的药物相互作用。在临床药物动力学试验中，与地高辛、华法令、西咪替丁、苯巴比妥或酮康唑没有显著性的临床相互作用。

副作用：1％的病人发生与剂量有关的直立性低血压，个别病人出现皮疹。应该注意到科素亚没有"咳嗽"的副作用，这就克服了转换酶抑制剂中"咳嗽"的副作用，因此有人建议，如果口服转换酶抑制剂发生了"咳嗽"的副作用，建议停服转换酶抑制剂，而改用科素亚。

四、保健常识

1. 控制体重

"腰带越长，寿命越短"。肥胖是衰老的象征，如果腹部肥胖，那就是疾病的象征。一个人体重的标准是身高减去105，或身高减100，比如身高170厘米，减去100等于70千克，最重不超过70千克，理想的是170厘米减去105，等于65千克。要是想得到标准数据，可以按前面介绍的体重指数来衡量，体重指数维持在22最好，24、23、22都可以，如果大于25就算超重，30以上就算肥胖。总的说来，肥胖分两种类型：一类叫苹果型肥胖，另一类叫鸭梨型肥胖。如果人胖肚子大，脂肪集中在腹部内脏，这是苹果型肥胖或内脏型肥胖，多为男性，这种肥胖很危险，与心脏病、脑卒中高度相关；而女性肥胖常为鸭梨性，肚子不大，臀部和大腿粗，脂肪在外周，所以叫外周型肥胖。这种人得心脏病较少，较安全。越是内脏型肥胖、苹果型肥胖，动脉硬化越明显。一般来说，腹部肥胖经常合并脂肪肝、高血脂、糖尿病、高血压、冠心病。所以，肥胖是一个很严重的公共卫生问题，特别是现在，孩子从小就是个胖墩，结果小学生就高血压，中学生就动脉硬化、脂肪肝，这个情况很严重，一定要高度重视。怎么办呢？像前面讲过的，要从两方面人手：一、合理膳食，二、适量运动。

2. 健康是无价之宝

21世纪的健康格言是四个最：

（1）最好的医生是自己。在2500年前，医学之父希波克拉底讲过："病人的本能就是病人的医生，而医生是帮助本能的。"这句名言告诉人们一条朴素的真理：每个人都有很强的抵御疾病的能力，如果能充分调动起来，自身的抗病能力就是自己最好的医生，而医生只需要帮助他恢复这种本能。健康就在我们身边，按照健康的生活方式去管理，健康就在自己手中。

（2）最好的药物是时间。高血压早期治疗，二天一片药，很容易控制；中期治疗需几种药合用，还不能停药；晚期高血压患者不管用多少药，心脑血管并发症还是难以避免。应该指出高血压、高血脂患者早期的干预治疗是十分重要的。有一位40多岁的女性患者梳头时梳子不知为什么从手中掉在地上了，吃早饭时右手端碗又把碗摔到了地上，这时她才意识到自己右手无力，可能是左边脑子有问题了，就立即赶到了医院，CT证实左侧脑部有血栓，经过溶栓扩管治疗后右手活动如初。这个例子告诉我们，有了不适症状一定要及时看医生。脑血栓的溶栓时间一般是在发病3小时内，超过这一时间就失去溶栓机会了，所以我们经常说时间就是生命。

（3）最好的心情是宁静。宁静的心情、和睦的家庭。工作压力大的男性或是更年期的女性往往容易情绪不稳、抑郁烦躁，看到什么都觉得不顺眼，一讲话就像要吵架。这样下去心脑血管、肿瘤等都会来找你。人就要有点儿阿Q精神，自得其乐，知足常乐，要多看到别人的优点，特别是男性，不要把妻子、孩子、同事当成出气筒，也不要把自己封闭起来，不快的时候可以找个倾吐的对象。看看我们的家，家是社会稳定的最小单元，家是夫妻、父母、子女、兄弟姐妹交往的感情场所，它是心理治疗最好的门诊部，它是我们每个人都离不开的港湾。

（4）最好的运动是步行。前面已讲，不必细说。

五、饮食疗法

1. 食疗知识

常食苹果对高血压病病人有好处。

现代医学研究结果证明，苹果能防止血中胆固醇的增高，减少血液中的含糖量。高血压病（原发性高血压）、动脉硬化症、冠心病患者宜常年四季不间断地食用苹果，至少每日吃 1～2 个（中个的），持之以恒，必见效益。

2. 食疗食谱

第1天　炝黄瓜

【原料】

嫩黄瓜 500 克，芝麻油 8 克，花椒油 5 克，酱油 12 克，精盐 4 克，白糖 5 克，味精 1 克，胡椒粉少许。

【做法】

①将嫩黄瓜去蒂，洗净，沥去水分，按纵向把黄瓜切成两片。挖去瓜瓤，切成 6 厘米长、0.3 厘米粗的丝，放入沸水锅内焯一下，快速捞出，放入碗内。

②在碗内加入酱油、精盐、白糖、味精、胡椒粉，与黄瓜丝拌匀，再淋上花椒油、芝麻油，装盘即可。

【功效】

有清热利水、解毒除湿作用，常食可有减肥、降血压、降血脂的疗效。

第2天　杞子炒苦瓜

【原料】

枸杞子 30 克，苦瓜 200 克，花生油 60 克，醋、精盐、酱油、葱花、味精各适量。

【做法】

①将枸杞子洗净，放碗内用水泡软。

②将苦瓜洗净，剖开去籽，切成丝，放少许精盐拌匀稍腌片刻。

③炒勺置火上，放花生油烧至七成热，放入葱花炝勺，将枸杞子和苦瓜丝一同放油勺内速炒，至苦瓜丝断生时放入醋、酱油、味精调味，抖匀装盘即成。

【功效】

具有滋补肝肾、清泄内热之作用，对高血压合并糖尿病患者尤为适宜。

第3天　鲫鱼豆腐

【原料】

鲫鱼250克，豆腐400克，韭菜50克，植物油20克，葱10克，姜10克，味精5克，蒜20克，料酒10克，盐3克，高汤适量。

【做法】

①鲫鱼刮去鳞，开膛去内脏，去净肚内黑膜，挖去鳃，洗净血污，在两面隔2厘米切一刀，不要把鱼切断。

②豆腐切成麻将牌大小的块，放入沸水中稍煮一会儿，捞出，沥净水。

③葱去根及干皮，切成末。姜洗净切末。蒜剥去外皮切薄片。韭菜择去干皮、烂叶洗净，切成3厘米长的段。

④锅内放油15克，将鲫鱼两面均煎一下，铲出备用。

⑤锅内放入余油，下葱、姜、蒜炝锅，随即下高汤（或清水）、料酒、鱼及豆腐，下盐，旺火烧开后转小火炖约半小时，待汤汁较浓后撒上味精及韭菜段，出锅装盘。

【功效】

菜味鲜香、可口，鲫鱼利水消肿，豆腐宽中益气，是高血压患者就餐极好的菜肴。

第4天　扒冬瓜条

【原料】

冬瓜500克，花生油50克，芝麻油5克，精盐5克，味精2克，料酒 5 克，葱、姜各 3 克，水淀粉 15 克，黄豆芽汤适量。

【做法】

①将冬瓜去皮、籽，洗净，切成 5 厘米长、2 厘米宽、0.5 厘米厚的条，放入沸水锅内氽透捞出，用清水投凉，整齐地码放盘内；葱、姜切成末，待用。

②炒勺置火上，放入花生油烧热，下入葱末、姜末炝勺，加入黄豆芽汤，捞出葱末、姜末，随即放入料酒、精盐、味精，轻轻推入码好的冬瓜条，烧开后撇净浮沫，用水淀粉勾芡，淋入芝麻油，抖匀装盘即成。

【功效】

有利水、清热、解毒之功能，常食可减肥；对预防冠心病，防止动脉粥样硬化有一定作用。

第 5 天　酱烧茭白

【原料】

茭白 750 克，芝麻油 5 克，甜面酱 30 克，料酒 10 克，白糖 20 克，味精 2 克，葱花 2 克，水淀粉 5 克，花生油 500 克（约耗 50 克），鸡汤适量。

【做法】

①将茭白去壳，削皮、除老根，洗净，用刀一剖为二，并用刀背稍拍后切成条，待用。

②炒勺置火上，放入花生油，烧至六成热，下入茭白条炸熟捞出。

③原勺留油少许，放入甜面酱，烹入料酒，待酱炒出酱香味后放茭白条煸炒几下，再加入白糖、味精、鸡汤，烧沸后用水淀粉勾芡，放入葱花，淋入芝麻油，盛入盘内即成。

【功效】

能通利二便，常食对高血压、糖尿病有一定的食疗作用。

第 6 天　拌茭白

【原料】

茭白 500 克，熟火腿 25 克，鸡蛋 1 个，芝麻油 10 克，精盐 4 克，味精 2 克，白糖 10 克，胡椒粉少许。

【做法】

①将茭白剥壳、削皮，用水洗净，放入沸水锅内焯熟后沥干水分。

②将鸡蛋液磕入碗内，打散，倒在涂有油的热锅中，用手勺慢慢顺一个方向旋转热锅，摊成一张蛋皮后取出。

③将茭白、熟火腿、蛋皮分别切成长6厘米、宽0.5厘米的细丝，然后放在汤盆内，用精盐、味精、白糖拌匀，最后撒上胡椒粉，淋入芝麻油即成。

【功效】

有利尿、消渴、解毒之功效，适用于高血压、糖尿病患者食用。

第7天　枸杞炒猪肝

【原料】

枸杞子30克，猪肝200克，植物油60毫升，黄酒、精盐、酱油、葱花、味精适量。

【做法】

①枸杞子洗净，泡软。

②猪肝洗净，切成小薄片，放入少许黄酒、精盐、酱油拌匀稍候。

③用武火烧热油，先放入葱花和枸杞子，再将猪肝放入同炒，猪肝变色，放入味精调味即可。

【功效】

本膳香嫩补肾。具有清肝明目的较好作用，适宜于头昏眼花的肝阳上亢型高血压患者。

第8天　扒芦笋菜心

【原料】

罐装芦笋1听，油菜心150克，熟鸡油60克，精盐3克，味精2克，料酒10克，葱末、姜末、蒜末各5克，水淀粉10克，鸡汤适量。

【做法】

①取大平盘1个，把芦笋取出整齐地排列在盘子的一边；把洗净烫

透的油菜心也整齐地排在盘子的另一边。

②炒勺置火上，放入熟鸡油烧热，下入葱末、姜末、蒜末炝勺，烹入鸡汤、料酒，加入精盐，烧开后捞出葱末、姜末、蒜末，把芦笋和油菜心推入炒勺内，转动炒勺，扒至入味，用水淀粉勾芡，放入味精，淋入鸡油，装盘即成。

【功效】

具有降低血压、加强心肌收缩、扩张血管和利尿的作用，对冠心病、糖尿病患者尤为适宜。

第9天　枸杞西芹

【原料】

西芹200克，枸杞子10克，葱末、姜末各5克，精盐适量，味精少许，花生油25克。

【做法】

①枸杞子择洗净，用沸水焯一下；西芹去根、叶，洗净，切2.5厘米长的段，在沸水锅内焯一下，捞出后用清水过凉，沥水，待用。

②炒勺上火，放油烧热，用葱末、姜末炝勺，溢出香味后捞出，下西芹、枸杞子煸炒片刻，放精盐、味精调味，抖匀出勺装盘。

【功效】

芹菜有清热利水、平肝凉血之功效，有平肝降压、利尿消肿、防癌抗癌、养血补虚等作用。枸杞子有降压、抗脂肪肝作用，并可滋补肝肾、养血明目。常食此菜对防治高血压有一定疗效。

第10天　香菇烧油菜

【原料】

香菇10朵，油菜300克，精盐适量，味精、芝麻油各少许，葱、姜各5克，花生油30克。

【做法】

①油菜择洗净，在沸水锅内焯一下捞出，用清水过凉后沥水；香菇用温水泡发好，去蒂，洗净；葱切末；姜切丝，待用。

②炒勺上火，放油烧热，用葱、姜炝勺，放油菜、香菇煸炒片刻后放精盐、味精调味，淋入芝麻油，翻勺抖匀，出勺装盘。

【功效】

油菜有行瘀散血、清热解毒之功效。香菇具有可提高人体免疫功能，以及降血脂、降血压、降胆固醇、延缓衰老之功效。常食可预防、治疗动脉粥样硬化，防治高血压和冠心病等疾病。

第 11 天　冬瓜炒肉末

【原料】

冬瓜 500 克，猪瘦肉 100 克，鲜红柿椒 25 克，花生油 100 克，芝麻油、精盐、酱油、蒜各适量，鲜汤适量。

【做法】

①将冬瓜削皮、去瓤，洗净，在去皮的一面剖十字花刀，切 3 厘米见方块；猪瘦肉、蒜瓣（去蒂）、鲜红柿椒（去蒂、籽，洗净），均切成丁。

②炒勺置武火上，放花生油烧至七成热，下冬瓜块煸炒（将剖刀面朝下，贴近勺面），炒至其表面呈金黄色时，将切好的瘦肉丁、红椒丁、蒜丁同时放入，再加精盐、酱油翻炒均匀，倒入鲜汤，烧开后放味精、芝麻油，翻炒均匀后装盘即成。

【功效】

有利水、清痰、祛热、解毒之功能，是高血压患者理想的食疗菜肴，对肥胖症患者尤为适宜。

第 12 天　葛根芦笋煲牛筋

【原料】

鲜葛根（淀粉）50 克，芦笋 100 克，牛筋 500 克毫升，植物油 60 克，黄酒、蒜瓣、清盐、酱油、姜片，葱白各适量。

【做法】

①鲜葛根经小磨后制取淀粉。

②芦笋洗净，清水浸泡。

③牛筋洗净，切断，清水浸 30 分钟，先在油锅内爆炸几遍，置入砂锅内，加入黄酒、蒜瓣、姜片，武火煲至七成熟，放入芦笋，文火慢煲 1 小时，将葛根粉用清水化溶，倒入砂锅内，加入精盐、酱油、葱白、煲至汁浓熟即可。

【功效】

本膳清润而不燥，具有升清阳降浊刚的作用。适宜于肝肾阴虚，筋骨痿软的高血压和中风后遗症。

第 13 天　茼蒿炒肉丝

【原料】

茼蒿 500 克，猪瘦肉 100 克，鸡蛋 1 个，芝麻油 10 克，酱油 15 克，精盐 3 克，味精 1 克，料酒 5 克，水淀粉 25 克，葱丝、姜丝各 10 克，鸡汤适量，花生油 300 克（约耗 40 克）。

【做法】

①将茼蒿择洗干净，切成 3 厘米长的段，放入沸水锅内焯一下捞出，沥净水分；猪肉切成丝放入碗内，加入精盐、料酒、鸡蛋清、水淀粉拌匀上浆。

②炒勺置火上，放入花生油，烧至六成热，下入浆好的肉丝滑透，捞出沥油。

③原勺留底油，下入葱丝、姜丝炝勺，放入肉丝煸炒，加入酱油、料酒、鸡汤烧沸，倒入焯好的茼蒿段翻炒，加入精盐、味精调味，用水淀粉勾薄芡，淋入芝麻油，盛入盘内即成。

【功效】

有开胃健脾、降压补脑、利二便之功效，高血压病患者食用尤佳。

第 14 天　洋葱炒肉片

【原料】

洋葱 250 克，猪瘦肉 150 克，花生油 50 克，精盐、料酒、酱油、味精、水淀粉、猪骨汤各适量。

【做法】

①将洋葱去老皮，洗净后切片，用少许精盐拌匀；猪肉切成薄片，用酱油、料酒、精盐、水淀粉抓匀。

②将料酒、精盐、味精、酱油、水淀粉与猪骨汤兑成调味芡汁。

③炒勺上火，放花生油烧至七成热时放入肉片，将肉片滑散后放入洋葱炒至断生，烹入调味汁，待汁浓稠时出勺装盘即成。

【功效】

有和胃下气、清热化痰之功效，对高血压病、高脂血症、糖尿病患者尤为适用。

第15天　四季豆炒肉片

【原料】

四季豆 350 克，猪瘦肉 150 克，花生油 5 克，酱油 15 克，精盐 3 克，味精 1 克，料酒 5 克，白糖 5 克，水淀粉 10 克，葱姜末各 5 克。

【做法】

①将四季豆洗净，撕去老筋，放入沸水锅内焯至断生，捞出，坡刀切成片；猪肉洗净，切成柳叶片。

②炒勺置火上，放入花生油，烧至六成热，下入肉片滑熟，盛入盘内。

③原勺置火上，放入花生油，烧至八成热，下入四季豆、葱姜末煸炒，加入料酒、精盐、酱油、白糖、味精和少许水，烧沸后放入滑熟的肉片，用水淀粉勾薄芡，盛入盘内即成。

【功效】

有健脾补肾、消渴、清热之功效，适于高血压患者食用。

第16天　苦瓜炒兔肉

【原料】

苦瓜 150 克，兔肉 250 克，植物油 80 毫升，猪肉汤 150 毫升，精盐、辣椒油、黄酒、酱油、陈醋、味精各适量。

【做法】

①苦瓜洗净后剖开分两半，挖出瓜内籽瓤，切成小片，撒上少许精盐，搅匀置于盆内。

②将兔肉剁成小块状，放入碗中，加入精盐、黄酒、陈醋、酱油腌浸 15 分钟左右。

③用武火把油烧至七成热，放入兔肉爆炒至七成熟（兔肉呈白色）铲出置盆内。

④将苦瓜用手挤出腌后的水分，放入油锅中用文火炒几遍后，放入

兔肉、辣椒油、生姜，翻炒几遍，待香味至浓时放入猪骨汤，待汤沸收干，兔肉成深褐色即可出锅。

【功效】

营养丰富，香嫩鲜美可口，是高血压病、脑动脉硬化、冠心病患者的理想肉类食品。

第 17 天　莲子百合煲肉

【原料】

莲子 50 克，百合 50 克，红枣 10 枚，瘦猪肉 250 克，芝麻油 50克，精盐、酱油、味精、姜葱末各适量。

【做法】

①将莲子洗净，用清水浸泡 1 小时后去芯；百合、红枣（去核）洗净；猪肉洗净，切片。

②先将莲子放入砂锅内，然后加入适量清水用武火煮沸，再入百合和猪肉，文火慢煮，至半熟时放入芝麻油、精盐、酱油、味精、姜葱末，煲至烂熟即可。

【功效】

具有养心安神、固肾填精的作用，适宜高血压合并冠心病患者食用。

第 18 天　西芹牛肉丝

【原料】

西芹 300 克，牛肉 100 克，花生油 50 克，四川豆瓣酱 20 克，酱油5 克，精盐 1 克，葡萄酒 10 克，水淀粉适量，花椒粉少许。

【做法】

①将芹菜择洗净，切成 2．5 厘米长的段；牛肉洗净后切成丝，放入碗内，加入酱油、葡萄酒及豆瓣酱（5 克）、水淀粉拌匀上浆。

②炒勺置旺火上，放入花生油，烧至七成热，放入浆好的牛肉丝，煸炒至灰白色，捞出。

③勺内留余油，下入豆瓣酱炒香后放入芹菜段、精盐炒匀，再将牛肉丝放入合炒，用水淀粉勾芡，起勺装盘。食用时撒上花椒粉即成。

【功效】

营养丰富，有明显的降血压作用。

第19天　清炒西瓜皮

【原料】

西瓜皮500克，植物油50毫升，精盐、味精、豆豉适量。

【做法】

①取鲜西瓜皮，去掉翠衣（刨去表皮），切成薄片。

②油烧至七成热用武火翻炒，待色呈青活色时加入食盐、豆豉（先用温水浸泡磨匀）汁和味精，再用文火稍焖至熟。

【功效】

鲜脆爽口，清肝脾湿热。西瓜皮比西瓜瓤营养成分高，主要含磷酸、苹果酸、多种氨基酸、维生素C、甘胶、蔗糖酶等。

第20天　山楂炖羊肉

【原料】

山楂30克，胡萝卜200克，羊肉200克，芝麻油50克，清汤、料酒、精盐、姜片、酱油、蒜瓣、味精各适量。

【做法】

①将山楂洗净；胡萝卜去蒂、洗净，切成骨牌块。

②将羊肉洗净后切成小块，用开水焯去血水，洗净。

③炒勺上火，放芝麻油烧热，放羊肉块滑散，放入料酒，再入清汤、姜片、蒜瓣、山楂和胡萝卜块，用文火慢炖至收汁，用精盐、酱油、味精调味后即可出勺。

【功效】

具有补消结合的双重作用，适宜于肾阳不足且血脂偏高者食用。

第21天　炒兔肉片

【原料】

净兔肉200克，鸡蛋1个，水发玉兰片30克，水发冬菇10克，油菜心25克，火腿25克，精盐4克，味精2克，料酒5克，水淀粉适量，葱末、姜末各2克，鸡汤适量，花生油500克（约耗60克）。

【做法】

①将兔肉洗净，切成柳叶片，在碗内用精盐、料酒、水淀粉、鸡蛋清拌匀上浆。

②将玉兰片、火腿均切成长方片；冬菇大片改刀；油菜心洗净，小棵的用刀一切两半，大棵的切成 3～4 片，然后分别下沸水锅内焯一下捞出，沥净水分，待用。

③炒勺置火上，放入花生油，烧至五成热，将兔肉片下勺，用筷子滑开，炸至呈浅黄色时捞出，沥油。

④原勺留底油，下葱末、姜末炝勺，放入火腿片、玉兰片、冬菇、油菜、兔肉片，翻炒几下，烹入料酒，加入鸡汤烧开，再加入精盐、味精、料酒，翻炒均匀，盛入盘内即成。

【功效】

兔肉胆固醇含量较低，对高血压患者可以阻止血栓形成，并有保护血管壁之作用。是高血压、高胆固醇患者理想的食疗保健菜品。

第22天　五香兔肉

【原料】

净兔肉 1000 克，芝麻油 30 克，酱油 100 克，精盐 10 克，白糖 75 克，料酒 50 克，蒜泥、姜汁、葱花各 5 克，丁香、桂皮、大料、陈皮、花椒各 3 克，醋适量。

【做法】

①将丁香、桂皮、大料、陈皮、花椒装入纱布袋内，把袋口扎牢，放入锅内，加入清水、料酒、精盐、白糖，用旺火煮成卤水，待用。

②将兔肉按部位切头、颈、四肢和中部 7 大块，放入锅内，用旺火煮 5 分钟，洗净后待用。

③将兔肉放入卤水锅内，煮熟捞出，撇去油沫，晾凉，再用净水清洗后沥干水分。

④将葱花、姜汁放入凉开水锅内，将兔肉放锅内浸泡 30 分钟，捞出后在外表涂上芝麻油；食用时，把大块兔肉分解成小块或切成片、丝、丁等均可，装盘后，另用小碟调配蒜泥、芝麻油、酱油或醋等蘸着吃，或者浇在兔肉上吃均可。

【功效】

兔肉富含丰富的蛋白质，胆固醇含量较低，对高血压患者可以防止血栓形成，并有保护血管壁作用，是高血压患者的理想菜肴。

第23天　川味炒芹菜

【原料】

芹菜350克，牛肉200克，植物油40克，酱油5克，四川豆瓣酱20克，料酒10克，淀粉20克，盐2克。

【做法】

①将芹菜去根及叶，洗净切成2厘米长的段。

②牛肉顶刀切成片，再改刀切成丝，放入碗中加入料酒、酱油及四川豆瓣酱5克，淀粉3克拌匀，使肉丝上浆。

③炒锅置旺火上，放入植物油，油热后下上好浆的牛肉丝，翻炒至肉丝变成灰白色，拨至锅边，将余下的豆瓣酱炒一下，下芹菜段及盐，稍炒一下，与牛肉丝混合，混匀后将用清水化好的淀粉倒入勾芡，即可出锅。

【功效】

稍有辣味，鲜香开胃。芹菜性凉，对头晕目眩、双眼赤红的高血压患者尤为适用。因为芹菜可以治眩晕头痛、面红目赤等中枢神经性疾病，其药理可能与芹菜中的挥发油中的某些成分有关。

第24天　锅烧兔肉

【原料】

熟兔肉500克，鸡蛋2个，酱油、水淀粉适量，面粉少许，精盐3克，味精1克，料酒10克，花椒盐10克，花生油500克（约耗75克）。

【做法】

①将熟兔肉放入盆内，加入料酒、酱油上屉蒸烂，用漏勺沥净汤水。

②将鸡蛋液磕入碗内，加入精盐、水淀粉、面粉搅拌均匀，再加入少许花生油，搅匀成糊状。

③取平盘一个，内抹一层油，将鸡蛋糊倒入盘中一半，把蒸好的兔

肉用净布揾干水分，拍平呈圆形，放在盘里的糊上，另一半浇在兔肉上边，使兔肉均匀地挂上一层糊。

④炒勺置火上，放入花生油，烧至六成热，把挂好糊的兔肉慢慢放入勺内，炸透捞出，改刀切菱形块，再按圆形码放在盘内即成。上桌时用味精、椒盐装碟拌匀佐食。

【功效】

有补中益气、凉血解毒的作用，适于高血压、冠心病患者食用。

第25天　银芽炒兔丝

【原料】

净兔肉250克，嫩绿豆芽150克，鲜红柿椒25克，花生油600克（约耗100克），芝麻油20克，葱、精盐、味精、料酒、胡椒粉、水淀粉各适量，鲜汤适量，鸡蛋1个。

【做法】

①将绿豆芽摘去根和芽，洗净；鲜红柿椒洗净，去蒂、籽，切5厘米长的细丝；葱切段；兔肉洗净，切成5厘米长、粗0.2厘米的丝，放入碗内，用精盐、料酒、鸡蛋清、水淀粉抓匀上浆。

②用精盐、味精、水淀粉、鲜汤、胡椒粉兑成调味汁。

③炒勺置旺火上，放花生油烧至五成热，下入浆好的兔丝，滑透后倒入漏勺沥油。勺内留油，下鲜红椒丝、绿豆芽快速翻炒至断生，再放入兔肉丝，烹入调味汁，翻炒均匀，放入葱段，淋入芝麻油装盘即成。

【功效】

具有滋补肝肾，补中益气的作用，是高蛋白、低脂肪的最佳菜肴，适宜高血压、高胆固醇、高血脂患者食用。

第26天　清蒸鸡

【原料】

肥母鸡1只（约1500克），冬瓜750克，酱油20克，精盐15克，料酒10克，大料2瓣，葱15克，姜8克，味精、高汤各适量。

【做法】

①将宰杀好的鸡去毛、内脏，洗净；冬瓜去皮、瓤，切成片，用开

水焯一下；葱切段，姜切片。

②将洗好的鸡放清水锅内煮至七成熟，捞出，用清水洗去血沫，放入盆内（鸡胸脯朝下），加入大料、葱段、姜片、精盐、料酒、适量高汤，上笼屉蒸烂，拆去胸骨，拣去大料、葱段和姜片，把汤汁滗入锅内。

③把冬瓜片放入汤盆内作底，将鸡翻个儿放在冬瓜上；把盛有鸡汤的锅内再加入适量高汤，上火烧开，加入酱油、味精，开锅后撇去浮沫，浇入盛鸡的汤盆内即成。

【功效】

有较高的滋补、强体作用，是高血压及心血管病患者的理想食疗菜品。

第27天 二子焖山兔

【原料】

菟丝子30克，芜蔚子10克，野兔肉500克，混合油60毫升，清汤、黄酒、精盐、胡椒粉、姜片、酱油、味精各适量。

【做法】

①菟丝子、芜蔚子均洗净，煎取浓汁100毫升。

②山野兔鲜肉切成小片状，抹上少许黄酒、精盐、酱油，在油锅内快炒几遍，入清汤、姜片焖至七成熟时，放入药汁、胡椒粉、精盐，文火慢焖至香熟时，再入酱油、味精调味即可。

【功效】

本膳嫩脆香口，具有清肝明目使用，对高血压所致头晕目眩，视力减退者尤为适宜。

第28天 灵芝炒心片

【原料】

猪心400克，灵芝10克，葱、姜各10克，酱油、料酒、精盐、水淀粉各适量，味精少许，熟猪油30克。

【做法】

①灵芝洗净，切薄片；猪心对剖为二，洗净血污，在沸水锅内放入灵芝、猪心，煮至八成熟，捞出晾凉后切薄片，煮猪心的汤汁留用；姜

洗净，剁成细末；葱洗净，切马耳片，待用。

②炒勺上旺火，放猪油烧至八成热，用葱、姜炝勺，烹料酒、酱油、煮猪心的原汤，烧开后放猪心片煸炒片刻，用精盐、味精调味后水淀粉勾芡收汁，抖匀出勺装盘。

【功效】

猪心有养心补血、安神定惊作用，其蛋白质含量是猪肉的 2 倍，可用来加强心肌营养，增强心肌收缩力。灵芝可养心安神，益气补血，对血压有双向调节作用，可稳定人体正常血压。此菜适用于防治高血压、冠心病、心律失常等病症。

第 29 天　炒鸡丝

【原料】

鸡脯肉 300 克，冬笋丝 100 克，鸡蛋清 1 个，精盐 3 克，味精 2 克，料酒 10 克，水淀粉适量，鸡汤适量，花生油 300 克（约耗 50 克）。

【做法】

①将鸡脯肉剔去筋膜，片成薄片，用刀切成细丝，放入碗内，用精盐、鸡蛋清、水淀粉拌匀上浆。

②炒勺置火上，放入花生油，烧至四成热，放入鸡丝滑熟，捞出沥油。

③原勺留底油，下笋丝煸炒，加入精盐、味精、料酒、鸡汤，煨至笋丝熟后倒入鸡丝，翻炒几下，盛入盘内即成。

【功效】

可健脾益气、补五脏、精髓，是高血压及心血管病患者的理想食疗菜肴。

第 30 天　枸杞香菇炒心片

【原料】

鲜香菇 200 克，猪心 250 克，枸杞子 10 克，葱段、姜片各 10 克，料酒、精盐、白糖、醋、淀粉各适量，花椒、味精各少许，花生油 30 克。

【做法】

①猪心洗净血污，放清水锅内，加入酱油、花椒、葱段、姜片、精盐，用中火煮熟，捞出晾凉，切薄片；香菇去蒂把，洗净，挤净水分，切片，待用。

②取碗一只，将料酒、精盐、白糖、醋、味精、淀粉兑成调味汁，待用。

③炒勺上旺火，放油烧热，放入香菇、猪心片、枸杞子翻炒片刻，烹入兑好的调味汁，翻勺抖匀，起勺装盘。

【功效】

枸杞子有滋补肝肾、养血明目等作用，适用于眩晕、耳鸣、视力减退、腰膝酸软、糖尿病等症。现代医学研究表明，枸杞子还有抗脂肪肝作用，能降低血糖、胆固醇。猪心有养心补血、安神定惊作用。香菇可降血压、降血脂和胆固醇。常食此菜，可防治动脉粥样硬化、冠心病、高血压等。

十二、第12月食谱

一、基础知识

1. 高血压偏爱的人群

如果您具备了下列多种因素就需要警惕自己的血压了。

（1）超重和肥胖的人

我们衡量一个人的体重是否合适的标准之一是体重指数（BM1），它是利用体重除以身高的平方计算出来的，即体重/身高2（kg/m²）。正常情况下，中年男性21~24.5，中年女性21~25。例如一个人的身高是1.70米，体重是70公斤，他的体重指数计算的方法是70除以1.7²等于24.2。

人群体重指数对人群血压水平、高血压患病率有明显影响，超重和肥胖是高血压发病的重要因素。体重指数每增加1，则5年内确诊的高血压患病人数增高 9‰。虽然目前中国人群的体重指数低于西方人群，但近 10 年来随着生活水平的提高，中国人群的平均体重指数均值及超重率有逐渐增高的趋势。

衡量一个人肥胖与否，另一个指标是腰围（即在身体两侧，经过肋弓最低点与髂骨嵴最高点之间的中点、腹面经过剑突与脐之间中点水平的周长）。如果一个男性的腰围超过 102 厘米，女性的超过 88 厘米，再加上体重指数也超过正常标准，那么他患高血压的几率就要比这些指标都正常的人高了。

在智能化时代，大幅度减少了人类体力的付出，加之生活水平的提高，人们普遍吃得好，活动少，致使肥胖人数猛增。俗话说"有钱难买老来瘦"。因此，我们提醒年老的以及年轻的朋友们，如果你已出现日渐肥胖的趋势，为了你自己的健康，注意控制体重吧！

（2）吸烟的人

烟草是健康的大敌，现在已是人人皆知的常识，不过有些人还是舍不得扔掉手中的"老朋友"。研究发现，吸烟不仅可以引起肺癌、慢性支气管炎等呼吸系统的疾病，而且也是高血压、脑卒中、冠心病的主要危险因素。烟雾中的有害物质一氧化碳、尼古丁等吸入人体后，会引起动脉内膜损伤和动脉粥样硬化；还会增加血液的黏稠度和血流阻力，从而使血压升高。

北京地区急性心肌梗死的原因中有近一半可归因于吸烟。而且，年轻的急性心肌梗死病人和冠心病死亡者中，几乎均为重度吸烟者。有一位青年患者，6 岁时见到别人吸烟觉得好奇，自己也开始吸，从此便一发不可收，18 岁以后每天要吸 20 多支香烟，家里人也没有对其进行干涉。结果 30 岁左右就出现了高血压，平时也不注意锻炼，有一天跟几个朋友打篮球，活动没多久就觉得胸闷、气短、心慌，晕倒在地，被快速送往医院后确诊为急性心肌梗死，经过紧急抢救才挽回了生命。患者的父母和他本人都非常后悔，表示一定要戒烟，此时开始戒烟实属"亡羊补牢，犹未晚矣"，倘若因此造成严重的后果或丢了性命岂不可惜。

（3）大量饮酒的人

研究表明，大量饮酒（按国外的标准指每日超过 30 毫升酒精，相当于 600 毫升啤酒、200 毫升葡萄酒或 75 毫升标准威士忌）可以使血压升高并使冠心病、中风的发病和死亡率上升。一位男性患者，在宴会上与朋友喝了 3 瓶老白干，几个小时后突感胸前憋闷不适，大汗淋漓，被送至医院。刚一进急诊室就心搏骤停，经 3 次电击后才抢救过来。心电图提示有急性心肌缺血的表现，但冠状动脉造影结果并未发现该患者有明显的冠状动脉狭窄。急性心肌缺血的原因很有可能是大量饮酒后引起血管严重痉挛所致，所以不论有什么样的理由，喝酒适量即可，千万莫因杯中物而付出健康或是生命的代价。

（4）有高血压家族史的人

高血压具有明显的家族聚集性。有研究发现，如果父母无高血压，那么子女患高血压的机会只有 3.1%；而父母一方有高血压者，子女患高血压的几率就增加到 28%；如果父母均有高血压，则子女患高血压的机会将增加到 46%。在临床工作中，我们也发现高血压患者中有 60% 多的患者具有高血压的家族史。

由于在高血压的发生上遗传因素具有重要的作用，所以一旦父母或者祖父母等有高血压，其遗传给下一代的机会便非常大了。所以，对于有高血压家族史的人，在日常生活中更要密切关注自己的血压情况，注意保持良好的饮食习惯和生活习惯。

（5）老年人

人在生长发育过程中，血压也有相应的变化。一般而言，年龄越高，患高血压的比例也就越高，而且以收缩压的增高更为明显。统计资料表明 40 岁以下的患者占高血压患病总数的 10%，而 40 岁以上的患者占 90% 左右。在 65～69 岁的人群中，高血压患者占 34.8%，而到了 80 岁的时候，高血压患者就上升到了 65.6%。

（6）中、青年人

高血压是一个无声的杀手，近年来高血压患病率在中、青人中的增加趋势比老年人更明显，现在有不少年轻人患了高血压但自己还不知道。例如一位 32 岁的青年男性出现头胀、头痛的症状，以为自己是感冒了，按感冒治疗一段时间后不见好转，后经一位有经验的大夫给他测血压，发现它的血压已经高达 26.66/17.3 千帕（200/130 毫米汞柱）。因此，不只老年人，中年人、青年人也应该关注自己的血压，争取及早发现和治疗高血压。

（7）长期精神过度紧张的人

2004 年 4 月 19 日，美国麦当劳公司宣布，公司董事长兼首席执行官吉姆·坎塔卢波当天因心脏病突发去世，享年 60 岁。坎塔卢波是在美国佛罗里达州奥兰多参加麦当劳全球特许经营会议当中死亡的。像坎塔卢波一样常年处于工作劳累、精神紧张状态的人发生猝死的例子不胜枚举。

一些研究发现，长期工作劳累、精神紧张、睡眠不足、焦虑和抑郁等都可引起高血压，尤其是精神紧张在高血压的发生中有重要作用。从事一些高度危险和精神高度紧张的工作者，例如驾驶员、股票经营者，其发生高血压的机会大大的高于那些从事其他行业、精神状态比较放松的人群。而且长期生活在噪声环境中，听力敏感性减退者患高血压的机会也相对增多。

另外，在临床工作中也发现，高血压患者经过一定时间的休息后其血压有一定程度的下降。一般情况下，患者住院休息 2 周后血压可下降 3.33/1.33 千帕（25/10 毫米汞柱）左右，约 60% 的患者血压下降幅度在 10% 以上。因此，保持一种平和的心态，进行适当的休息和放松对于我们的健康是十分重要的。

（8）膳食高盐、低钾、低钙、低动物蛋白质的人

中国人群食盐摄入量普遍高于西方国家，北方为每天 12~18 克，南方为每天 6~8 克。膳食中盐的摄入量与血压水平有明显的关系。研究表明，膳食中平均每人每日摄入食盐增加 2 克，收缩压和舒张压平均分别增高 0.267 千帕（2.0 毫米汞柱）及 0.16 千帕（1.2 毫米汞柱）。通过对天津居民的研究显示：每人每日钠摄入量或 24 小时尿钠排泄量均与其血压呈正比关系。

此外，有研究表明膳食中钙含量不足也可使血压升高，而且当膳食中钙含量较低时，可能促进钠的升血压作用。

另外，通过对14组人群研究表明：人群平均每人每天摄入的动物蛋白质热量百分比每增加1个百分点，高压及低压可分别降低1.2千帕（0.9毫米汞柱）及0.93千帕（0.7毫米汞柱）。

因此，在日常生活中，我们应注意清淡饮食，避免食物过咸、过腻，同时注意补充动物蛋白质和钙。

（9）服用某些药物的人

服用一些药物可能会引起血压升高，如口服避孕药、非固醇类抗炎药、甘草等，但是这种升压作用相当有限，而且在停药一段时间后血压一般会下降。但是如果在服用药物期间出现与高血压相关的症状，如头晕、失眠、记忆力下降等，应该去医院由医生进行相应的检查从而调整药物的剂量和种类。

（10）心理压力过大的人

随着社会经济的不断发展和进步，人类对自身健康问题投入了更多的关注，这有利于对某些疾病的预防和治疗。但是，由于生活节奏的加快，人们所承受的压力日渐增加，为高血压的发生提供了可乘之机。这些压力可能影响高血压的发生、病程及疗效。调查表明，个人、心理、社会和环境因素，包括家庭情况、工作环境及文化程度，也具有重要的作用。如A型性格会有更多的机会患高血压病，这是由于这类人大多数热心事业、争强好胜、做事干练、脾气急躁。他们行动快、效率高，有过度的时间紧迫感、易于激动、缺乏耐心，经常处于紧张和压力之中。而B型性格的人则相反，其患高血压的机会也相对较少。所以适当减压，高血压就会远离。

2. 患了高血压病必须及时治疗

据调查报道，全国现有高血压病人1亿多！其中只有2000万人知道自身患有高血压病，而接受治疗者仅占高血压病人的5%，不足450万人。至于能接受系统治疗并坚持服药的病人，则更是微乎其微了。心血管病专家一再呼吁全社会应了解我国高血压病防治工作的紧迫性，必须再敲响高血压病防治的警钟！

高血压病之所以成为人类健康的"大敌"，在于它是引起脑、心脏、肾脏等重要器官并发症的根源。据观察，患有高血压病的人，如长期不能得到良好的治疗，短者几年，长者十几年，不可避免地要出现上述重要器官的损害。高血压病影响心脏，原因有二：升高的血压加重了心脏的工作负荷，久之引起心肌肥厚、扩大、衰竭；高血压病促使提供心脏血氧的冠状动脉硬化。有资料证实，心肌梗死的发生与高血压有密切关系。高血压病对脑血管病变来讲，不仅是导致脑动脉硬化的重要原因，同时也是诱发脑血管发生意外（如脑出血、脑梗死等）的罪魁祸首。肾小动脉硬化也是高血压病常见的另一种并发症，病变至晚期可发生贫血和肾功能衰竭。总之，高血压病诱发的心、脑、肾的损害，是威胁人类生命的重要因素。然而，有的人对此未给予应有的重视，直至出现心肌梗死或脑卒中等严重情况，才被送到医院抢救。他们中许多人在常规体检或偶尔测量血压时，曾发现过有血压升高的情况，但未引起重视，没有及时就医咨询，或就医后没有按医嘱坚持服药控制血压。

所以，有了高血压病，一定要治，而且要认真治疗，绝不能掉以轻心。从理论上讲，血压越高，对动脉的压力和损害就越大，越容易造成动脉粥样硬化和其他综合征。在临床实践中，高血压病的危害很明显。20世纪50年代时对高血压病还没有有效的药物，因此高血压病是按自然病程发展，其结局相当严重。如有位学者报告随访了100例高血压病人，平均发病年龄为32岁，平均死亡年龄为51岁，也就是说从发病到死亡自然病程为10年，而当时血压正常组寿命为71岁。这样，有高血压病的人寿命缩短约20年，这说明让高血压病任其发展，后果很严重。美国大都会保险公司也曾对高血压病病人的寿命做过研究，他们发现35岁年龄组血压≥20.0/13.3千帕（150/100毫米汞柱）的病人预期寿命为60岁，而同龄组血压≤16.0/10.6千帕（120/80毫米汞柱）者预期寿命为77岁，两组相差17岁之多。因此一定不要小看血压升高三四千帕（二三十毫米汞柱），这就意味着减寿10余年之多。北京朝阳区心血管病防治中心观察到，北京的居民中，从发现高血压病到发生脑卒中、心肌梗死等并发症的间隔平均为 13.9 年，其中 92% 没有接受正规治疗。可见，不论国内外，结论都是一样的，即高血压病病人一定要认真接受治疗才能有良好的预后，不然是很危险的。当然这里所指的治疗也包括合理的膳食、运动、减肥等非药物治疗在内。

二、诊断方法

1. 缓进型高血压病的心脏表现

缓进型高血压病病程长，血压缓慢上升，长期血压升高增加左心室负担，数年至数十年后左心室则因代偿而逐渐肥厚、扩张，最后形成高血压性心脏病。

根据心脏功能的好坏，缓进型高血压病所引起的心脏病变可分为两期，即心功能代偿期和心功能失代偿期。在心功能代偿期，病人除有时感到心悸外，其他心脏方面的症状可不明显；心功能失代偿期，病人则逐渐出现左心功能不全的症状，反复或持续的左心衰竭，又可影响右心功能而发展为全心衰竭。病人可在开始时仅于劳累、过饱或说话过多时发生气喘、咳嗽、心悸，以后呈阵发性发作，常在夜间发生，并可有痰中带血，严重时发生肺水肿。体格检查在初期心脏未增大前仅有脉搏或心尖搏动增强有力、主动脉瓣听诊区第二心音亢进；以后随着心脏增大则发现心尖搏动及心界向左下移位，心尖部和主动脉瓣听诊区可闻及Ⅱ～Ⅲ级收缩期吹风样杂音，主动脉瓣听诊区第二心音可因瓣膜硬化及主动脉硬化而呈金属音调；而心力衰竭时，则出现心率增快、皮肤黏膜紫绀、奔马律、肺动脉瓣听诊区第二心音增强，肺部可出现湿哕啰音；发生右心衰竭或全心衰竭时则出现紫绀加重、颈静脉怒张、肝肿大、下肢水肿、腹水等。

另外，高血压病常可促使动脉硬化。因此，部分高血压病病人往往合并冠状动脉粥样硬化而出现心绞痛、心肌梗死等。

2. 缓进型高血压病的脑部表现

所谓缓进型高血压病，又称良性高血压。它是根据高血压病起病缓慢及病情进展情况所划分的两种临床类型，即急进型高血压病和缓进型高血压病中的一种。本病一般起病隐匿，病情进展慢，早期仅在精神紧张、情绪波动或劳累后出现轻度而暂时的血压升高，去除原因或休息后可恢复，以后血压可逐步上升并持续不降或仅有小的波动。在此以前，多数人并无症状，或有头痛、头晕、头胀、耳鸣、眼花、健忘、注意力不集中、失眠、乏力等，后期随着血压持续在高水平，则可出现明显的脑部功能障碍或器质性损害。这些临床表现主要表现在以下方面：

（1）头痛、头晕、头胀是本病常见的症状，也可有头部沉重感或颈项板紧感。高血压直接引起的头痛多发生在早晨，位于前额、枕部或颞部，可能与颅外的颈外动脉系统血管扩张有关。这些病人舒张压都很高，经降压药物治疗后头痛可以减轻。高血压引起的头晕可为暂时性或持续性，伴有眩晕者较少，与内耳迷路血管性障碍有关，血压下降后可减轻，但需注意有时血压下降得过多也可引起头晕。

（2）重要的脑血管病变包括一时性或间歇性脑血管痉挛，可使脑组织缺血而产生头痛、暂时性失语、失明、肢体活动不便，甚至偏瘫。这些表现可持续数分钟至数日，但绝大多数在 24 小时内恢复。如果产生严重而持久的脑血管痉挛，脑循环发生急剧障碍，引起脑水肿和颅内压增高，则病人血压突然显著升高，出现剧烈头痛、呕吐、抽搐、昏迷等表现。

（3）在脑部小动脉硬化的基础上，可发生脑出血或脑血栓形成。脑出血的临床表现与出血部位、出血量多少有关。起病多突然，严重者出现偏瘫以至摔倒，迅速进入昏迷状态，呼吸深沉而有鼾声，呕吐，大小便失禁，反射消失等。脑血栓形成则起病缓慢，多在休息或睡眠中发生，常先有头晕、肢体麻木、失语等症状，然后逐渐发生偏瘫，一般无昏迷或仅有短暂神志不清。

三、处治方案

1. 服用降压药不能随意停药

高血压病患者一旦发现自己血压升高，就应去医院，在医生指导下服用降压药。当血压在降压药的治疗作用下降到正常范围以内，于是很容易联想到停药的问题。一般认为，高血压病因不清楚，临床上所用的降压药都是治标不治本，往往降压药一停，血压又反弹回升，有时血压上升比原有血压水平还高。因此，高血压病患者，不论服用什么药，通常只有减少药量比较合适，而不能停药。值得提出的是，在降压药物中有些药物不能突然停止使用，如中枢性交感神经抑制药，常用的药物如可乐宁、甲基多巴等。如果用药时间比较长而突然停药，即可出现"反跳"现象，患者表现出神经过敏、不安、焦虑、震颤、恶心、出汗、失眠、心率加快、快速性心律失常，特别是血压升高。严重者可诱发急性心肌梗死、高血压脑病甚至猝死。还有β—受体阻断剂，如氨酰心安、美多心安（倍他乐克）、心得安等，也不能突然停用。如果突然停用，就会出现大量代偿性增生的β—受体，致使交感神经兴奋性极度增强，导致心率加快、心肌耗氧量增加。如果合并冠心病，可以诱发心绞痛、心肌梗死甚至猝死，尤其是能引起血压突然升高，甚至引起高血压危象、高血压脑病、心律失常、心力衰竭等。如此看来，突然停用降压药是危险的。我们认为，如果服用降压药血压降至正常后，若合并用几种降压药，应该逐渐减少降压药的品种和剂量，密切观察血压变化，直至降压药品用单一品种，而且剂量又小为止。如果仅用很小剂量的降压药，血压仍继续往下降，直降至正常血压范围以下，就应停药。停药后也应密切地观测血压，一旦血压有"反跳"的现象，就必须及时采取降压措施。

2. 高血压病病人何时到医院就诊

通常发现血压增高，就应去医院检查，请医生诊断是原发性高血压还是继发性高血压，这对高血压的治疗是非常重要的。

一个确诊为高血压病的病人，遇到下列情况时，应马上到医院就医：

（1）胸闷、憋气、气慌、呼吸困难，甚至不能平卧，处于端坐位状态。夜间发作性呼吸困难。

（2）心前区剧烈疼痛，向左肩部、前臂放射，持续时间超过15分钟，伴大汗，含服硝酸甘油不缓解。

（3）头疼、头晕，伴手足麻木、无力或视物模糊等。

（4）思维迟钝、困倦或思维不清。

（5）头痛伴有恶心、呕吐。

（6）尿量减少或出现水肿（腰骶部、双下肢等）。

（7）血压急剧升高，伴严重头痛、头晕。

（8）高血压伴血糖升高、血脂升高、血尿酸升高等。

四、饮食疗法

1. 食疗知识

猕猴桃和柿子对防治高血压的并发症有好处

（1）猕猴桃：又名羊桃猕猴桃、藤梨，属猕猴桃科植物，果供食用，根、茎入药。盛产于西北、东北、华东等地山区，以野生为主。其味酸、甘，性寒，无毒。果肉富含糖类、有机酸、B 族维生素、维生素 C 等。此品能清热利尿、散淤活血、抗炎消肿、降低血压、降低胆固醇等，适用于冠心病、高血压病、动脉硬化等症。冠心病、高血压病、动脉硬化者，可经常食用猕猴桃罐头、猕猴桃汁饮料。

（2）柿子：原名为梯，为柿科多年生植物，种类繁多，有红柿、黄柿、青柿。就其形状而言，有圆柿、方柿、扁柿之分。北方盛产，需嫁接。生、干果实供食用。柿饼、柿霜、柿蒂、柿漆均可供药用（柿饼为干果食品）。柿子味甘、涩，性寒，无毒；柿霜味甘，性平；柿蒂味涩，性平；柿漆味涩，性寒。果实含蔗糖、葡萄糖、果糖，新鲜柿子的含碘量很高，柿蒂含三萜酸（包括乌苏酸、白桦酸、齐墩果酸、强心甙、蔥甙、皂甙），柿霜含甘露醇、葡萄糖、蔗糖、果糖，柿叶含大量维生素 C（嫩叶 100 克含 1 克）。

据实验资料证实，柿液汁所含单宁成分及柿叶中提出的黄酮甙能降低血压，并能增加冠状动脉的血流量，从而有利于心肌功能的正常活动。故生柿能清热、解酒毒，柿霜可清肺润喉。柿为降压良药，对于防治高血压病、心血管病及便秘、痔疾有显著疗效。

用法：高血压病、冠心病患者，取野生柿榨汁（名为柿漆），以牛奶或米汤调服，可酌加适量冰糖，每次服半茶杯，可作防治中风的用品。平时可取柿饼加适量水煮烂，当点心吃，每日 2 次，每次 50 克～

80 克，常服有效。

2. 食疗食谱

第 1 天　菠菜银耳汤

【原料】

菠菜根 100 克，银耳 10 克。

【做法】

①菠菜根洗净，切碎；银耳用水浸泡 2 小时，择洗净。

②锅内加水上火，放入菠菜根煮熟后再放入银耳，烧开后即可食用。

【功效】

有清热滋阴、润燥止渴、通便作用，适用于高血压合并糖尿病患者。

第 2 天　清水马蹄糕

【原料】

马蹄粉 500 克，白糖 1400 克，清水适量，花生油少许。

【做法】

①将马蹄粉用适量清水浸湿，搓至完全没有粉粒，再加入适量清水搅成粉浆，用细箩滤过。

②将白糖 500 克用慢火炒成金黄色，加入适量清水与其余白糖一起煮溶化，再用纱布过滤。

③将煮沸的糖水徐徐冲入马蹄粉浆中，随冲随搅拌，一定要搅拌均匀，使之成半熟稀糊。

④将糕盘抹净，刷一层薄油，倒入稀糊，放入蒸笼用中火蒸约 25 分钟即熟。

⑤待糕凉透后切块，用少许油慢火煎热即成。

【功效】

有清热止血、利尿之功效，对防治高血压也有较好效果。

第 3 天　荞麦米馅饺

【原料】

荞麦米饭 300 克，面粉 300 克，鸡蛋 2 个，蘑菇 200 克，洋葱

50 克，香菜 15 克，黄油 75 克，花生油 75 克，精盐 10 克，胡椒粉 3 克。

【做法】

①将蘑菇择洗净切碎；洋葱去老皮，洗净后切成末；香菜择洗净，切成末；炒勺置火上，放入适量黄油，下入洋葱末煸出香味，下入碎蘑菇小丁、香菜末，加入精盐和胡椒粉炒 5～6 分钟，把制好的荞麦米饭放入，待荞麦米饭炒热透后盛出，待用。

②将面粉放入盆内，加入精盐、鸡蛋、花生油和水，充分混合、揉成滑润有劲的面团，饧一会儿，待用。

③将面团放案板上，撒上少许面粉搓成长条，揪成若干个小剂子，擀成皮，在皮上抹上一层蛋液，包入调好的荞麦饭馅，依次将饺子包完，摆在抹过黄油的烤盘中。

④将烤盘放入烤箱内，烤约 5 分钟，饺子呈金黄色时即可取出装盘。

【功效】

有开胃宽肠、下气消积、清热利湿作用，可降低血液中胆固醇；对高血脂、高血压有较理想的食疗效果。

第 4 天　二决牡炖丝瓜

【原料】

石决明、草决明各 30 克，牡蛎肉 200 克，丝瓜 300 克，植物油 60 毫升，精盐、黄酒、酱油、胡椒粉、蒜瓣、葱花、味精各适量。

【做法】

①石决明敲碎，并和草决明分别洗净，用多层纱布袋包扎。

②牡蛎肉洗净浊汁，切片，放入少许精盐、黄酒，在油锅内稍爆几遍，铲出。

③砂锅内放入适量清汤，将石决明、草决明、牡蛎肉放入，武火煮沸，放入姜末，文火煨煲 1 小时许，故入丝瓜，待香熟时，取出决明药袋，再入精盐、胡椒粉、葱花、味精，煲至汤汁浓时即可。

【功效】

本膳清香甜嫩，具有平肝潜阳、降火降压的作用。适宜于肝阳上亢型高血压患者。

第5天 花生排骨汤

【原料】

花生仁150克，猪排骨400克，精盐5克，料酒5克，葱段、姜片各适量，胡椒粉少许。

【做法】

①将猪排骨洗净，剁成小块，放入开水锅中焯一下，捞出；花生仁浸泡片刻捞出待用。

②将砂锅置入火上，放入清水，下入猪排骨、葱姜、料酒，煮至排骨熟烂，再放入花生仁用文火煮30分钟，用精盐、胡椒粉调好口味即成。

【功效】

有补肺润燥、健脾和胃等作用，对防治高血压、高血脂有一定的疗效。

第6天 玉米红枣饭

【原料】

玉米50克，红枣10个，糯米150克，猪骨汤适量。

【做法】

①将玉米用清水洗净后再置清水中浸泡15分钟；红枣洗净去核。

②将玉米、糯米、红枣先放饭锅内，放入适量猪骨汤，再加入适量清水，将米饭蒸至香熟。

【功效】

有降低胆固醇、调和肝脾、渗湿利水之功效，高血压患者常食有较理想的食疗效果。

第7天 蔬菜发糕

【原料】

玉米粉350克，面粉150克，大白菜300克，精盐10克，发酵粉适量。

【做法】

①将大白菜择洗干净，沥净水分，切成细丝，加入精盐略腌片刻。

②将玉米粉、面粉放入盆内，加入发酵粉拌匀；把腌好的白菜丝倒入面盆内，再加入适量清水揉成面团，略饧一会儿。

③在笼屉内铺上屉布，把饧好的蔬菜面团倒入屉内，铺平，置旺火沸水锅中蒸熟。

④将蒸熟的蔬菜发糕扣在案板上，晾凉后，切成菱形块装盘即成。

【功效】

有和中调胃、利尿排石、降脂降压作用，可减少动脉粥样硬化形成。

第8天　炸格炸盒

【原料】

荞麦面250克，绿豆面250克，胡萝卜1250克，香菜100克，五香粉8克，精盐25克，花生油1000克（约耗250克）。

【做法】

①将绿豆面放入盆内，加入适量清水搅成面糊；胡萝卜洗净，擦成细丝，再用刀剁成短丝；香菜择洗干净，切成碎末与五香粉、精盐及荞麦面一起掺入胡萝卜丝内拌匀成馅。

②将格炸铛（铁制，直径60厘米，中间略凹）置微火上烧热，舀300克面糊倒在铛上，用搂子（竹片或木片制的呈丁字形的一种工具）摊成圆片，待圆片呈黄色时，用铁铲沿四周铲起，即为格炸皮（共摊4张）。

③将格炸皮1张铺在案板上，把1/2的馅平摊在上面，馅上再盖1张格炸皮，按平粘好；按此法共做2份；再用刀切成8厘米长、3厘米宽的长方块，放入六成热的花生油勺内，把两面均炸至呈深黄色即成。

【功效】

有健脾消食、下气止咳、清热解毒、养肝明目、强心作用，对高血压、高血糖有理想的食疗效果。

第9天　枸杞党参焖田鸡

【原料】

枸杞子30克，桑葚30克，田鸡500克，红枣10枚，猪骨汤300毫升，花生油60毫升，精盐、酱油、红辣椒、姜末、黄酒、味精、葱花各适量。

【做法】

①田鸡洗净，取鸡脚，放入少许精盐、黄酒，在油锅内爆炒几遍、铲出。

②枸杞子，红枣（去核），洗净，桑葚洗净，纱布袋包扎。

③砂锅内放入猪骨汤，党参、红枣、枸杞子武火煮沸15分钟、捞出桑葚药袋，再入田鸡肉，待田鸡肉半熟时，再入精盐、酱油、辣椒丝、姜末、味精、葱花，文火焖至香浓即可。

【功效】

本膳味香甜嫩，具有滋阴养血、平肝降压的作用。适宜于肝肾阴虚型的高血压患者。

第10天　黄花肉片汤

【原料】

黄花菜25克，猪瘦肉100克，花生油15克，芝麻油3克，精盐2克，味精2克，葱丝少许，水淀粉、鸡汤各适量。

【做法】

①将黄花菜用温水泡发，择去根蒂，洗净后挤出水分，切成3厘米长的段；猪肉洗净切成片，放入碗内，用水淀粉抓匀。

②将汤锅置旺火上，加入花生油烧热，放入肉片，迅速滑炒开，待炒至变成灰白色起锅，放入汤碗内。

③汤锅再置火上，留底油烧至六成热，用葱丝炝勺，放入鸡汤、精盐、黄花菜，煮至汤沸，放入肉片、味精，淋少许芝麻油，起锅盛入汤碗内即成。

【功效】

有养血平肝、利尿消肿等作用，可降低胆固醇，对防治动脉粥样硬化、冠心病有一定的食疗效果。

第 11 天　胡萝卜莲肉饭

【原料】

胡萝卜 200 克，莲子 30 克，粳米 150 克，大枣 10 个。

【做法】

①胡萝卜去蒂洗净（不去外皮），分两次煮沸取汁；莲子去芯用清水浸泡 20 分钟；大枣洗净，去核。

②将胡萝卜汁并加适量水同莲子、粳米、大枣共煮至香熟即可。

【功效】

有健脾消食、下气止咳、清热解毒等作用，对高血压、高血脂、高血糖有理想的食疗效果。

第 12 天　玉米面枣糕

【原料】

玉米面 500 克，小枣 150 克，老面肥（酵面）50 克，食碱适量。

【做法】

①将小枣洗净后放入碗内，加适量水上屉蒸熟，控去水，晾凉，待用。

②将老面肥加适量水澥开，倒入玉米面和成面团，使其发酵，待酵面发起，加适量的碱揉均匀。

③将屉布浸湿，铺在屉内，把面团倒在屉布上，用手抹平，然后把小枣均匀地按在上面，用旺火蒸熟。

④将蒸熟的糕扣在案板上，晾凉，用刀切成菱形小块，装盘即成。

【功效】

有和中、利尿、补气作用，可降低胆固醇，防止动脉粥样硬化；对高血压、高脂血症、脂肪肝有理想的食疗效果。

第 13 天　二豆粥

【原料】

红小豆 30 克，绿豆 20 克，粳米 50 克。

【做法】

将红小豆、绿豆、粳米均择洗净，同放锅内，加适量清水煮粥。

【功效】

清肝明目，利水除湿，消肿降压，适用于高血压病患者。

第 14 天　酸辣鸡血汤

【原料】

水发木耳 50 克，鸡蛋 2 个，嫩豆腐 50 克，鸡血 50 克，水发粉丝 50 克，芝麻油 10 克，酱油 35 克，熟鸡油 20 克，精盐 7 克，味精 1 克，白胡椒粉 3 克，醋 15 克，葱花 5 克，水淀粉、鸡汤各适量。

【做法】

①将木耳去蒂洗净；鸡血、豆腐均洗净，切成长 3 厘米、粗细均匀的条；鸡蛋液磕入碗内打匀。

②汤锅置火上，放入鸡油，加入鸡汤、酱油、精盐、鸡血、豆腐、木耳、粉丝；烧开后撇去浮沫，加入味精，用水淀粉勾稀薄芡，淋入鸡蛋液，放入醋、芝麻油，撒胡椒粉、葱花，倒入汤碗内即成。

【功效】

有凉血止血、润燥化痰、益气补血作用，是高血脂、高血压、冠心病患者的食疗佳品，

第 15 天　西葫饼

【原料】

玉米面 50 克，面粉 50 克，鸡蛋 2 个，西葫 250 克，精盐 5 克，味精 2 克，花生油适量。

【做法】

①将西葫洗净，用刀一剖两半，掏去瓤、籽，擦成细丝（不要挤掉水分）。

②将西葫丝放入小盆内，加入玉米面、面粉和鸡蛋液，再加入适量的精盐和味精，搅拌成稠粥状。

③煎盘置火上烧热，倒入少许油抹匀，用勺子舀一勺稀糊倒入煎盘

内，用铲抹平，待底面煎至金黄色后，再翻过来煎另一面，熟后即可装盘。

【功效】

有利水通淋、润肺止咳作用，对高血脂、肥胖症患者有疗效。

第 16 天　高粱米粥

【原料】

高粱米 100 克，红糖适量。

【做法】

将高粱米去杂质，淘洗干净，入清水锅内，用武火煮开，转文火煮至汤浓米烂时即可，食用时可放红糖（糖尿病患者忌用）调匀即可。

【功效】

有补中益气、除浊止渴、益胃温中、涩肠止泻作用，对单纯肥胖症患者有一定的食疗作用。

第 17 天　清炖牛尾汤

【原料】

牛尾 500 克，胡萝卜 250 克，青笋 250 克，鸡汤适量，葱段 10 克，姜片 10 克，精盐 10 克，味精 8 克，料酒 15 克。

【做法】

①将牛尾用小火燎去残余的毛，表皮烧至焦黑色，放入凉水盆内泡软，用小刀刮净表面黑色，由骨节处剁成段。

②将汤锅置火上，倒入清水烧开，加入葱段、姜片，放入牛尾煮透捞出、洗净。把牛尾用鸡汤再煮一次捞出，放入汤盆内加料酒、精盐、葱段、姜片，注满鸡汤加盖儿，上屉蒸大约 2 个小时至熟烂。

③将胡萝卜、青笋去皮，削成直径 2.5 厘米的圆球形，用开水煮透，放入蒸牛尾的汤盆中，再加味精，继续蒸 20 分钟。然后揭开盖，撇去浮油，捞出葱、姜，原汤盆上桌即成。

【功效】

有健脾消食、下气止咳、清热解毒、养肝明目、强心等作用，对高血压、高血糖等有一定的疗效。

第18天 荠菜合子

【原料】

面粉200克，荠菜200克，韭菜200克，鸡蛋1个，海米10克。水发木耳10克，精盐、花生油各适量，味精、芝麻油各少许。

【做法】

①荠菜去根、老叶，洗净后用沸水焯好，捞出后用清水过凉，挤净水分，切碎；韭菜择洗净，切碎；木耳和海米均洗净，剁碎；鸡蛋磕入碗内，调匀后滑散炒熟。

②取盆一只，将荠菜、韭菜、鸡蛋、海米、木耳均放入，用花生油、精盐、味精、芝麻油拌匀成馅，待用。

③面粉放盆内，加适量清水，和成软硬适中的面团，饧好后搓成条，揪成若干个面剂，擀成圆皮，将调好的菜馅摊在圆皮半边，另半边盖上菜馅，捏紧边，逐个儿做好，在煎铛上煎熟即成。

【功效】

荠菜有降压明目、健脾利尿之功效，对冠心病、高血压、高血脂有防治作用。

第19天 木耳薏米粥

【原料】

黑木耳30克，薏米50克，红枣5个，大米50克，冰糖适量。

【做法】

①将黑木耳、薏米、红枣（去核）分别洗净，黑木耳用水浸发胀后，撕碎，放入锅内。

②将大米淘洗净，与薏米、红枣同放锅内，加入适量清水，先用武火煮沸，撇净浮沫，再入冰糖、木耳，文火煮至木耳软烂、粥稠时即可。

【功效】

有凉血止血、润燥化痰、益气补血等作用，是高血压、高脂血症、冠心病的保健食疗佳品。

第 20 天　平菇凤翅汤

【原料】

鸡翅膀 500 克，鲜平菇 250 克，蒜瓣 5 粒，葱白 2 棵，姜 6 片，料酒 10 克，精盐 5 克，芝麻油 5 克。

【做法】

①将鲜平菇洗净切成片，放入汤锅内加水置火上煮一会儿，起锅盛入大汤碗内，待用；将葱白切成段。

②另用一只大汤盆，装上鸡翅膀，上面覆盖平菇并将菇汤倒入汤盆内，放入料酒、葱段、姜片、蒜瓣、精盐和少量清水，移入大蒸锅内，置火上蒸 1 个小时左右，待鸡翅膀肉已脱骨，起锅取出汤盆，淋入芝麻油即成。

【功效】

有降低血压和血液中胆固醇的作用，对防治老年心血管疾病和肥胖症有显著的疗效。

第 21 天　二参牛杜煲

【原料】

西洋参 10 克，海参 300 克，杜仲 30 克，牛膝 30 克，猪骨汤 300 毫升，植物油 60 毫升，香油、精盐、酱油、黄酒、姜片、胡椒粉、味精各适量。

【做法】

①杜仲、牛膝洗净用纱布包扎。

②海参用水泡发后切片，抹上少许黄酒、精盐、酱油，在油锅内火爆几遍，与西洋参、药纱袋、姜片、猪骨汤共入砂锅内，武火煮沸后，文火慢煲至香熟，再入香油、酱油、精盐、胡椒粉、味精调味即可。

【功效】

本膳味浓质清，具有益气养血、降压扶正的作用。对心气虚弱型高血压最为适宜。

第 22 天　醋椒三片汤

【原料】

玉兰片 50 克，黄瓜 50 克，猪瘦肉 100 克，精盐 4 克，味精 3 克，醋20克，胡椒粉2克，料酒5克，鸡蛋1个，芝麻油5克，水淀粉适量，姜汁、香菜各少许。

【做法】

①将猪肉、玉兰片、黄瓜分别洗净，均切成薄片；肉片用鸡蛋清抓匀，再放入水淀粉少许抓匀；香菜洗净切段。

②将汤锅置旺火上．放入适量清水、精盐、味精、料酒、姜汁，待汤烧沸时，放入肉片、玉兰片稍煮一会，将肉片与玉兰片捞出放入汤碗内，撇净汤内的浮沫，放入胡椒粉、黄瓜片、醋和香菜段，淋上芝麻油，起锅盛入汤碗内即成。

【功效】

有降低血压及胆固醇作用，可有效地减少腹壁脂肪，防止肥胖。

第23天 八宝人参汤

【原料】

人参2克，菠萝、苹果、鲜桃、蜜柑、鸭梨、莲子、百合、白果各15克，水发玉兰片、水发口蘑、油菜各5克，冰糖适量，碱面、香蕉精各少许，水淀粉适量。

【做法】

①将人参放碗内加水，与冰糖上屉蒸4小时取出；开水内放入碱面溶化后放入莲子，用刷子刷去外皮，切去两头，用火柴杆捅去莲心，洗净放入盆内，加水、冰糖上屉蒸烂取出；百合用开水洗净放在碗内加水、冰糖上屉蒸烂取出；将鸭梨和苹果削去皮，切开去核。玉兰片、油菜、口蘑均切成小片；鲜桃剥皮、去核；蜜柑扒皮去核。

②将人参、菠萝、苹果、鸭梨、鲜桃、蜜柑、莲子、百合、白果均切成小片。

③将汤锅置火上，放入开水，将蒸人参的汤倒入汤锅内，再将切好的人参、苹果、莲子等各种小片放入汤锅内，加入冰糖烧开，用水淀粉勾芡，用筷子蘸一滴香蕉精放入汤锅内，起锅盛入汤碗内即成。

【功效】

有滋补、强身健体等作用，常食对防治高血压、高血脂，降低胆固醇和防治冠心病有理想的食疗功效。

第 24 天　荞麦绿豆饭

【原料】

荞麦 50 克，绿豆 50 克，粳米 150 克，大枣 10 个。

【做法】

①将荞麦用清水洗净；绿豆择洗净；大枣洗净去核。

②先将粳米与绿豆煮沸，再放荞麦与大枣，煮至豆、米熟烂，香味溢出时即可。

【功效】

可开胃宽肠，具有养心气、利血脉之功效，从而起到调理血压的作用。

第 25 天　荞麦面条

【原料】

荞麦面 500 克，羊肉 500 克，香菜 100 克，辣椒油 20 克，精盐 15 克，味精 3 克，胡椒粉 2 克，醋 25 克，葱段 15 克，姜片 5 克。

【做法】

①将荞麦面放入盆内，分次加适量温水，反复揉压，和成软硬适中的面团。

②将羊肉切成 3 厘米见方的块，放入砂锅内，加水及葱段、姜片，用文火熬成肉汤，待羊肉八成熟时，加入精盐调味；香菜切成末，待用。

③将荞麦面团放案板上，擀成 0.5 厘米厚的大片，叠起，用刀切成挂面粗细的面条。

④将锅内加清水，上旺火烧开，下入切好的荞麦面条，煮两开即可捞出盛入碗中，再盛上两勺熬好的羊肉汤，用味精、胡椒粉、醋、辣椒油调好口味，撒上香菜末即可食用。

【功效】

有清热利湿、下气消积作用，常食可预防高血压引起的脑溢血。

第 26 天　山药肉末粥

【原料】

鲜山药 250 克，羊肉末 50 克，葱、姜末各 10 克，粳米 100 克，精盐适量。

【做法】

①将山药削皮洗净，切滚刀块；粳米淘洗净，待用。

②粳米放入清水锅内，武火烧开后放羊肉末、葱姜末，再沸后撇去浮沫，放山药块，用文火将米煮至熟烂时放入精盐调味即成。

【功效】

有健脾补肺、益精固肾、补虚益气作用，适宜于高血压并肥胖症病患者食用。

第 27 天　冬瓜排骨汤

【原料】

冬瓜 500 克，猪排骨 300 克，精盐 5 克，味精 3 克，葱花 4 克，胡椒粉少许。

【做法】

①将排骨洗净，剁成小块，放入开水锅内焯一下捞出；冬瓜去皮、洗净，切成与排骨大小相等的块，待用。

②将汤锅置火上，放入开水、排骨，用小火炖至熟烂，再把冬瓜块放入汤锅内炖熟，加入味精、精盐、葱花、胡椒粉调好口味，起锅盛入汤碗内即成。

【功效】

有清热利水、消肿解毒、润肺生津等作用，对糖尿病、冠心病、动脉硬化、高血压及浮肿病患者有理想的食疗效果。

第 28 天　乌梅糕

【原料】

绿豆 500 克，豆沙馅 250 克，乌梅 60 克，白糖 125 克。

【做法】

①将绿豆用沸水浸泡 2 小时，去皮，用清水漂洗，加清水上笼蒸 1 小时，待绿豆熟透后取出沥水，擦成绿豆沙。

②将乌梅用沸水浸泡几分钟，取出切成小丁，待用。

③案板上铺一张白纸，用 1 个约 20 厘米见方的木框放在白纸上，先将绿豆沙一半铺匀在框内，撒上乌梅丁，铺上一层豆沙馅，再把其余的绿豆沙铺上按实，最后把全部白糖均匀地撒在上面，切成 6 厘米见方的小块，去掉木框，装入盘内即成。

【功效】

有清热解毒、止咳祛暑、利水消肿、降压明目的作用，对高血脂、肥胖症患者有较好的食疗效果。

第 29 天　桃仁粥

【原料】

核桃仁 10 克（去皮），粳米 50 克，砂糖适量。

【做法】

将核桃仁捣烂如泥，加水研汁，去渣，与粳米、砂糖同煮为粥。

【功效】

可活血祛淤、止痛，适于高血压并发冠心病患者食用。

第 30 天　猪肚山药汤

【原料】

净猪肚 200 克，山药 100 克，精盐、味精各适量。

【做法】

猪肚洗净切方块；山药去皮、洗净，切滚刀块，与猪肚同放清水锅内，旺火烧开，撇净浮沫，用中火煮至猪肚熟烂，用精盐、味精调味即成。

【功效】

有健脾养胃、养阴生津等作用，适于高血压并糖尿病气阴两虚者食用。

第 31 天　荷叶粳米饭

【原料】

鲜荷叶 2 张，粳米 100 克，红枣 10 个，精盐适量。

【做法】

①将粳米淘洗净后放清水锅内煮至开花；红枣去核，洗净。

②将新鲜荷叶洗净、平铺，将开花米的半熟饭与红枣、精盐拌匀后放荷叶内，包扎好，放蒸笼内，文火慢蒸至饭香即可。

【功效】

有清心养血之功效，适宜于高血压合并冠心病患者食用。